Lehrbuch

der

Blutkrankheiten

für Aerzte und Studierende.

Von

Dr. Hans Hirschfeld,
Assistent am Universitätsinstitut für Krebsforschung an der Königl. Charité in Berlin.

Mit 7 lithographischen Tafeln und 37 Textfiguren.

Springer-Verlag Berlin Heidelberg GmbH 1918

Alle Rechte vorbehalten.

Softcover reprint of the hardcover 1st edition 1918

ISBN 978-3-662-34847-5   ISBN 978-3-662-35177-2 (eBook)
DOI 10.1007/978-3-662-35177-2

Vorwort.

Wenn ich mich zur Herausgabe eines Lehrbuches der Hämatologie entschlossen habe, obwohl es eine ganze Reihe ausgezeichneter Werke über die Erkrankungen des Blutes gibt, so veranlaßte mich dazu der Umstand, daß die genannten Publikationen entweder sehr ausführliche und umfangreiche Handbücher sind, deren Lektüre eingehendes Studium und Vertiefung in das Spezialfach der Hämatologie erfordert, oder aber ganz kurze Kompendien, die dem Rat und Orientierung suchenden Leser zu wenig bieten. Es war daher mein Bestreben, ein kurzes und dabei doch für die Bedürfnisse des Studierenden und praktischen Arztes ausreichendes Lehrbuch zu schaffen, das den theoretischen und praktischen Fragen der Hämatologie, die ja immer größere Bedeutung in der gesamten Medizin gewinnt, gleich gerecht wird. Bei der Darstellung der Untersuchungstechnik habe ich mich im allgemeinen auf diejenigen Methoden beschränkt, die wirkliche praktische und diagnostische Bedeutung besitzen und die der Praktiker ausführen kann. Entsprechend dem Charakter des ganzen Werkes als einem Grundriß der theoretischen und praktischen Hämatologie habe ich von der Zitierung von Literatur und im allgemeinen auch von der Erwähnung von Autornamen Abstand genommen.

Berlin, Juli 1918.

H. Hirschfeld.

Inhaltsverzeichnis.

	Seite
Einleitung	1

I. Allgemeiner Teil.

1. Allgemeine Eigenschaften des Blutes 3
2. Die morphologischen Bestandteile des Blutes 4
    a) Die roten Blutkörperchen 4
    b) Die Leukocyten 6
    c) Die Blutplättchen 9
    d) Blutstäubchen und Ultrateilchen 10
    Anhang: Technik der mikroskopischen Untersuchung des Blutes . . . 10
        1. Die Blutentnahme 10
        2. Die Untersuchung des frischen Bluttropfens 11
        3. Die Färbung der Blutpräparate 12
        4. Die Zählung der Blutkörperchen 15
        5. Die Hämoglobinbestimmung 20
        6. Die Zählung der Blutplättchen 22
        7. Die Bestimmung der Prozentzahlen der einzelnen Leukocytenformen 22
3. Die physikalisch-chemischen Eigenschaften des Blutes 22
    a) Chemische Zusammensetzung des Blutes und seine physikalischen Eigenschaften 22
    b) Das Blutserum 25
    c) Zusammensetzung der roten Blutkörperchen 25
    d) Zusammensetzung der farblosen Blutkörperchen 26
    e) Der Blutfarbstoff 26
    f) Die Blutgerinnung 27
4. Die biologischen Eigenschaften des Blutserums 29
5. Blutbildung und Blutuntergang 30
    Die Blutbildungsorgane 30
    a) Das Knochenmark 31
    b) Der lymphatische Apparat 35
    c) Die Milz 36
    d) Das lymphatische und das myeloische Gewebe in den verschiedenen Bildungsorganen und ihre Beziehungen zu einander . 40
    e) Die Histiocyten 41
    f) Die embryonale Entwicklung des Blutes 42
    g) Die korrelativen Beziehungen der Blutbildungsorgane zueinander und der Einfluß der Blutdrüsen auf das Blut 44
    h) Die Blutzerstörung 45
6. Allgemeine Pathologie des Blutes 46
    Allgemeine pathologische Morphologie des Blutes 46
    a) Allgemeine Pathologie der roten Blutkörperchen 47
        1. Die Oligocythämie 47
        2. Die Polycythämien 54

b) Allgemeine Pathologie der Leukocyten 57
   1. Die Leukocytose. 58
   2. Die Leukopenie 62
c) Leukämie 62
d) Allgemeine Pathologie der Blutbildungsorgane 64
e) Die Rolle des Blutes bei der Entzündung 66
   Veränderungen der physikalisch-chemischen Beschaffenheit des
   Blutes bei Krankheiten 68

II. Spezieller Teil.

A. Die Anämien 73
  a) Einleitung. 73
    1. Das Blutbild bei den einfachen Anämien 74
    2. Das Blutbild der hyperchromen perniziösen Anämien . . . 76
    3. Das Blutbild bei der aplastischen Anämie 77
  b) Klinik der verschiedenen Formen der Anämie 77
    I. Einfache Anämien (hypochrome Anämien). 77
      1. Die Blutungsanämien 77
      2. Anämien bei Infektionskrankheiten 79
      3. Die Blutgiftanämien. 80
      4. Hämolytische Anämien 82
      5. Anämien bei malignen Tumoren 83
      6. Anämien bei Organkrankheiten 84
      7. Die Chlorose (Bleichsucht) 84
      8. Der hämolytische Ikterus 89
      9. Alimentäre Anämien 94
    II. Hyperchrome (perniziöse) Anämien 95
      1. Die Biermersche progressive perniziöse Anämie 95
      2. Die perniziöse Anämie der Schwangerschaft 105
      3. Die syphilitische perniziöse Anämie 106
      4. Die Botriocephalusanämie 107
      5. Hyperchrome Anämien sonstiger Aetiologie 107
    III. Die aplastischen Anämien 107

B. Die geschwulstartigen Systemerkrankungen des hämopoetischen Apparates (Hämoblastosen) 110
  I. Hämoblastosen des leukoblastischen Apparates (Leukosen) 111
    Chronische Leukosen 112
      a) Die Lymphadenosen 112
        α) Die lymphatische Leukämie 112
        β) Die aleukämische Lymphadenose 120
      b) Die Myelosen 122
        α) Die myeloide Leukämie 122
        β) Die aleukämische Myelose 126
      Die Behandlung der chronischen Leukämie 129
    Die akuten Leukosen 132
      1. Klinik der akuten Leukosen 133
      2. Blutbefunde 136
    1. Akute Myelosen 136
      a) Die akute myeloische (gemischtzellige) Leukämie . . . 136
      b) Die akute Myeloblastenleukämie 137
      c) Die akuten aleukämischen Myelosen 137

Inhaltsverzeichnis. VII

	Seite
2. Die akuten Lymphadenosen	138
a) Die akuten leukämischen Lymphadenosen	138
b) Die akute aleukämische Lymphadenose	138
3. Pathologische Anatomie und Histologie der akuten Leukämie	139
Leukosen mit geschwulstartigem Wachstum (Sarkoleukosen)	140
a) Ungefärbte Sarkoleukosen	140
b) Gefärbte Sarkoleukosen. — Chlorome	141
Anhang: Ueber leukämoide Erkrankungen	145
Die Anaemia pseudoleucaemica infantum	146
Leukanämie	147
II. Hämoblastosen des erythroblastischen Apparates	148
III. Die echten Geschwülste des hämatopoetischen Apparates	151
a) Das Lymphosarkom	152
b) Die multiplen Myelome	154
c) Die Bindesubstanzgeschwülste des hämatopoetischen Apparates	157
IV. Die infektiösen granulierenden Lymphomatosen	159
a) Die tuberkulösen Lymphomatosen	159
b) Die syphilitischen Lymphomatosen	161
c) Die Lymphogranulomatose	161
Der Mikuliczsche Symptomenkomplex	166
C. Die Erkrankungen der Milz	167
1. Symptomatische Milzerkrankungen. — Der infektiöse Milztumor. Der Milztumor bei Rachitis. Der Milztumor bei der Leberzirrhose. Der Stauungsmilztumor. Metastatische Tumoren der Milz. Der Milzechinokokkus. Der Milzabszeß. Die Amyloidmilz. Der Milzinfarkt. Die Milzatrophie. Die Perisplenitis. Die Wandermilz	167—171
2. Die primären Milzerkrankungen. — Angeborene Anomalien der Milz. Primäre Neubildungen der Milz. Die isolierte Milztuberkulose. Die Bantische Krankheit. Die großzellige Splenomegalie (Typus Gaucher)	171—177
D. Die hämorrhagischen Diathesen	178
Die Barlowsche Krankheit	180
Der Skorbut	181
Die Purpura	184
Die Hämophilie	187
E. Die Protozoenkrankheiten des Blutes	192
1. Malaria	192
2. Trypanosomenkrankheiten	196
3. Leishmaniosen	198
4. Febris recurrens	198
5. Andere Protozoenkrankheiten	199
F. Allgemeine Therapie der Blutkrankheiten	200
Das Eisen	200
Arsen	203
Hydrotherapie und Balneotherapie	206
Klimatotherapie	206
Trinkkuren	207

	Seite
Die Strahlentherapie	208
Die Bluttransfusion	210
G. **Sekundäre Blutveränderungen bei Krankheiten**	212
1. Das Blut bei Infektionskrankheiten	212
2. Erkrankungen der Drüsen mit innerer Sekretion	219
3. Das Blut bei Herzkrankheiten	219
4. Das Blut bei Erkrankungen des Respirationsapparates	220
5. Blutveränderungen bei Nierenerkrankungen	220
6. Stoffwechselkrankheiten	220
7. Magendarmkrankheiten	221
8. Leberkrankheiten	221
9. Nervenkrankheiten	222
10. Hautkrankheiten	222
11. Maligne Tumoren	222
12. Die Wurmkrankheiten	223
Register	225
Tafelerklärung	229
Nachtrag	231

Einleitung.

Abgesehen von den Protozoen und einigen wenigen Klassen tiefstehender mehrzelliger Lebewesen haben alle Tiere Blut. Bei den Wirbeltieren ist es von roter Farbe, bei den übrigen Tieren, mit wenigen Ausnahmen, farblos. Außer dem Blut besitzen die meisten höher stehenden Tiere auch noch andere Körperflüssigkeiten, die zu dem Blut in engster Beziehung stehen, die sogenannte Lymphe, die Flüssigkeit der serösen Höhlen und schließlich eine auch die feinsten Teile des Organismus durchdringende allgemeine Körperflüssigkeit. Blut und Lymphe stehen dadurch in direkter Kommunikation miteinander, daß sich die gesamte Lymphe durch den Ductus thoracicus, in den sie aus allen Körperregionen zusammenfließt, in die obere Hohlvene ergießt. Die Lymphe hinwiederum steht durch feinste Spaltöffnungen mit den Flüssigkeiten der serösen Höhlen in Kommunikation. Mit der allgemeinen Körperflüssigkeit tritt sie höchstwahrscheinlich dadurch in Verbindung, daß die feinsten Lymphkapillaren aus den Saftspalten des Bindegewebes hervorgehen.

Ohne Blut wäre bei allen komplizierter gebauten Organismen ein Leben nicht denkbar. Das Blut vermittelt die Beziehungen der verschiedenen Organe zueinander und ermöglicht einen geregelten Stoffwechsel. Einerseits führt es im Verein mit der Lymphe die im Verdauungskanal resorbierten Nahrungsstoffe den verschiedenen Zellkomplexen des Organismus zu, andrerseits nimmt es die Produkte des Stoffwechsels, die für den Organismus nicht mehr notwendig sind, aus den Geweben auf und führt sie den Exkretionsorganen zu. Ebenso wie dem Stoffwechsel der festen Nahrung dient das Blut auch dem Gasstoffwechsel. Aber damit ist seine Rolle im Leben des Organismus noch keineswegs erschöpft. Man weiß jetzt, daß die Funktion gewisser Organe an die Gegenwart von Substanzen gebunden ist, welche die Drüsen mit innerer Sekretion, vielfach auch Blutdrüsen genannt, produzieren. Auch diese „Hormone" gelangen auf dem Blutwege an ihren Bestimmungsort.

Infolge dieser mannigfachen und wichtigen Funktionen spielt das Blut in der Pathologie eine sehr große und vielfach ausschlaggebende Rolle. Einmal muß es bei allen Erkrankungen der verschiedenen Organe mehr oder weniger in Mitleidenschaft gezogen werden und erleidet dadurch Störungen in seiner Funktion, die einerseits sich in einer Anomalie und Beeinträchtigung der Lebensvorgänge bemerkbar machen müssen, andrerseits aber von erheblicher diagnostischer Bedeutung bei der Erkennung von Krankheiten sind. Zum Teil sind diese Blutveränderungen bei Krankheiten aber von allergrößter Bedeutung für den Heilungsprozeß, sind als zweckmäßige und nützliche Schutzvorrichtungen aufzufassen, bestimmt, im Kampfe des Organismus gegen die Krankheitsursachen eine schützende und sanierende Rolle zu spielen. Das gilt besonders für die Infektionskrankheiten.

Zweitens aber können auch die Blutbildungsorgane selbstständig in der mannigfachsten Weise erkranken und dadurch eine krankhaft veränderte minderwertige Blutbeschaffenheit bedingen, welche die Funktionen der andern Organe schädigt und den geregelten Ablauf der Lebensvorgänge beeinträchtigt oder schließlich sogar aufhebt.

I. Allgemeiner Teil.

1. Allgemeine Eigenschaften des Blutes.

Das Blut des Menschen ist eine rote Flüssigkeit von klebriger, visköser Beschaffenheit. Verhindert man seine Gerinnung, wofür verschiedene Methoden zu Gebote stehen, so scheidet es sich in zwei Teile. Eine klare, farblose Flüssigkeit, die als Blutplasma bezeichnet wird, und eine spezifisch schwerere zu Boden sinkende rote Masse, die aus den körperlichen Bestandteilen des Blutes, den roten und farblosen Blutkörperchen und den Blutplättchen besteht. Die unterste dickste Schicht besteht aus roten Blutkörperchen, darüber setzt sich eine sehr dünne weißliche Schicht ab, die aus den farblosen Zellen des Blutes besteht, und über derselben sieht man eine aus den Blutplättchen bestehende Zone.

Wendet man keine gerinnungshemmende Methode an, so sondert sich das Blut gleichfalls in zwei Abschnitte, einen hellgelben flüssigen Anteil, der als Blutserum bezeichnet wird, und einen gefärbten festen Anteil, den Blutkuchen. Letzterer hat die Form des Gefäßes, in dem das Blut aufgefangen wurde, retrahiert sich aber gewöhnlich, besonders in den oberen Abschnitten, von den Gefäßwänden, so daß sein Durchmesser hier kleiner ist, als der des Gefäßes. Er besteht aus den körperlichen Elementen des Blutes, die in ein dichtes Fasernetz eingebettet sind. Findet die Gerinnung sehr langsam statt, was man durch Auffangen in kühlen Gefäßen und längerem Aufenthalt des entnommenen Blutes im Eisschrank erreichen kann, so erscheint die oberste Schicht des Blutkuchens gelblich weiß, weil sie aus reinem Faserstoff besteht, da sich die roten Blutkörperchen langsam gesenkt haben (Speckhaut). Der ungeronnene Flüssigkeitsanteil ist das Blutserum. Der ausgefallene, feste eiweißartige Körper wird als Faserstoff oder Fibrin bezeichnet.

Die Zusammensetzung des Blutes kann man durch folgende Gleichungen demonstrieren:

Blut = Blutzellen + Blutplasma
Blutplasma = Blutserum + Fibrin
Blutkuchen = Fibrin + Blutzellen.

Die Gesamtblutmenge wurde früher auf Grund von Tierversuchen als $^1/_{13}$ des Körpergewichts angenommen. Nach der modernen Kohlenoxydmethode dagegen beträgt sie $^1/_{20}$ des Körpergewichts. Neuere klinische Untersuchungen haben ergeben, daß diese Menge bei Krankheiten mannigfache Veränderungen aufweist. Bei vielen Anämien ist sie herabgesetzt, doch gibt es auch Anämien mit erhöhter Blutmenge, wobei aber Hydrämie besteht. Bei Polycythämien hat man Erhöhungen der Blutmenge auf das zwei- bis dreifache beobachtet. Die Kohlenoxydmethode (Gréhant und Quinquaud, Haldane und Smith, Zuntz, Loewy, Plesch) beruht darauf, daß man die Versuchsperson eine abgemessene Menge CO einatmen läßt und nach bestimmter Zeit in einem entnommenen Blutquantum die Menge des vorhandenen CO gasanalytisch bestimmt und daraus die Gesamtblutmenge berechnet.

2. Die morphologischen Bestandteile des Blutes.

a) Die roten Blutkörperchen.

Die roten Blutkörperchen des Menschen (Tafel III, Fig. 39 und Tafel II, Fig. 19) sind kreisrunde Scheiben, deren beide Oberflächen ausgehöhlt sind, so daß das Zentrum der Zelle, die sogenannte Delle, bei der Betrachtung von oben her farblos erscheint. Der Durchmesser der Erythrocyten schwankt zwischen 6 und 9 Mikra und beträgt im Durchschnitt 7,5 Mikra. Auf dem Querschnitt gesehen erscheinen die roten Blutkörperchen bisquitförmig. Ihr größter Dickendurchmesser beträgt 2 Mikra. Manche Autoren haben auch die Ansicht vertreten, daß die Erythrocyten in Wahrheit eine Glocken- oder Napfform haben, und daß die Bisquitform ein Kunstprodukt sei. Zurzeit steht aber die Mehrzahl der Forscher auf dem Standpunkt, gerade umgekehrt die Glocken- und Napfform für Kunstprodukte zu halten. Die Zahl der Erythrocyten im cmm Blut beträgt durchschnittlich 5 000 000 für den Mann, 4 500 000 für die Frau.

Die roten Blutkörperchen sind keineswegs starre Gebilde. Zwar sind sie nicht selbständiger Bewegungen fähig, können aber unter der Einwirkung äußerer Momente die mannigfachsten Gestalten annehmen. So kann man bei der Beobachtung der Blutströmung in den Mesenterialgefäßen kleiner Tiere sehen, wie sich die Erythrocyten, wenn sie enge Kapillaren zu passieren haben, direkt wurmförmig in die Länge ziehen, um nach Ueberwindung des Passagehindernisses sofort wieder ihre alte Gestalt anzunehmen.

Untersucht man einen frischen Blutstropfen in dünner Schicht ausgebreitet, zwischen einem Objektträger und einem Deckgläschen, so liegt im allgemeinen Erythrocyt neben Erythrocyt. Wenn man aber einige Zeit abwartet und die Blutschicht keine zu dünne ist, so tritt alsbald die bekannte Geldrollenbildung ein, d. h. eine größere Zahl von Erythrocyten ordnen sich in Formen an, wie sie auf einen Tisch hingezählte Geldstücke aufweisen, es bedeckt ein Erythrocyt etwa immer die Hälfte des neben ihm liegenden. Diese Erscheinung tritt im normalen Blut regelmäßig auf und ihr Fehlen deutet auf eine Anomalie der Blutzusammensetzung hin. Im mikroskopischen Präparat zeigen die roten Blutkörperchen eine gelbe Farbe, die nur dort einen deutlich rötlichen Ton annimmt, wo sehr zahlreiche Erythrocyten aufeinanderliegen. Dieser rote Farbstoff wird als Hämoglobin bezeichnet und später noch eingehender besprochen werden.

Ueber den feineren Bau der roten Blutkörperchen ist man noch zu keinem abschließenden Urteil gekommen. Höchstwahrscheinlich muß man annehmen, daß ein fädiges Stroma vorhanden ist, das nach außen hin eine die ganze Oberfläche bildende membranartige zusammenhängende Schicht bildet. In diesem Stroma ist das Hämoglobin diffus verteilt. Vieles spricht dafür, daß eine Lipoidhülle die ganze rote Blutzelle umgibt.

Die Resistenz der roten Blutkörperchen. Die im Blutplasma suspendierten roten Blutkörperchen behalten in diesem, sowie im Blutserum, ihre Form unverändert bei. Bringt man aber Flüssigkeiten mit roten Blutkörperchen zusammen, deren Salzgehalt ein anderer als der des Serums ist, so zeigen sich sofort an ihnen Formveränderungen und unter gewissen Bedingungen beginnt dann auch das Hämoglobin auszutreten. Flüssigkeiten, die eine höhere Salzkonzentration haben als das Blutserum, nennt man hypertonische Lösungen, Flüssigkeiten mit niedrigerem Salzgehalt hypotonische Lösungen. In hypertonischen Lösungen findet ein Uebertritt von Wasser aus den roten Blutkörperchen in das umgebende Medium statt, die roten Blutkörperchen schrumpfen und nehmen Stechapfelform an. Diese Deformation kann man schon bei der Betrachtung eines gewöhnlichen frischen Blutpräparates nach längerer Zeit beobachten, wenn man es nicht vor Verdunstung schützt, was am besten durch Umrandung mit Wachs oder Paraffin geschieht. Verdampft nämlich ein Teil des im Blutplasma enthaltenen Wassers, so steigt sofort der relative Salzgehalt desselben. In hypotonischen Lösungen tritt dagegen eine Quellung der roten Blutkörperchen ein. Dieselben nehmen kugelförmige Gestalt an und platzen endlich, wobei das Hämoglobin austritt.

Am stärksten zerstörend auf rote Blutkörperchen wirkt destilliertes Wasser. Das kann man schon makroskopisch daran erkennen, daß ein in destilliertem Wasser suspendierter Tropfen Blut zur Entstehung einer lackfarbenen Hämoglobinlösung führt, die vollkommen durchsichtig ist. In Kochsalzlösungen aufgeschwemmtes

Blut dagegen ist deckfarben, undurchsichtig, solange die Konzentration nicht zu geringe Werte erreicht.

Die Resistenz der roten Blutkörperchen gegenüber hypotonischen Kochsalzlösungen wird dadurch gemessen, daß man einen Tropfen durch wiederholtes Waschen und Zentrifugieren mit physiologischer Kochsalzlösung vom Serum befreiten Blutes in Kochsalzlösungen verschiedener Konzentration bringt und feststellt, bei welcher Konzentration die ersten Spuren der Hämolyse nachweisbar sind, und in welchem Röhrchen eine komplette Hämolyse eingetreten ist. Die roten Blutkörperchen sind nämlich nicht alle gegenüber hypotonischen Kochsalzlösungen gleich resistent. Zuerst werden diejenigen roten Blutkörperchen aufgelöst, welche die minimalste Resistenz haben, bei den schwächsten Konzentrationen diejenigen, welche die maximalste Resistenz besitzen. Man bezeichnet deshalb auch als minimale Resistenz diejenige Kochsalzkonzentration, bei der die Hämolyse eben beginnt, und als maximale Resistenz diejenige, in welcher sie zuerst komplett erfolgt ist. Unter normalen Umständen pflegt die Hämolyse zu beginnen bei 0,5 bis 0,48 % und komplett zu sein bei 0,4 bis 0,38 %.

Zur Anstellung eines Resistenzversuches fängt man das Blut in einer 2,5 bis 4 proz. Lösung von Natrium citricum auf, welches die Gerinnung verhindert. Man zentrifugiert die Blutkörperchen ab und wäscht sie noch zweimal mit physiologischer Kochsalzlösung nach. Das geschieht deshalb, weil das Blutserum die Hämolyse hemmt; man würde also, wenn man zu diesen Bestimmungen Vollblut benutzt, zu hohe Werte bekommen. Außerdem ist die hämolysehemmende Eigenschaft des Blutserums verschiedener Individuen verschieden.

Um die verschiedenen Kochsalzlösungen herzustellen, verfährt man am einfachsten so, daß man sich eine größere Menge 10 proz. Kochsalzlösung vorrätig hält. Zur Herstellung der verschiedenen Konzentrationen benutzt man Flaschen von 100 ccm Inhalt und die große für Wassermannsche Reaktionen gewöhnlich benutzte Pipette von 10 ccm Inhalt, bei der auch die Zehntel ccm markiert sind. Will man sich z. B. eine 0,5 proz. Kochsalzlösung herstellen, so bringt man zunächst 5 ccm der 10 proz. Kochsalzlösung in die leere Flasche. Füllt man dann bis 100 ccm mit destilliertem Wasser auf, so hat man eine 0,5 proz. Lösung, da 5 ccm der 10 proz. Kochsalzlösung 0,5 g Kochsalz enthalten. Will man eine 0,52 proz. Lösung herstellen, so benutzt man 5,2 ccm der 10 proz. Kochsalzlösung, usw.

b) Die Leukocyten.

Die Leukocyten oder farblosen Blutkörperchen stehen an Zahl weit hinter den roten Blutkörperchen zurück. Ihre Menge im cmm beträgt 5000 bis 8000 und ist im nüchternen Zustand am niedrigsten. Man unterscheidet auf Grund der modernen Färbungsmethoden fünf verschiedene Arten von Leukocyten, die übrigens der Geübte bis auf die Mastzellen auch am frischen, ungefärbten Präparat gut erkennen kann.

1. **Die neutrophilen Leukocyten.** 65 bis 75% aller farblosen Blutkörperchen sind die polymorphkernigen feingranulierten Leukocyten. Ihre Größe schwankt etwa zwischen 9 und 12 Mikra, ihre absolute Zahl im cmm zwischen 4500 und 5000. Früher nannte man diese Elemente vielfach auch polynukleäre Leukocyten, jetzt hat man aber, mit Hilfe der modernen Färbungsmethoden erkannt, daß die einzelnen Kernsegmente immer durch ganz feine Fädchen miteinander zusammenhängen. Die zur Beobachtung kommenden Kernformen sind sehr vielgestaltig. Am seltensten sind im normalen Blut Elemente mit hufeisenförmigen Kernen. Viel häufiger solche mit E- und S-förmigem Kern. Die Mehrzahl bilden aber Zellen mit mehreren, nur durch feine Fäden miteinander zusammenhängenden Kernsegmenten (Fig. 1). Bei

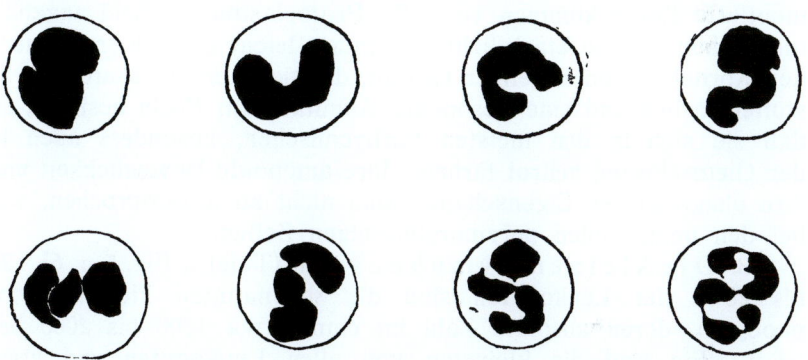

Fig. 1. Kernformen der polymorphkernigen neutropihlen Leukocyten.

Giemsafärbungen erkennt man, daß das Chromatingerüst ein weitmaschiges Flechtwerk bildet, in dessen Maschen ein heller gefärbtes Parachromatin sichtbar ist. Nukleolen findet man im Kern dieser Zellen nicht.

Das Protoplasma der polymorphkernigen Leukocyten erscheint im frischen Präparat von zahlreichen dichtgedrängten feinen Körnchen erfüllt, die in einer hyalinen Grundmasse liegen. Bei Giemsafärbungen ist diese Grundmasse schwach rosa gefärbt, während die feinen Körnchen einen violetten Farbenton angenommen haben, der dem in der Giemsafarbe enthaltenen neutralen Farbgemisch zuzuschreiben ist (Tafel I, Fig. 1 u. 2). Die polymorphkernigen neutrophilen Leukocyten sind amöboider Bewegung fähig, zu deren Nachweis es keineswegs eines heizbaren Objekttisches bedarf, da man schon bei einigermaßen hoher Zimmertemperatur, etwa von 20 Grad ab, deutlich amöboide Bewegungen in diesen Zellen auftreten sieht, nachdem sie den Zustand der Wärmestarre überwunden haben, in dem sie kreisrund erscheinen, und in den sie geraten, wenn das Blut den Körper verläßt. Bei den amöboiden Bewegungen tritt eine schärfere Sonderung des granulierten und ungranulierten Anteils des Protoplasmas auf. Vornehmlich ist es das Hyaloplasma, welches die amöboiden Bewegungen ausführt. Vermöge dieser amöboiden Beweglichkeit besitzen die polymorphkernigen Leukocyten auch die Fähigkeit der Phagocytose. Sie fressen Bakterien, gelegentlich auch die Zerfallsprodukte anderer Zellen.

2. Die eosinophilen Leukocyten (Tafel I, Fig. 3 u. 4). Die eosinophilen oder grob granulierten Leukocyten machen etwa 2 bis 4% aller farblosen Blutkörperchen aus, so daß ihre Menge im cmm ungefähr zwischen 100 und 200 schwankt. Sie sind im allgemeinen etwas größer als die neutrophilen Leukocyten und haben häufig zwei kreisrunde, voneinander völlig getrennte Kerne. Aber auch segmentierte Kerne kommen vor. Ihr Protoplasma ist dicht angefüllt mit groben, großen, stark lichtbrechenden, leicht gelblich erscheinenden Körnchen von kugeliger Gestalt, die sich nur mit sauren Farbstoffen färben und eine besondere Affinität zum Eosin besitzen, so daß sie sich in den meisten Farbgemischen, besonders auch in der Giemsalösung hellrot färben. Ihre amöboide Beweglichkeit und ihre phagocytären Eigenschaften sind nicht so ausgesprochen, wie bei den neutrophilen polymorphkernigen Zellen.

3. Die kleinen Lymphocyten (Tafel I, Fig. 5 u. 6). 20 bis 25 % der Leukocyten sind die sogenannten kleinen Lymphocyten, deren absolute Zahl im cmm etwa 1500 bis 2000 beträgt. Sie sind die kleinsten von allen Leukocyten und etwa so groß, wie die roten Blutkörperchen oder etwas größer. Ihr Kern ist kreisrund und bisweilen an einer Seite leicht eingebuchtet; er hat ein unregelmäßig angeordnetes, grobes Chromatingerüst, in welchem man das Parachromatin kaum erkennen kann. Nur selten kann man die Anwesenheit eines Nucleolus nachweisen, mit besonderen Kunstgriffen aber in den meisten Lymphocyten. Im ganzen ist die Kernfärbung eine intensive, deutlich stärker als die aller anderen Leukocytenkerne im Blute und die innere Struktur tritt sehr wenig deutlich hervor. Das Protoplasma ist bei Giemsafärbung himmelblau gefärbt und zeigt meist mehrere ziemlich grobe rote Azurgranula. Amöboide Bewegungsfähigkeit kommt den kleinen Lymphocyten nur in geringem Maße zu, zu phagocytären Leistungen sind sie nicht fähig.

Bis etwa zum zehnten Lebensjahre beträgt die relative Zahl der Lymphocyten 40 bis 60 %, bei Säuglingen manchmal 70 %.

Bei Kindern kommen auch im normalen Blut große Lymphocyten vor, die bei Erwachsenen nur im pathologischen Blut auftreten (Tafel I, Fig. 7).

4. Als Monocyten bezeichnet man jetzt die von Ehrlich große mononukleäre Zellen genannten Elemente (Tafel I, Fig. 8—12). Ihre Größe übertrifft meistens die aller übrigen farblosen Blutzellen und erreicht oft 20 Mikra, ihre relative Menge schwankt zwischen 3 und 5 %. Auch die von Ehrlich Uebergangszellen genannten Elemente (Tafel I, Fig. 9 u. 12) rechnet man jetzt zu den Monocyten, von denen sie sich nur durch ihren hufeisenförmigen Kern unterscheiden. Der Monocytenkern neigt zu einer Unregelmäßigkeit seiner Konturen. Er ist in Trockenpräparaten nukleolenfrei, färbt sich nur relativ matt und zeigt ein diffuses, wolkiges, unregelmäßiges Kerngerüst. Das Protoplasma ist reichlich entwickelt, bei Giemsafärbungen himmelblau tingiert, und enthält gewöhnlich Azurgranula. Doch sieht Naegeli in ihnen eine besondere, nur den Monocyten eigene Granulaart. Die Monocyten mit hufeisenförmigen Kern wurden von Ehrlich als Uebergangsformen zu neutrophilen Leukocyten aufgefaßt, eine jetzt gänzlich verlassene Anschauung. Es hat zurzeit keine Berechtigung mehr, bei Prozentzählungen der Leukocyten diese fälschlich sogenannten Uebergangsformen besonders zu rubrizieren, sie gehören vielmehr mit den Monocyten in eine Gruppe. Auch die Monocyten sind der Phagocytose und der amöboiden Beweglichkeit fähig, besonders sind sie auch imstande, größere korpuskuläre Elemente, wie z. B. ganze rote Blutkörperchen, zu fressen. Sie wurden deshalb von Metschnikoff als Makrophagen bezeichnet, während er die polymorphkernigen Leukocyten Mikrophagen nannte.

5. Die Mastzellen betragen selten mehr als $^1/_2$ bis 1 % der Leukocyten (Tafel VI, Fig. 2 g). Ihr Kern hat gewöhnlich eine kleeblattartige Gestalt. Das oxyphile Protoplasma enthält grobe runde Granula, die sich in den meisten basischen Farbstoffen metachromatisch färben. Mit Alkohol läßt sich der Farbstoff nicht ausziehen, so daß eine Färbung mit alkoholischen Lösungen basischer Farbstoffe geradezu als ein Reagens auf Mastzellengranula bezeichnet werden kann. Ob sie amöboider Beweglichkeit und der Phagocytose fähig sind, ist zweifelhaft.

c) Die Blutplättchen.

Die Blutplättchen oder Thrombocyten (Taf. II, Fig. 35 u. 36) sind ein Formbestandteil des Blutes, dessen wichtige Rolle bei der Gerinnung erst in der letzten Zeit erkannt worden ist. Ihre Zahl im cmm beträgt etwa 300 000. Ueber ihre Herkunft bestehen verschiedene Theorien; einige Autoren leiten sie von den farblosen, andere von den roten Blutkörperchen ab, einige erklären sie für völlig selbständige Elemente und eine vierte neueste Theorie läßt sie aus den Megakaryocyten des Knochenmarks hervorgehen. Obwohl man bei Giemsafärbung sowie bei vitaler Färbung mit basischen Farbstoffen einen zentralen, stark tingierten, kernähnlichen Teil und eine blasser gefärbte protoplasmaähnliche Zone unterscheiden kann, sind die Blutplättchen doch nicht vollwertige Zellen. Wenn das Blut den Körper verläßt, zerfallen sie sehr schnell. Daher geben auch gewöhnliche Trockenpräparate ebensowenig wie einfache frische Präparate ein wahres Bild von der Blutplättchenzahl. Will man sie konservieren, so muß man durch ein Tröpfchen 1 proz. Osmiumsäure, Methylviolettkochsalzlösung oder 14 proz. Magnesiumsulfatlösung hindurchstechen, damit sich der austretende Blutstropfen sofort mit diesen Flüssigkeiten mischt. Auch durch supravitale Färbung mit basischen Anilinfarbstoffen bleiben sie erhalten. Im allgemeinen verhindern alle Substanzen den Blutplättchenzerfall, welche die Blutgerinnung hemmen. Bei Vögeln, Amphibien, Reptilien und Fischen sind die Thrombocyten vollwertige Zellen mit Kern und Protoplasma.

Im frischen Blut beträgt die Größe der Plättchen etwa 3 Mikra. Sie erscheinen hier als rundliche Gebilde, in denen man meist eine zentrale körnige und periphere hyaline Schicht erkennen kann. Sehr bald agglutinieren sie zu kleinen Häufchen.

d) Blutstäubchen und Ultrateilchen.

Man sieht in frischen Blutpräparaten meist äußerst spärlich überaus kleine, körnchen- bis stäbchenförmige, in Brown'scher Molekularbewegung befindliche Gebilde, Blutstäubchen oder Hämokonien genannt. Es sind zum Teil freigewordene Leukocytengranula, zum Teil kleinste Eiweiß- oder Fettpartikel. Bei Dunkelfeldbeleuchtung sieht man sehr zahlreiche, besonders auf der Höhe der Verdauung, noch kleinere punktförmige Gebilde, die sogenannten Ultrateilchen, gleichfalls in lebhaftester Brown'scher Molekularbewegung begriffen. Es handelt sich um äußerst fein verteilte Fettpartikelchen.

Die Zellen der Lymphe. Die zelligen Elemente der Lymphe sind bisher nur bei Tieren genauer studiert worden. Man findet vorwiegend in derselben kleine Lymphocyten, in geringen Mengen Monocyten und noch seltener die anderen Leukocytenformen des Blutes. Im Ductus thoracicus soll die Zahl der Zellen im cmm etwa 3000 betragen.

Anhang: Technik der mikroskopischen Untersuchung des Blutes.
1. Die Blutentnahme.

Zur Blutentnahme pflegt man das Ohrläppchen oder die Fingerbeere zu nehmen, bei kleinen Kindern wegen der Kleinheit der Finger und des Ohrläppchens die Plantarseite der großen Zehe. Zur Reinigung verwende man Aether oder Benzin, die beide schnell verdunsten, während Alkohol unzweckmäßig ist, weil er in Spuren auf der Haut zurückbleibt und die

Bildung kugelförmiger Tropfen verhindert, vielmehr ein schnelles Zerfließen des austretenden Blutes auf der Haut bewirkt. Zum Hineinstechen in die Haut bedient man sich am einfachsten einer abgebrochenen Stahlfeder, die vor jedem Gebrauch auszuglühen ist, irgend einer Lanzette, wie z. B. der in Fig. 2 abgebildeten, oder der F r a n k e schen Nadel (Fig. 3), die aus einem zugespitzten, mit Hilfe einer Feder schnellenden Messerchen besteht, welches mit Hilfe einer drehbaren Hülse größer und kleiner geschraubt werden kann. Dieses Instrument hat den Vorzug, daß man die Tiefe des Einstiches mit ziemlicher Sicherheit regulieren kann und daß während des Aufsetzens die Spitze verdeckt ist, was bei ängstlichen, messerscheuen Patienten nicht ohne Bedeutung ist. Ein Skalpell zum Einstechen zu benutzen ist unzweckmäßig, weil man damit unnötig große Wunden setzt und zu große Blutmengen bekommt.

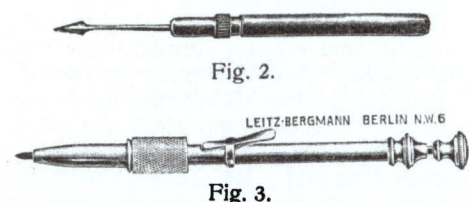

Fig. 2.

Fig. 3.

Objektträger und Deckgläschen reinige man vorher mit einem Gemisch von Alkohol und Aether. Auch Alkohol allein genügt meistens, Aether allein aber reinigt nicht genügend. Man fasse die Deckgläschen nicht mit der Hand an, sondern mit Pinzetten, deren Arme glatt geschliffen sind. Am zweckmäßigsten sind die von E h r l i c h zu diesem Behuf angegebenen Pinzetten (Fig. 4 u. 5), deren eine eine Schieberpinzette ist, in der man das Deckgläschen festklemmen kann, während die andere eine gewöhnliche, nur platt geschliffene Pinzette ist.

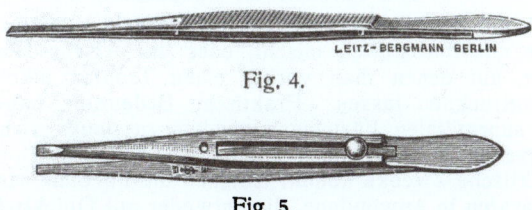

Fig. 4.

Fig. 5.

Man steche so tief, daß das Blut bei ganz leisem Drücken herausquillt. Sticht man zu wenig, so muß man einen so starken Druck beim Herauspressen des Blutstropfens anwenden, daß Serum mit herausgepreßt wird. Sticht man wiederum zu tief, so quillt das Blut so schnell und so reichlich heraus, daß es unmöglich ist, damit gute Präparate herzustellen.

2. Die Untersuchung des frischen Blutstropfens.

Die Untersuchung eines frischen Blutstropfens, die in vielen Fällen schon zur Diagnose ausreicht, unterlasse man niemals. Die Betrachtung desselben ermöglicht nicht nur eine schnelle Orientierung, sondern läßt auch manche in gefärbten Präparaten erscheinende Kunstprodukte richtig beurteilen.

Um ein frisches Blutpräparat herzustellen, fängt man den herausquellenden Blutstropfen (man pflegt gewöhnlich den ersten wegzuwischen und erst den zweiten zu benutzen) mit einem mit der Pinzette gefaßten Deckglas in der Mitte desselben auf und läßt dasselbe dann langsam, nachdem man es erst mit der einen Kante auf den Objektträger aufgelegt hat, auf letzteren niederfallen. Der Tropfen muß sich dann sofort unter dem ganzen Deckglas ausbreiten. Man wähle den Tropfen so klein, daß nur eine dünne Blutschicht entsteht, in der die Zellen nebeneinander, nicht zum Teil übereinander liegen. Wenn man ein solches frisches Blutpräparat längere Zeit betrachtet, so empfiehlt es sich, den Rand mit Paraffin zu umgeben, um es vor Verdunstung zu schützen, die leicht Deformierungen der Erythrocyten hervorruft. Will man die Geldrollenbildung speziell studieren, oder den Gerinnungsprozeß unter dem Deckglas beobachten, so nehme man dickere Tropfen.

Im frischen Blutpräparat kann man am besten die Form der roten Blutkörperchen studieren und etwaige Abweichungen derselben leicht und gut erkennen. Bei einiger Uebung erkennt man auch kernhaltige rote Blutkörperchen. Von den weißen Blutkörperchen kann man alle Arten gut voneinander unterscheiden, mit Ausnahme der Mastzellen, die frisch ganz den eosinophilen gleichen. Auch Blutplättchen und Blutstäubchen sieht man im frischen Präparat. Bei Temperaturen von etwa 20 Grad und darüber lassen sich auch die amöboiden Bewegungen der polymorphkernigen Leukocyten leicht erkennen. Auch Protozoen im Blute sieht man meist schon in frischen Blutpräparaten, besonders deutlich dann, wenn sie beweglich sind.

Solche frisch hergestellten Blutpräparate kann man auch zur Untersuchung mit Hilfe der Dunkelfeldbeleuchtung und mit Polarisationsapparaten benutzen. Praktische Bedeutung haben diese Untersuchungsmethoden aber bisher für die Hämatologie nicht erlangt.

3. Die Färbung der Blutpräparate.

Zwar kann man auch feuchte Blutpräparate färben, indem man sie entweder mit Farbstoffen mischt, oder das frische Blut auf Objektträger bringt, auf denen man vorher einen Tropfen alkoholische Farblösung hat antrocknen lassen. Praktische Bedeutung haben aber diese sogenannten supravitalen Färbungsmethoden, zu denen sich nur basische Farbstoffe eignen, vorläufig noch nicht.

Für praktische Zwecke kommt lediglich die Färbung von sogenannten Trockenpräparaten in Anwendung, die entweder auf Objektträgern oder auf Deckgläschen hergestellt werden. Für feinere Untersuchungen ist es zweckmäßiger, Deckglastrockenpräparate zu benutzen. Bei der Herstellung derselben verfährt man so, daß man das eine Deckglas mit der Schieberpinzette von Ehrlich oder auch mit einer Cornetschen Pinzette faßt, ein zweites Deckglas, das man mit der anderen Pinzette mit glattgeschliffenen Branchen ergreift, zum Auffangen des Blutstropfens benutzt und dann dieses zweite Deckglas auf das erste vorsichtig niederfallen läßt, wobei sich dann sofort der Blutstropfen in kapillarer Schicht ausbreitet. Dann zieht man dieses zweite Deckglas schnell, mit Daumen und Zeigefinger es seitlich von den Kanten her fassend, in paralleler Richtung zur Oberfläche vom ersten, von der Pinzette festgehaltenen Deckglas ab, wobei man jeden Druck vermeiden muß. Diese kleine Prozedur erfordert natürlich eine gewisse Uebung. Gut abgezogene Deckgläser müssen sehr schnell trocknen. Die passende Größe des Blutstropfens wechselt je nach der Blutart. Je anämischer das Blut, desto kleiner wähle man den Tropfen.

Will man Objektträgerpräparate anfertigen, so benutzt man am besten geschliffene. Man fängt mit der Kante des einen den Blutstropfen auf, setzt diese Kante in die Nähe des einen Endes des andern Objektträgers, der auf dem Tische liegt, auf und senke den ersten Objektträger zum zweiten etwa bis zu einem Winkel von 45 bis 50 Grad. Dann breitet sich sofort der Tropfen längs der ganzen Kante aus und nun schiebe man den Objektträger schnell mit möglichst geringem Druck dem anderen Ende des liegenden Objektträgers zu. Man erhält dann eine dünne Blutschicht, die nur den einen Nachteil hat, daß die Leukocyten an dem Rande des Objektträgers angehäuft zusammenliegen, nach welchem hin man den mit Blut beschickten Objektträger geschoben hat. Für manche Zwecke, besonders für das Aufsuchen spärlicher Protozoen, wird auch die Anfertigung von Präparaten in dicker Schicht empfohlen.

Die Fixation von Trockenpräparaten erfolgt entweder mit Hitze, oder mit feuchten Fixierungsflüssigkeiten. Die Hitzefixation ist im allgemeinen entbehrlich und nur für spezielle Zwecke noch geübt. Die feuchte Fixation erfolgt am besten in absolutem Aethyl- oder Methylalkohol und dauert etwa 20 Minuten.

Zur Färbung von Blutpräparaten bedient man sich jetzt ausschließlich der Anilinfarbstoffe, weil die einzelnen Elemente der Blutbestandteile sehr stark ausgesprochene Affinitäten zu ganz bestimmten dieser Farbstoffe besitzen und bei Anwendung derselben Strukturfeinheiten hervortreten lassen, die im ungefärbten Präparat und bei Anwendung anderer Farbstoffe unsichtbar bleiben. Die neueren Fortschritte der morphologischen Hämatologie verdankt man in erster Linie der modernen Färbetechnik.

Farbstoffe, die dadurch entstehen, daß zu einem sogenannten Chromogen, d. h. einem Atomkomplex, der bei Verbindung mit gewissen anderen Atomgruppen färbende Eigenschaften annimmt, eine säurebildende Atomgruppe hinzutritt, heißen saure Farbstoffe, die durch Hinzutreten einer basenbildenden Gruppe entstehenden heißen basische Farbstoffe. Durch Vereinigung einer Farbbase mit einer Farbsäure entstehen neutrale Farbstoffe. Solche Zellelemente, die aus einem Gemisch verschiedener Farben nur die saure Komponente annehmen, heißen acidophil, solche, die nur den basischen Farbstoff an sich ziehen, basophil, und solche Elemente, die sich nur mit neutralen Farben tingieren, neutrophil. Basophil ist z. B. das Chromatinnetz des Kernes, acidophil ist das Protoplasma sehr vieler Zellen und das Hämoglobin. Auch alle Bakterien verhalten sich basophil.

Die wichtigsten basischen Farbstoffe sind: Methylenblau, Methylgrün, Methylviolett, Azur, Saffranin, Pyronin, Bismarckbraun, Fuchsin, die wichtigsten sauren: Eosin, Congorot, Orange, Säurefuchsin. Neutrale Farbstoffe sind das Methylenblau-Eosin, wie es die May-Grünwaldlösung, das Azur-Eosin, wie es die Giemsalösung enthält, auch in dem Ehrlichschen Triacid ist ein neutraler Farbstoff vorhanden.

Für die praktische Färbung von Blutpräparaten bedient man sich besonders erprobter Farbgemische, von denen jetzt nur noch folgende in Frage kommen: das Triacid von Ehrlich, die Färbung mit dem Giemsaschen Farbgemisch, und die ohne voraufgehende Fixation auszuführenden Färbungen nach May-Grünwald, Leishman und Pappenheim.

a) Die Triacidfärbung.

Das Ehrlichsche Triacid besteht aus Methylgrün, Orange G und Säurefuchsin, die in einem Gemisch von Wasser, Alkohol und Glyzerin gelöst sind. Man färbt damit etwa 10 bis 20 Minuten. Durch diese Flüssigkeit werden die Kerne grünlich, ohne Strukturfeinheiten zu zeigen, die neutrophilen Granula sind violettrot, die eosinophilen Granula ziegelrot, das Protoplasma der Lymphocyten und Monocyten ist blaßrosa und die roten Blutkörperchen erscheinen orangerot. Mastzellengranula färben sich gar nicht, sind aber als etwas stärker lichtbrechende helle Gebilde sichtbar. Die Triacidfärbung ist ein ausgezeichnetes Reagens für neutrophile Granula, und wird nur noch dort angewendet, wo es darauf ankommt, mit absoluter Sicherheit die Existenz solcher Körnchen in sonst schwer zu rubrizierenden Zellen nachzuweisen. Speziell für die Triacidfärbung wurde seinerzeit von Ehrlich die Fixation in trockener Hitze (100 bis 120 Grad) empfohlen.

b) Die Giemsafärbung.

Die Giemsasche Farbflüssigkeit enthält neben Eosin, Glyzerin und Methylalkohol Methylenazur, einen Farbstoff, der das Chromatin der Kerne rot färbt und außerdem die Eigenschaft hat, die sogenannten Azurgranula in Lymphocyten und Monocyten sichtbar zu machen. Die Kernstruktur wird außerordentlich deutlich, das Chromatinnetz wird rot, die Nukleolen und das Parachromatin werden hellblau. Die neutrophile Granulation ist violett, die eosinophile rot. Das Protoplasma der Lymphocyten und Monocyten ist himmelblau und enthält rote Azurkörnchen. Die Mastzellengranula werden bräunlichblau. Die roten Blutkörperchen sind rot. Leider werden die neutrophilen Granula nicht immer deutlich und fehlen manchmal sogar ganz bei sonst gut gelungener Färbung. Man färbt die 10 bis 20 Minuten in Alk. abs. fixierten Präparate 10 bis 15 Minuten in einer Verdünnung, von welcher je 1 ccm Aq. dest. 1 Tropfen Giemsalösung enthält.

c) Die May-Grünwaldfärbung.

Die Methode nach May-Grünwald-Jenner bedeutete einen außerordentlichen Fortschritt in der hämatologischen Färbetechnik, weil es die erste Methode war, bei welcher Fixation und Färbung gleichzeitig stattfand, was eine große Zeitersparnis bedeutet. Die benutzte Flüssigkeit ist eine methylalkoholische Lösung von eosinsaurem Methylenblau. Ein mit der beschickten Seite nach oben gelegtes Deckglas wird mit der Farbflüssigkeit übergossen, die zwei bis drei Minuten einwirken soll. Dann läßt man mit Hilfe einer Pipette vorsichtig destilliertes Wasser hinzufließen, das sich allmählich vollständig mit der alkoholischen Farblösung mischt, und läßt diese Mischung 5 bis 15 Minuten einwirken. Dann wird das Präparat abgespült, getrocknet und in Canadabalsam eingebettet. Die neutrophilen Granula werden rotviolett, die eosinophilen Granula rot, die Mastzellengranula blau-violett, die roten Blutkörperchen werden rot, alle Kerne blau. Die Kernstruktur tritt nicht deutlich hervor.

d) Die Leishmanfärbung.

Die Leishmansche Farbflüssigkeit enthält Azur, Methylenblau und Eosin in Methylalkohol gelöst. Die Färbungsmethode ist die gleiche wie bei der May-Grünwaldlösung. Das Färbungsresultat ist ähnlich dem der Giemsalösung, nur nicht ganz so schön und zuverlässig.

e) **Die Pappenheimsche May-Grünwald-Giemsafärbung.**

Die Trockenpräparate werden drei Minuten mit May-Grünwaldlösung überschichtet, dann fügt man destilliertes Wasser hinzu und läßt die Mischung eine Minute einwirken, dann gießt man die Farbflüssigkeit ab und bringt das Deckglas mit der beschickten Seite nach oben in eine frisch hergestellte verdünnte Giemsalösung, im Verhältnis von 15 Tropfen Giemsalösung zu 10 ccm Aq. dest. oder 0,3 ccm Giemsalösung auf 10 ccm Aq. dest. Diese Mischung läßt man 15 Minuten einwirken. Man spült dann die Präparate mit einem kräftigen Wasserstrahl ab, um alle Niederschläge zu beseitigen. Die Färbungsdauer in der Giemsalösung variiert übrigens je nach der Beschaffenheit derselben und ist auszuprobieren.

Die Resultate sind die gleichen wie bei der Giemsafärbung, nur ist die Färbung der neutrophilen Granula sicherer gewährleistet.

Zu beachten ist, daß man bei allen Giemsafärbungen die mit Fließpapier getrockneten Präparate nicht über der Flamme erwärmen darf, weil dann sofort der rote Farbenton in blau umschlägt.

Zur Einbettung von Blutpräparaten, die mit Anilinfarben tingiert sind, benutze man säure- und xylolfreien Kanadabalsam, damit sie nicht zu schnell abblassen. Noch länger halten sie sich bei Einbettung in Paraffinum liquidum, müssen dann aber mit Deckglaslack umrandet werden.

Trockenpräparate läßt man am besten 24 Stunden liegen, ehe man sie färbt. Will man sie ungefärbt monate- oder jahrelang aufheben, so muß man sie in luftdicht verschlossenen Gefäßen aufbewahren, die etwas öfter zu erneuerndes Chlorcalcium enthalten, sonst verlieren sie ihre Färbbarkeit.

4. Die Zählung der Blutkörperchen.

Zur Zählung der Blutkörperchen gebraucht man eine Zählkammer und Pipetten, in welchen das Blut verdünnt wird. Diese Verdünnung ist notwendig, weil die Zahl der körperlichen Elemente im Blute zu groß ist, um sie direkt zählen zu können. Die Zählkammer befindet sich auf einer Glasplatte. Bei dem noch jetzt am häufigsten gebrauchten alten Modell nach Thoma ist, wie Abbildung (Fig. 6) zeigt, eine grubenförmige runde Vertiefung von einem kreisförmigen Graben umgeben. Auf dem Grunde der mittleren Vertiefung ist das Zählnetz eingeritzt. Außerhalb des Grabens befindet sich, der Glasplatte aufgekittet, eine viereckige Glasschicht, welche sowohl der Glasplatte, wie die Zählfläche überragt. Drückt man auf diese Fläche ein Deckglas fest an, so beträgt die Länge des Zwischenraumes zwischen der Zählplatte und dem Deckglas genau $^1/_{10}$ mm. Dieses ist also die Höhe der Zählkammer. Will man eine Zählung vornehmen, so bringt man ein Tröpfchen verdünnten Blutes auf die Zählfläche und läßt dann vorsichtig ein mit der Pinzette gefaßtes starkes Deckglas, wie sie für diesen Apparat eigens angefertigt werden, langsam auf die Glasplatte in der Umgebung der Zählfläche fallen, wobei man darauf achten muß, daß möglichst wenig von der Flüssigkeit, die zum größten Teil in den Graben ausweicht, zwischen Deckglas und Glasplatte kommt. Dann drückt man das Deckglas so fest an, daß die Newtonschen Farbenringe erscheinen. So hat man die Garantie, daß die Kammerhöhe wirklich $^1/_{10}$ mm beträgt. Man wartet dann einige Minuten, bis sich alle Blutkörperchen gesenkt haben, um dann zur Zählung zu schreiten.

Neuerdings beginnt die Bürkersche Zählkammer (Fig. 7) die alte Thomasche zu verdrängen, da sie praktischer ist und eine größere Sicherheit gewährleistet. Bei dieser Zählkammer befindet sich in der Mitte der Glasplatte eine längliche, erhabene, elliptische Fläche, die als Boden der Zählkammer dient. In der Mitte ist dieselbe durch einen queren Graben halbiert. Seitlich von dieser Grundfläche, durch einen Graben getrennt, befinden sich zwei Glasplatten, welche den Boden der Zählplatte um $^1/_{10}$ mm überragen. Bei dieser Zählkammer schiebt man das Deckglas vor der Be-

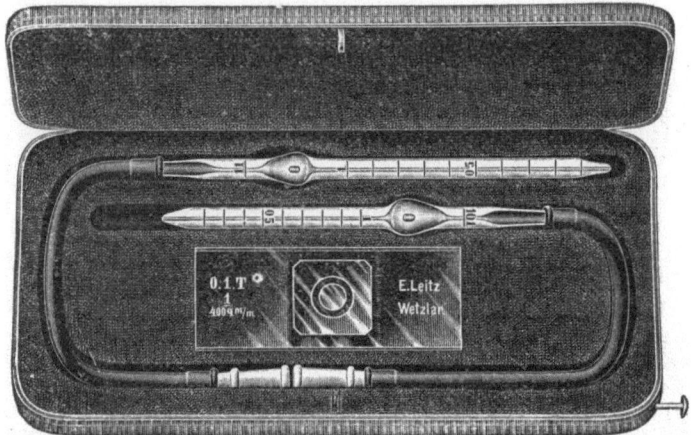

Fig. 6.

schickung mit Blut über die beiden seitlichen Glasplatten und bemüht sich, durch festes Andrücken nach vorheriger Befeuchtung mit ganz wenig Wasser die Newtonschen Farbenringe zu erzielen. Dann ist die Höhe der Zählkammer ein für allemal gesichert. Danach bringt man einen Tropfen des verdünnten Blutes in die Mitte des Deckglasrandes, dort, wo dasselbe unten von der Zählplatte überragt wird. Durch Kapillarität

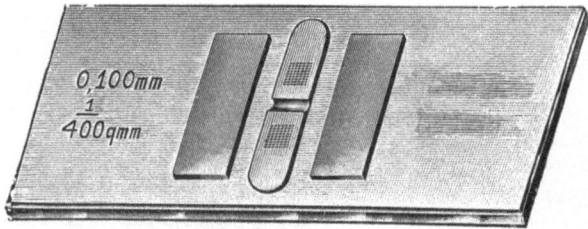

Fig. 7.

saugt sich der Tropfen sofort ein, und man kann nach einiger Zeit mit der Zählung beginnen. Noch sicherer ist es, wenn man ein Modell benutzt, bei welchem das Deckglas durch Klammern fest angedrückt wird. Da es bei der alten Thomaschen Kammer öfter vorkommt, daß man die Newtonschen Farbenringe nicht herausbekommt, und das Deckglas beim festen Andrücken auch sehr leicht platzen kann, verdient die Bürkersche Kammer entschieden den Vorzug. Sie gestattet auch dadurch eine genauere Zählung, daß man auf beiden Zählplatten zählen kann.

Von großer Wichtigkeit ist nun die Konstruktion des Zählnetzes. Früher betrug die Grundfläche des quadratischen Zählnetzes 1 qmm, der in 400 kleine Quadrate geteilt war, deren jedes also eine Grundfläche von $^1/_{400}$ qmm hatte. Je 16 dieser kleinen Quadrate waren der besseren Uebersicht halber mit einer doppelt konturierten Linie umgeben. Für die Zählung der roten Blutkörperchen genügt auch diese alte Einteilung (Fig. 8). Zu einer genauen Zählung der Leukocyten aber, besonders bei subnormalen Zahlen, sind die auf diese Weise erzielten Resultate zu ungenau und man hat deshalb eine Grundfläche von 9 qmm eingeführt. Die praktischste Einteilung desselben, die Netzteilung nach Türk, zeigt nebenstehende Figur 9. Zur Zählung der Roten benutzt man nur das mittlere Quadrat, das in 400 kleine Quadrate eingeteilt ist, für die Zählung der Weißen dagegen alle 9 qmm.

Zur Blutverdünnung benutzt man für die roten und die weißen Blutkörperchen getrennte Pipetten. Dieselben bestehen aus einer Ampulle, die beiderseits zu einem Rohr ausgezogen ist (Fig. 6). Das am oberen Ende befindliche Rohr dient zur Anbringung des Gummischlauches, an dem

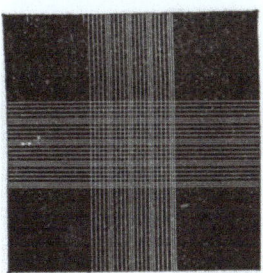 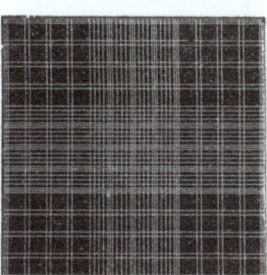

Fig. 8. Fig. 9.

mit Benutzung eines Mundstückes gesaugt wird, das untere Rohr zur Aufsaugung des Blutes. Dort, wo sich die Marke 1 befindet, ist diejenige Stelle, bis zu welcher man das Blut ansaugt. Wenn das geschehen ist, und die Pipette sorgfältig von allen ihr äußerlich anhaftenden Blutstropfen gesäubert ist, saugt man bis zur Marke 101 die Mischflüssigkeit ein. Man schüttelt dann etwa eine halbe bis eine Minute kräftig, wobei durch eine in der Ampulle befindliche Glasperle eine gleichmäßige Verteilung der Blutkörperchen bewirkt wird. Dann pustet man langsam mehrere Tropfen Blut aus und bringt einen derselben auf die Zählkammer. Die für die Aufnahme des Blutes bestimmte Röhre trägt noch eine weitere Einteilung, und zwar ist sie im ganzen in 10 Teile geteilt. Es empfiehlt sich, wenn man normale oder übernormale Erythrocytenwerte erwartet, nur bis 0,5 aufzusaugen, um nicht zuviel Blutkörperchen im Gesichtsfeld zu haben. Entsprechend ist die Pipette für die weißen Blutkörperchen konstruiert, doch trägt hier die obere Marke die Bezeichnung 11, weil die Verdünnung hier eine zehnfache ist. Bei sehr hohen Leukocytenwerten, besonders bei Leukämien, ist es zweckmäßig, nur bis 0,5 oder weniger Blut aufzusaugen. Die Verdünnungsflüssigkeiten sind für rote und weiße Blutkörperchen verschieden. Bei den roten Blutkörperchen muß man eine Flüssigkeit wählen, welche die Erythrocyten konserviert. Hierzu kann man physiologische Kochsalzlösung benutzen, am besten aber bedient man sich der Hayemschen Flüssigkeit, welche die roten Blutkörperchen sehr gut konserviert und die Eigenschaft hat, nicht zu verderben. Ihre Zusammensetzung ist folgende:

>   Hydrarg. bichlor.   0,5
>   Natr. sulfur.   5,0
>   Natr. chlorat.   1,0
>   Aq. destill. ad   200,0

Bei Benutzung dieser Flüssigkeiten werden zwar auch die weißen Blutkörperchen erhalten, ihre Zahl ist aber so gering, daß dadurch, daß man sie mitzählt, nur geringe Fehlerquellen entstehen würden, die man aber dadurch vermeidet, daß man die Leukocyten im allgemeinen als solche leicht erkennen kann.

Wenn man die Leukocyten zählen will, so muß man eine Verdünnungsflüssigkeit wählen, welche die roten Blutkörperchen zerstört. Hierzu bedient man sich am besten einer 3 bis 5 prozentigen Essigsäurelösung. Setzt man der Essigsäure Gentianaviolett zu, so erzielt man eine sehr deutliche Kernfärbung und kann auf diese Weise gleich die Prozentzahl der mehrkernigen und einkernigen Leukocyten feststellen. Das Schwierigste bei der Blutkörperchenzählung ist die exakte Aufsaugung von Blut und Mischflüssigkeit genau bis zu den vorgeschriebenen Marken. Es empfiehlt sich, in den Mundsauger, der dem Gummischlauch aufgesetzt ist, etwas Watte einzurollen; man saugt dadurch langsamer und präziser.

Um aber die Abmessung von Blut und Mischflüssigkeit absolut exakt zu gestalten, sind neuerdings sogenannte Präzisionspipetten angegeben worden, bei denen jeder Fehler bei der Abmessung ausgeschlossen ist.

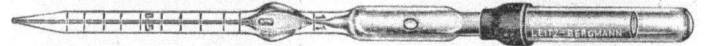

Fig. 10.

Bei der Zählpipette mit Präzisionssaugvorrichtung nach P a p p e n -
h e i m (Fig. 10) fällt der Pipettenschlauch und das Saugen mit dem Munde ganz fort. Statt dessen ist über das obere Ende der Pipette eine oben geschlossene, auf den Pipettenhals dicht aufgeschliffene, verschiebbare Glashülse gestülpt, deren Rückwärtsziehung in dem Pipettenlumen einen saugenden Luftzug, ein Vakuum setzt, deren Vorwärtsschiebung den Pipetteninhalt herauspreßt. Diese Glashülse hat ein kleines Loch, das während des Ansaugens mit der Hand verschlossen gehalten wird. Lüftet man den Finger, so fließt die Flüssigkeit spontan zurück.

Vollständig automatisch geschieht die Abmessung von Blut und Mischflüssigkeit bei der H i r s c h f e l d schen Präzisionspipette (Fig. 11), welche das Prinzip der Ueberlaufvorrichtung und der doppelten Hahnbohrung benutzt. Das Röhrchen A dient zur Aufnahme des Blutes, Teil C^1 stellt die Ampulle für die Aufnahme der Mischflüssigkeit dar und ist der eine Schenkel eines U-Rohres, dessen anderer durch C gebildet wird. Je nach der Stellung des Hahnes kommuniziert nun entweder C oder C^1 mit A. Die Ampulle verjüngt sich nach oben in ein leicht umgebogenes Kapillarrohr, welches frei endet. Dieses frei endende Kapillarröhrchen ist nun umhüllt von dem oberen Teil des U-Rohres C^1, das ein wenig aufgeblasen ist und mit dem breiteren Ende des Mischgefäßes fest verschmolzen ist, wie aus der Figur deutlich hervorgeht. Man beginnt nun mit der Aufsaugung der Mischflüssigkeit, während der Hahn so gestellt ist, daß C^1 mit A kommuniziert. Das Mischgefäß bis zum Ende des Kapillarröhrchens einschließlich der die Verbindung herstellenden Hahnbohrung ist nun zehn- bezw. hundertmal so groß, als das zur Blutaufnahme dienende Röhrchen A.

Saugt man Mischflüssigkeit auf, so wird dieselbe aus dem oberen Ende des Kapillarröhrchens im selben Augenblick abtropfen, wo das ganze Mischgefäß gefüllt ist. Dreht man jetzt den Hahn um 180 Grad herum, so ist die Mischflüssigkeit mit absoluter Präzision abgemessen. Der überschüssig angesaugte Teil derselben befindet sich in dem das obere Kapillarröhrchen umhüllenden Glasmantel. Man pustet nunmehr, während A und C kommuniziert, den Rest von Mischflüssigkeit aus A heraus, spült schnell mit Alkohol und dann mit Aether nach und saugt jetzt das Blut so lange auf, bis es etwa zur Hälfte in die A und C verbindende Hahnbohrung getreten ist. Dreht man nunmehr den Hahn um etwa 90 Grad, so ist auch das Blutquantum exakt abgemessen. Man säubert dann Röhrchen A von etwa anhaftendem Blut, dreht den Hahn um weitere 90 Grad, so daß A und C^1 kommunizieren, und pustet nunmehr Blut und Mischflüssigkeit in ein Blockschälchen, in welchem man die innige Mischung dadurch vornimmt, daß man mehrfach aufsaugt und wieder ausbläst. Dann bringt man einen Tropfen dieser Mischung in die Zählkammer. Noch zweckmäßiger dürfte es sein, zur Mischung kleine Fläschchen mit Glasstopfen zu benutzen, welche eine Glasperle enthalten, mit der dann geschüttelt wird. Die Füllung dieser Fläschchen kann man natürlich auch in der Wohnung der

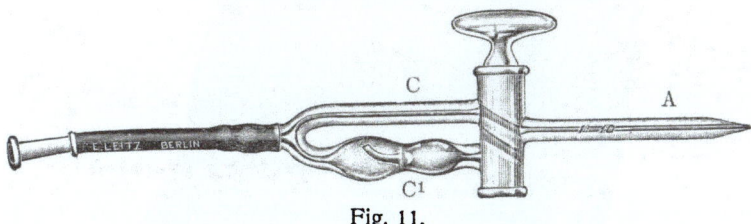

Fig. 11.

Patienten vornehmen, um dann die Zählung zu Hause auszuführen, so daß es sich erübrigt, ein Mikroskop zu jeder Zählung mitzunehmen. Natürlich ist eine Pipette zur Zählung der roten und eine zur Zählung der weißen notwendig, die erstere mit hundertfacher, die letztere mit zehnfacher Verdünnung. Will man zwanzig- bezw. zweihundertfach verdünnen oder mehr, so füllt man die Ampulle zum zweitenmal mit der Mischflüssigkeit und bläst dieselbe zur ersten Verdünnung hinzu. Figur 12 zeigt ein von der Firma Leitz in den Handel gebrachtes Besteck, welches die **Bürker**sche Zählkammer, die **Hirschfeld**schen Pipetten und die Mischgefäße enthält.

Sowohl die Zählkammer wie die Pipetten müssen unmittelbar nach dem Gebrauch sehr sorgfältig gereinigt werden, und zwar die Zählkammer nur mit Wasser. Alkohol und Xylol vermeide man, da diese Flüssigkeiten den Kanadabalsam auflösen, mit dem die einzelnen Teile des Apparates zusammengekittet sind. Die Pipetten werden nach der Wasserreinigung erst mit Alkohol und dann mit Aether durchgespült, gröbere Verunreinigungen kann man mit Kalilauge oder Antiformin beseitigen.

Die Berechnung des Zählresultates ist eine einfache, wenn man sich die Dimensionen des Zählnetzes vergegenwärtigt.

Bei den weißen Blutkörperchen soll man alle 9 Quadrate durchzählen. Man kennt dann die Zahl der Zellen in einem Raume, dessen Grundfläche 9 qmm und dessen Höhe $1/10$ mm beträgt. Da man nun wissen will, wieviel Zellen in einem Kubikmillimeter sind, muß man die erhaltene Gesamtzahl mit 10 multiplizieren und durch 9 dividieren. Da man aber außerdem das Blut zehnfach verdünnt hat, muß man nochmal mit 10 multiplizieren. Man erhält also die wahre Leukocytenzahl in dem untersuchten Blute, wenn man die Summe der gezählten Zellen mit $^{100}/_9$ multipliziert.

Bei der Zählung der Erythrocyten ist folgendes zu beachten: Man zählt am besten 4 bis 6 der durch doppelt konturierte Linien begrenzten Räume ab, die je 16 kleine Quadrate enthalten. Bei sehr kleinen Erythrocytenzahlen empfiehlt es sich, mindestens 6 bis 8 oder noch mehr dieser Quadrate durchzuzählen. Nun liegen aber viele Blutkörperchen nur mit einem Teil ihres Inhaltes in diesen Quadraten, während sie mit dem anderen Teil in die doppelt konturierte Umgrenzung hineinreichen. Man mache es sich zum Prinzip, diejenigen Zellen mitzuzählen, welche mit dem größeren Teil ihrer Fläche innerhalb der kleinen Quadrate liegen, und diejenigen bei der Zählung fortzulassen, die mit dem größeren Teil ihrer Umgrenzung in die doppelt konturierte Umgrenzung hineinreichen. Diejenigen Zellen, die genau mit

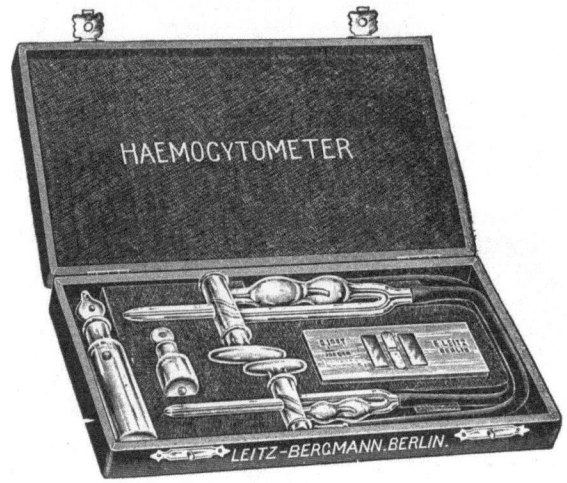

Fig. 12.

einer Hälfte innerhalb, mit der anderen außerhalb der kleinen Quadrate liegen, zähle man als halbe Zellen. Der Berechnung legt man die Tatsache zu Grunde, daß jedes kleine Quadrat einem Flächenraum von $^1/_{400}$ qmm entspricht, daß die Kammerhöhe $^1/_{10}$ mm beträgt und daß die Verdünnung eine hundertfache war. Man hat dann folgenden Bruchstrich:

$$\frac{\text{Zahl der gezählten Zellen} \cdot 400 \cdot 10 \cdot 100}{\text{Zahl der durchgezählten kleinen Quadrate}}$$

Die Zahl der roten Blutzellen beträgt im cmm beim Manne 4 500 000 bis 5 000 000, beim Weibe 4 000 000 bis 4 500 000, die der weißen Zellen ist bei beiden Geschlechtern gleich und schwankt zwischen 5000 und 8000.

5. Die Hämoglobinbestimmung.

Die in der Praxis vielfach verwendete Hämoglobinskala von T a l l q v i s t halte ich für nicht sehr exakt, weil der Farbenton des mit Fließpapier aufgesaugten Blutes je nach der Größe des Blutstropfens und der Beschaffenheit des benutzten Papiers schwankt. Das F l e i s c h l sche Hämometer in der Modifikation von M i e s c h e r und das P l e s c h sche Kolbenkeilhämometer sind sehr exakte und zuverlässige Apparate, aber für den Praktiker zu kostspielig. Am meisten ist der Hämometer von Sahli, eine Modifikation des alten Gowersschen Apparates zu empfehlen, mit welchem man genügend zuverlässige Resultate erhält (Fig. 13). In einem schwarzen Holzgestell befinden sich zwei zylindrische Ausschnitte, in welche zwei Glasgefäße hineinpassen, deren eines zugeschmolzen ist, und eine empirisch festgestellte Lösung von salzsaurem Hämatin enthält, und deren anderes ein offenes graduiertes Röhrchen ist. Die Rückwand

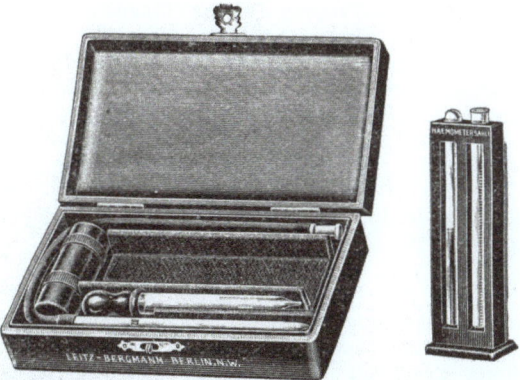

Fig. 13.

des Gestells enthält eine Milchglasplatte. Zur Aufsaugung des Blutes dient eine Kapillarpipette, die 20 cmm enthält. Man füllt nun das graduierte Röhrchen bis zur Marke 10 mit $^1/_{10}$ Normal-Salzsäure und pustet in diese vorsichtig das abgemessene Blutquantum hinein, während man die Pipettenspitze in die Flüssigkeit getaucht hält, und spült einige Male mit Wasser nach. Allmählich nimmt die Blutmischung einen braunen Farbenton an. Nach Ablauf von einer Minute fügt man mit einer zweiten größeren Pipette langsam Wasser hinzu und mischt dasselbe mit Hilfe der erstgebrauchten Kapillarpipette so lange, bis die Farbe der Blutlösung der beigegebenen und geaichten Standardröhre gleicht. Dann liest man den Hämoglobingehalt in Prozenten ab. An den neueren Apparaten ist der Normalwert für den Mann nicht 100, sondern 80 und für die Frau 70. Man muß also diese Werte auf 100 % umrechnen. Hat man also den Prozentgehalt eines männlichen Blutes an Hämoglobin auf 40 bestimmt, so gilt die Gleichung 40 : 80 = x : 100, also x = 50, d. h. das Blut hat einen Hämoglobingehalt von 50 %.

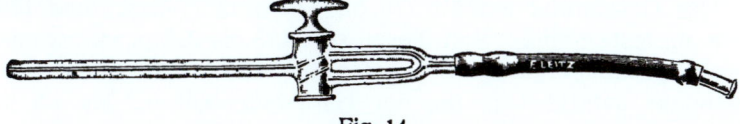

Fig. 14.

Der Hämoglobingehalt schwankt beim gesunden Mann zwischen 90 und 100, bei der gesunden Frau zwischen 80 und 90 %.

Statt der gewöhnlichen, dem Sahlischen Apparat beigegebenen Pipette kann man auch die von mir konstruierte, in Fig. 14 abgebildete Präzisionspipette mit doppelter Hahnbohrung benutzen, die eine absolut exakte Aufsaugung der Blutmenge garantiert. Man saugt das Blut bis in die Hahnbohrung und dreht dann den Hahn etwas. Nach Reinigung der Pipettenspitze von außen anhaftendem Blut dreht man dann den Hahn weiter, bis die andere Hälfte des U-Rohres mit der das Blut enthaltenden Röhre kommuniziert und pustet es in das graduierte Röhrchen des S a h l i schen Apparates.

6. Die Zählung der Blutplättchen.

Die zuverlässigste Methode zur Zählung der Blutplättchen ist die von F o n i o angegebene. Nach sorgfältiger Reinigung der Fingerbeere bringt man einen kleinen Tropfen 14 proz. Magnesiumsulfatlösung auf dieselbe und sticht durch diesen hindurch. Der herausquellende Tropfen mischt sich sofort mit Magnesiumsulfat, welches den Zerfall der Blutplättchen verhindert. Nun fertigt man mit dieser Mischung Objektträgertrockenpräparate an, die man stark nach G i e m s a färbt, etwa ein bis zwei Stunden. Dann zählt man in solchen Präparaten, wieviel Blutplättchen auf so und soviel rote Blutkörperchen kommen. Hat man nun vorher die Zahl der roten Blutkörperchen festgestellt, so läßt sich die Zahl der Plättchen leicht berechnen. Das normale Blut enthält durchschnittlich 300 000 Plättchen im cmm.

7. Die Bestimmung der Prozentzahlen der einzelnen Leukocytenformen.

Um die Prozentzahlen der einzelnen Leukocytenformen zu bestimmen, kann man die Kammerzählung benutzen, wenn man der Essigsäure Farbstoffe zugesetzt hat, welche eine Differenzierung gestatten. Es sind verschiedene Verdünnungsflüssigkeiten für diesen Zweck angegeben worden. Da man aber mit dieser Methode immer nur relativ wenig Leukocyten zählt, sind die Resultate nicht sehr zuverlässige.

Am bewährtesten ist die alte E h r l i c h sche Methode, bei der man die verschiedenen Leukocytenformen an Deckglastrockenpräparaten auszählt, die mit Hilfe des beweglichen Objekttisches das Gesichtsfeld passieren. Man muß mindestens 200 Zellen durchzählen, um zuverlässige Resultate zu erhalten, und muß natürlich technisch tadellose Abstriche benutzen. Bei sehr großer Leukocytenzahl muß man das Gesichtsfeld durch Einlegung von Blenden in das Okular verkleinern. Auf dieselbe Weise kann man übrigens auch feststellen, wie hoch der Prozentgehalt an kernhaltigen Roten ist, was für manche Fälle von Wichtigkeit sein kann.

3. Die physikalisch-chemischen Eigenschaften des Blutes.

a) Chemische Zusammensetzung des Blutes und seine physikalischen Eigenschaften.

Das Gesamtblut enthält 770 bis 820 p. m. Wasser und 180 bis 230 p. m. feste Stoffe. Von diesen sind 173 bis 220 p. m. organische, 6 bis 10 p. m. anorganische Substanzen. Der Zuckergehalt des Gesamtblutes beträgt 1 p. m., der Harnstoffgehalt 0,2 bis 1,5 p. m. Ammoniak ist nur in Spuren nachweisbar. Der Hämoglobingehalt des Gesamtblutes beträgt 13 bis 15 %, der Stickstoffgehalt 3,5 bis 3,7 %. Außerdem findet man im Blute Kalk, Magnesia und Phosphorsäure, deren Mengenverhältnisse für das normale menschliche Blut noch nicht festgestellt sind.

Das spezifische Gewicht des Blutes beträgt bei Männern 1055 bis 1060, bei Frauen 1050 bis 1056. Es ist bei Frauen dadurch niedriger, daß das weibliche Blut weniger rote Blutkörperchen enthält. Da das spezifische Gewicht des Blutes der Zahl der Erythrocyten parallel geht, hat seine Bestimmung keine diagnostische Bedeutung.

Der Gehalt des menschlichen Blutes an verschiedenen Stoffen geht aus folgender Tabelle hervor:

	Mann		Weib	
	Blutkörperchen	Serum	Blutkörperchen	Serum
Wasser	349,69	439,02	272,56	551,90
Feste Stoffe	163,33	47,96	123,68	51,77
Organische Stoffe	159,59	43,82	120,13	46,70
Phosphorsäure als Nuclein	3,74	4,14	3,55	5,07
Natrium	0,24	1,66	0,65	1,92
Kalium	1,59	0,15	1,41	0,20
Chlor	0,90	1,72	0,36	0,14

Das Volumen der roten Blutkörperchen beträgt etwa 43 bis 50 % des Gesamtblutes. In einfachster Weise bestimmt man es dadurch, daß man das Blut in kleinen graduierten Zylindern auffängt, in die man vorher ausreichende Mengen gerinnungshemmender Substanzen, wie Hirudin, oxalsaures Natrium oder Natrium citricum hineingebracht hat. Man liest dann nach etwa 24 Stunden, wenn sich alle körperlichen Elemente des Blutes gesenkt haben, an der Graduierung ab. Grawitz hat für diesen Zweck einen Blutvoluminometer konstruieren lassen, zu dem man nur geringe Blutmengen notwendig hat. Natürlich muß man die Röhrchen vor Verdunstung schützen.

Das Volumen der roten Blutkörperchen geht im allgemeinen ihrer Zahl im cmm parallel und ist daher gewöhnlich bei Anämien verringert und bei Polycythämien erhöht. Da es aber Anämien gibt, bei welchen das Volumen des einzelnen Erythrocyten gegenüber der Norm erhöht ist (perniciöse Anämien), besteht in solchen Fällen kein Parallelismus zwischen Blutkörperchenzahl und Blutkörperchenvolumen. Erwähnt sei noch, daß die Schnelligkeit der Sedimentierung eine verschiedene ist. Praktische diagnostische Bedeutung hat die Methode der Volumenbestimmung der roten Blutkörperchen bisher nicht erlangt. Der osmotische Druck des Blutes, der lediglich durch die Salze des Blutserums bedingt wird, und an der Gefrierpunktserniedrigung des defibrinierten Blutes oder des Serums gemessen wird, ist beim Menschen und den Säugetieren, den homoiosmotischen Tieren, unabhängig vom umgebenden Medium und unter normalen Verhältnissen konstant. Die Gefrierpunktserniedrigung beträgt für das menschliche Blut —0,56 C und entspricht dem einer 0,9 proz. Kochsalzlösung.

Am besten bestimmt man den Gefrierpunkt im Blutserum. Man bedient sich hierzu des Beckmannschen Apparates, der in der physikalischen Chemie vielfache Anwendung findet.

Die Gefrierpunktserniedrigung des Blutes hängt hauptsächlich von seinem Salzgehalt ab, und zwar vorwiegend von der Menge des vorhandenen Kochsalzes. Unter normalen Verhältnissen schwankt der Gefrierpunkt nur in geringem Maße. Unter pathologischen Verhältnissen beeinflussen ihn im wesentlichen nur Erkrankungen der Nieren und des Zirkulationsapparates, weil bei diesen Affektionen die Ausscheidung von Salzen mit dem Urin behindert zu sein pflegt. Bei Niereninsuffizienz besteht eine Erhöhung des osmotischen Druckes, die sich am deutlichsten bei Urämie zeigt. Doch braucht der Gefrierpunkt weder bei Urämie, noch bei Niereninsuffizienz ohne Urämie verändert zu sein. Bei Kreislaufstörungen vorkommende Gefrierpunktserniedrigungen deuten auf eine Nierenschädigung hin.

Die Alkalescenz des Blutes, titrimetrisch gegen verdünnte Säuren bestimmt, wechselt nach der Art des angewandten Indikators. Gegenüber Rosolsäure, Methylorange und Lackmus bezw. Lakmoid, verhält es sich alkalisch und bindet hinzugefügte Säuren, während es gegenüber Phenolphthalein wie eine Säure reagiert. Man nimmt jetzt an, daß durch den Säurezusatz zum Blute alkalische säurebindende Valenzen in Freiheit gesetzt werden, welche die alkalische Reaktion geben. Nach den modernen Methoden der physikalischen Chemie untersucht, enthält das Blut etwa ebensoviel freie H-Jonen und OH-Jonen als destilliertes Wasser, ist also demnach als eine neutrale Flüssigkeit anzusehen.

Titrimetrisch bestimmt man die Alkalescenz des Blutes am besten nach der Methode von Loewy: 5 ccm Blut werden in 45 ccm $^1/_4$ proz. Ammoniumoxalatlösung aufgefangen und dadurch lackfarben gemacht. Man titriert nun mit $^1/_{25}$ Normalweinsäurelösung und benutzt als Indikator Lackmoidpapier, indem man mit einem Glasstab immer einen Tropfen auf das Lackmoidpapier heraufbringt und den Farbenumschlag beobachtet. Eine praktische Bedeutung hat bisher die Alkalescenzbestimmung des Blutes nicht gewonnen.

Die Viskosität des Blutes, verglichen mit der des destillierten Wassers, beträgt bei 15 Grad C für das menschliche Blut 5,1 und ist im wesentlichen abhängig von der Zahl der roten Blutkörperchen. Die Viskosität des Serums beträgt nur 1,78 bis 2,09. Apparate zur Viskositätsbestimmung des Blutes sind von Determann und Hess angegeben. Bisher hat die Viskositätsbestimmung nur wissenschaftliche Bedeutung.

Die bei künstlicher Hemmung der Gerinnung nach Sedimentierung der körperlichen Elemente sich absetzende Flüssigkeit heißt

Blutplasma. Dasselbe hat einen Eiweißgehalt von 7 bis 9 %. Der wichtigste Eiweißkörper des Plasmas, der auch an Menge alle anderen bei weitem übertrifft, ist das Fibrinogen, die Muttersubstanz des bei der Gerinnung ausfallenden Fibrins.

b) Das Blutserum.

Das Blutserum, das vom Fibrin befreite Blutplasma, ist eine gelblich gefärbte eiweißhaltige Flüssigkeit. Der gelbe Farbstoff des Serums gehört zu den Luteinen. Das spezifische Gewicht des Serums schwankt zwischen 1029 und 1032, der Trockenrückstand beträgt 10 bis 10,5 %, der Stickstoffgehalt 1,2 bis 1,4 %. Die Eiweißstoffe sind zum Teil Serumglobuline, zum Teil Serumalbumine. Als Eiweißquotienten des Blutserums berechnet man den Quotienten $\frac{Albumin}{Globulin}$; er beträgt etwa 1,5. Von anderen organischen Substanzen enthält es Fett, besonders auf der Höhe der Verdauung, Fettsäuren, Seifen, Milchsäure, Glyzerin, Lezithin, Cholesterin und Traubenzucker (etwa 0,1 %). Bei längerem Stehen nimmt der Zuckergehalt infolge von Glykolyse durch ein glykolytisches Enzym ab.

Auch nach vollständiger Entfernung der koagulablen Eiweißstoffe enthält das Serum noch Stickstoff, den sogenannten Reststickstoff in Mengen von 5 bis 10 % des Gesamt-N, der auf Harnstoff, Kreatin, Karbaminsäure, Ammoniak, Hippursäure, Phosphorfleischsäure, Glykokoll und Indol zurückzuführen ist. Vielleicht enthält das normale Serum auch Spuren von Harnsäure. Von Fermenten des Serums sind zu nennen: Diastase, Maltase, Lipase, Butyrinase, Oxydase, Katalase und proteolytische Fermente.

Die Mineralstoffe des Serums sind Chlornatrium (60 bis 70 % aller Mineralstoffe und 0,5 bis 0,6 % der Serummenge), Kalksalze, Natriumkarbonat, in Spuren Schwefelsäure, Phosphorsäure und Kalium, Kieselsäure, Fluor, Eisen?, Mangan?, Jod und Arsen?.

c) Zusammensetzung der roten Blutkörperchen.

Außer dem roten Farbstoff, dem Hämoglobin, enthält das Stroma der roten Zellen Lezithin, Cholesterin, Nukleoalbumin, Globulin, Kalium, geringe Mengen Chlornatrium, Harnstoff.

Der Wassergehalt beträgt 570 bis 644 p. m. Die Hauptmasse der festen Stoffe besteht aus Hämoglobin (8 bis 9 %) und anderen Substanzen.

Nach Hoppe-Seyler kommen auf 1000 Teile Trockensubstanz: Hb 868 bis 944, Eiweiß 122 bis 51, Lezithin 7,2 bis 3,5 und Cholesterin 2,5 Teile. Der Kaliumgehalt der Erythrocyten ist fünfmal größer als der Natriumgehalt, der Chlorgehalt beträgt 0,46 bis 1,949. Außerdem enthalten die Erythrocyten Magnesium und Phosphorsäure, Kalk soll fehlen. Ferner enthalten sie Katalase, ein Ferment, das die Fähigkeit hat, H_2O_2 zu zersetzen.

d) Zusammensetzung der farblosen Blutkörperchen.

Die chemischen Bestandteile der Leukocyten sind zum größten Teil die gleichen wie die der anderen Körperzellen, zum Teil aber besonderer Art. Die Kerne sind reich an Nukleinsäure und Purinbasen, das Protoplasma enthält in den Granulationen Eiweißkörper, die sich zurzeit nur tinktoriell, nicht aber chemisch differenzieren lassen. Aus den eosinophilen Körnchen entstehen bei Fäulnis die Charcot-Leydenschen Kristalle. Außerdem ist das Protoplasma der Leukocyten Träger von Fermenten. Das proteolytische Ferment ist nur in den neutrophilen Leukocyten enthalten und hat die Eigenschaft, Eiweißkörper zu verdauen. Die neutrophilen und eosinophilen Granula enthalten ein Oxydaseferment, das die Indophenolblausynthese durch Paraphenylendiamin und α-Naphthol zustande bringt, die Lymphocyten enthalten eine Lipase, die Makrophagen auch ein eiweißverdauendes Ferment.

e) Der Blutfarbstoff.

Der rote Farbstoff des Blutes, das Hämoglobin, ist ausschließlich an die Erythrocyten gebunden. Es besteht aus einem schwefelhaltigen Eiweißkörper, dem Globin, und einem eisenhaltigen Farbstoff, dem Hämochromogen. Von allen Eiweißkörpern des Blutes ist Hämoglobin bei weitem am reichlichsten vorhanden. Neuere Untersuchungen haben gezeigt, daß Hämoglobin und der grüne Pflanzenfarbstoff Chlorophyll nahe verwandte Stoffe sind. Das Phylloporphyrin, ein Chlorophyllderivat, steht dem Hämoglobinderivat Hämatoporphyrin chemisch außerordentlich nahe. Sowohl aus dem Hämoglobin wie aus dem Chlorophyll kann man durch Reduktion Hämopyrrol darstellen.

Das Hämoglobin der verschiedenen Säugetiere zeigt quantitativ eine etwas verschiedene Zusammensetzung und kristallisiert verschieden. Bei den meisten Tieren gehören die Hämoglobinkristalle dem rhombischen System an. Nur beim Eichhörnchen kristallisiert es in hexagonalen Tafeln. Die Hämoglobinkristalle sind doppeltbrechend, pleiochromatisch und rechtsdrehend.

Durch Sauerstoffaufnahme, die sehr leicht erfolgt, geht das Hämoglobin in Oxyhämoglobin über und wird dadurch hellrot. Diese Sauerstoffverbindung des Hämoglobins ist außerordentlich leicht dissoziierbar und durch Evakuieren mit der Luftpumpe oder durch Zusatz reduzierender Stoffe wie Schwefelammonium wird aller Sauerstoff entzogen. Spektroskopisch ist das Oxyhämoglobin durch zwei im gelben und grünen Teil des Spektrums zwischen den Frauenhoferschen Linien D und E liegende Absorptionsstreifen charakterisiert. Der eine Streifen ist weniger breit, aber schärfer und liegt an der Linie D, der zweite ist breiter, heller und unschärfer und liegt an der Linie E. Das Hämoglobin (reduziertes Oxyhämoglobin) hat im Spektrum einen breiten, verwaschenen Streifen, der über die Linie D nach dem roten Teil des Spektrums zu hinausreicht. Die Menge des im arteriellen Blute gebundenen Sauerstoffs beträgt etwa 17 Volumenprozente. Davon enthält das Plasma nur ganz geringe Mengen, nicht mehr wie auch destilliertes Wasser unter den gleichen Bedingungen absorbieren würde. Im venösen Blute ist es in geringeren Mengen vorhanden, im Erstickungsblute fehlt es ganz oder ist nur in Spuren nachweisbar. Von Kohlensäure enthält das arterielle Blut gegen 30 Volumenprozente, größere Mengen enthält das venöse Blut. Auch das Plasma enthält Kohlensäure, und zwar zum größten Teil chemisch gebunden an kohlensaures Natrium, zum geringeren Teil an neutrales phosphorsaures Natrium. Auch die roten Blutkörperchen enthalten geringe Mengen Kohlensäure in Form von Karbohämoglobin. Der Stickstoff ist im Blute nur einfach absorbiert.

f) Die Blutgerinnung.

Die Fähigkeit des Blutes zu gerinnen ist eine biologisch außerordentlich wichtige Eigenschaft. Würde das Blut nach Austritt aus dem Körper nicht gerinnen, so würde die kleinste Verletzung den Verblutungstod zur Folge haben. Andrerseits ist auch die Unfähigkeit des Blutes, unter normalen Verhältnissen im Innern der Gefäße nicht zu gerinnen, von nicht minderer vitaler Bedeutung. Daß unter pathologischen Verhältnissen auch eine Gerinnung im Innern der Gefäße vorkommt, eine Thrombose, ist bekannt.

Ueber den Mechanismus der Blutgerinnung sind zahlreiche Theorien aufgestellt worden, und eine völlige Klärung dieses interessanten Problems ist bis heute noch nicht erzielt. Nach der seinerzeit von Alexander Schmidt begründeten, und neuerdings besonders von Morawitz, Fuld, Sahli, Fonio und anderen weiter entwickelten Lehre ist die Blutgerinnung ein fermentativer Vorgang, nach der Theorie von Nolf ein kolloidchemischer Prozeß, bei dem eigentliche Fermente keine Rolle spielen.

Zurzeit wird, wenigstens in Deutschland, von den meisten Autoren die fermentative Natur des Gerinnungsprozesses verfochten.

Das im lebenden Blutplasma in gelöstem Zustand vorhandene Fibrinogen, dessen Entstehungsort höchstwahrscheinlich die Leber und vielleicht auch das Knochenmark ist, wird in Form einer faserigen, ziemlich derben und unlöslichen Masse eiweißartiger Natur, die Fibrin genannt wird, abgeschieden, wenn bei Gegenwart von Kalksalzen das Thrombin oder Fibrinferment vorhanden ist.

Im strömenden lebenden Blute gibt es kein Thrombin, sondern nur eine inaktive Vorstufe desselben, das T h r o m b o g e n. Aus diesem Thrombogen entsteht Thrombin intra- oder extravaskulär nur dann, wenn ein anderer fermentartiger Körper, T h r o m b o k i n a s e genannt, auftritt. Thrombokinase enthalten alle Zellen des Körpers, da man mit frischem Gewebssaft jederzeit eine Gerinnungsbeschleunigung erzielen kann. Im Blute aber entsteht die Thrombokinase im wesentlichen durch den Zerfall der Blutplättchen, die somit eine außerordentlich wichtige Rolle bei der Gerinnung spielen. Zerfallen sie doch sehr schnell, wenn das Blut die Gefäße verläßt. Verlangsamt man nämlich künstlich die Gerinnung und zentrifugiert das Blut, so tritt Gerinnung nur in der obersten Plättchenschicht ein. Auch kann man aus Blutplättchen eine gerinnungsbeschleunigende Substanz herstellen. Die intravaskuläre Gerinnung tritt nur ein, wenn sich eine Läsion der Gefäßwandung ausgebildet hat. Man hat beobachtet, daß sich an solchen Stellen zunächst große Haufen von Blutplättchenthromben ansiedeln und daß von diesen die Ge-

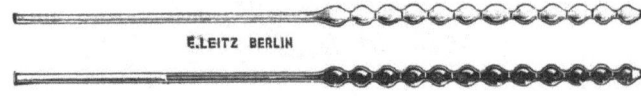

Fig. 15.

rinnung ausgeht. Offenbar wird bei diesem Vorgang auf mechanische Weise Thrombokinase frei. Man bezeichnet auch im Gegensatz zu der in allen Geweben vorhandenen Thrombokinase das in den Blutplättchen vorhandene, das Thrombogen aktivierende Ferment, als T h r o m b o z y m.

Von den zahlreichen zur Bestimmung der Gerinnungszeit des Blutes angegebenen Methoden sind am zuverlässigsten die von B ü r k e r und von W. S c h u l t z. Nach B ü r k e r bringt man in die Höhlung eines hohlgeschliffenen Objektträgers 2 bis 3 Tropfen destilliertes Wasser und läßt aus der Fingerbeere oder besser aus einer angestochenen Vene ebenso viel Tropfen Blut hineinfallen, mischt vorsichtig und fährt dann alle ½ Minute mit einem Glasfaden durch diese Mischung und notiert, wenn man das erste Fibrinfädchen anhebt. Die Untersuchung soll bei 25 Grad Cels. geschehen. Die Gerinnung beginnt bei dieser Methode normalerweise nach 6 bis 7 Minuten.

W. S c h u l t z bedient sich zur Bestimmung der Gerinnungszeit der in Fig. 15 abgebildeten Hohlperlenkapillaren. Nachdem man das am besten einer Vene entnommene Blut aufgefangen und die Zeit sowie die Temperatur notiert hat, bricht man nach vorheriger Anfeilung alle ½ Minute eine Perle ab und wirft sie in ein Reagensglas, das 1 ccm physiologische Kochsalzlösung enthält und schüttelt. Sowie man kleinste Fibrinfädchen flottieren sieht, notiert man den Beginn der Gerinnung, während der Endpunkt der Gerinnung dann erreicht ist, wenn die Hohlperle ganz mit Gerinnseln ausgefüllt ist und beim Schütteln nur noch ganz geringe Mengen roter Blutkörperchen ausgeschwemmt werden.

4. Die biologischen Eigenschaften des Blutserums.

Außer den bereits genannten Substanzen enthält das Blutserum noch eine große Zahl ihrer chemischen Konstitution nach unbekannter Körper, die man als Anti- oder Immunkörper zusammenfaßt. Sie spielen besonders im Kampfe des Organismus gegen bakterielle Infektionen eine ausschlaggebende Rolle; eine eingehendere Schilderung ihres Vorkommens, sowie ihrer Wirkungsweise und Bedeutung findet man in den Lehrbüchern der Bakteriologie und Serologie. Hier seien nur die notwendigsten und wichtigsten Tatsachen über die biologischen Eigenschaften des Blutserums kurz skizziert.

Schon das normale Serum enthält von diesen Körpern einige, aber meist nur in geringen Quantitäten. In großer Zahl und stärkerer Konzentration treten sie nur bei natürlichen und künstlichen Infektionen und Intoxikationen auf.

Die wichtigsten Immunkörper sind:

1. Die Agglutinine. Dieselben haben die Fähigkeit, körperfremde Zellen, vor allem Bakterien, zu agglutinieren, d. h. zu kleinen, meist auch makroskopisch sichtbaren Klümpchen zusammenzuballen. Am bekanntesten sind die Typhusagglutinine, die bei der Diagnose dieser Krankheit eine außerordentlich wichtige Rolle spielen. Auch die verschiedenen Formen des Paratyphus sowie die Ruhr lassen sich durch den Nachweis spezifischer Agglutinine erkennen.

2. Die Präzipitine. Behandelt man ein Tier mit Injektionen von artfremdem Eiweiß, so treten im Serum desselben Stoffe auf, welche mit geringsten Mengen dieses Eiweißes spezifische Fällungen, Präzipitationen, geben. Solche Präzipitine findet man auch bei Infektionskrankheiten, wo sie aber für diagnostische Zwecke wenig Anwendung finden. Eine sehr wichtige Rolle spielen sie aber in der gerichtlichen Medizin, wo man sie zur Identifizierung von Blutspuren benutzt. Das Blutserum eines Tieres, welches mit menschlichem Blut vorbehandelt ist, gibt nur mit Menschenblut einen Niederschlag, das Serum eines mit Hundeblut vorbehandelten Tieres nur mit Hundeblut, usw. Auf diese Weise lassen sich auch Verfälschungen von Nahrungsmitteln erkennen, wie etwa der Zusatz von Pferdefleisch zu Würsten.

3. Lysine. Bakteriolysine entstehen bei Infektionen mit Bakterien, Cytolysine bei Vorbehandlung von Versuchstieren mit artfremden, seltener mit arteigenen Zellen. Am wichtigsten sind die Hämolysine, die durch Behandlung mit Blutkörperchen bestimmter Tierspezies erzeugt werden. Unter gewissen noch nicht näher bekannten Bedingungen treten bei Krankheiten auch Hämolysine gegen die eigenen Blutzellen auf, sogenannte Autolysine, z. B. bei der

paroxysmalen Hämoglobinurie. Hämolysine spielen bei der Wassermannschen Reaktion die Hauptrolle.

4. Antitoxine. Sie entstehen im Blute als Reaktion auf die Toxine von Bakterien bei natürlichen Infektionen oder bei experimenteller Behandlung von Versuchstieren mit solchen Toxinen. Auf diese Weise wird das Behringsche Diphtherieserum und das Tetanusantitoxin hergestellt.

5. Opsonine. Opsonine sind eigenartige Substanzen, die bei natürlichen und künstlichen Infektionen entstehen und die Eigenschaft haben, die Bakterien für die Phagocytose zu präparieren. Setzt man zu irgend welchen Leukocytenaufschwemmungen, die an sich nur wenig oder gar keine Bakterien fressen, ein opsoninhaltiges Serum hinzu, so erfolgt alsbald eine massenhafte Phagocytose. Auch die Opsonine sind streng spezifisch.

Andere Antikörper sind die Bakteriotropine, die Aggressine, die Antifermente (Antipepsin, Antitrypsin, Antilabferment). Alle Antikörper werden natürlich von Zellen produziert, die diese Substanzen ins Blut abstoßen. Die Zellen des hämatopoetischen Apparates sind wohl die wichtigsten Ursprungsorte dieser Substanzen, aber keineswegs die einzigen.

Gut studiert und bekannt sind bisher nur diejenigen Antikörper, die bei Infektionen eine Rolle spielen. Man muß aber annehmen, daß solche Körper auch im Stoffwechsel zahlreiche und wichtige Aufgaben zu erfüllen haben, die noch nicht genügend erforscht sind.

An dieser Stelle sei auch darauf hingewiesen, daß außerdem das Blut noch die Produkte der inneren Sekretion der sogenannten Blutdrüsen enthält, von denen bisher am besten bekannt und am leichtesten nachzuweisen das Sekret der Nebennieren, das Adrenalin, ist. Auch diesen Körpern, besonders genannt seien noch die Sekrete der Schilddrüse, der Nebenschilddrüsen, der Hypophyse und der Keimdrüsen, kommen für den gesunden und kranken Organismus wichtige biologische Funktionen zu, deren nähere Erforschung noch nicht abgeschlossen ist.

5. Blutbildung und Blutuntergang.

Die Blutbildungsorgane.

Die Bildung des Blutes bezw. der geformten Blutelemente erfolgt im erwachsenen Organismus in bestimmten Organen. Beim Menschen und den Säugetieren wird der hämatopoetische Apparat gebildet vom Knochenmark, der Milz und dem lymphatischen System. Bei den übrigen Wirbeltieren ist letzteres stark reduziert, speziell fehlen mit wenigen Ausnahmen eigentliche Lymphknoten. Bei den meisten Fischen, die kein Knochenmark besitzen, wird auch in den Nieren Blut gebildet.

Zwischen den einzelnen hämatopoetischen Organen ist eine Arbeitsteilung eingetreten, indem jedes derselben nur ganz bestimmte Blutzellen produziert.

a) Das Knochenmark.

Das Knochenmark ist das wichtigste blutbildende Organ. Beim Menschen ist es die ausschließliche Bildungsstätte der roten Blutkörperchen und der granulierten Leukocyten. Auch ist die Anschauung geäußert worden, daß die Blutplättchen lediglich im Knochenmark gebildet werden. Ferner enthält es stets Lymphocyten und Plasmazellen (Taf. III, Fig. 38 m).

Im Kindesalter enthalten alle Knochen rotes Mark, etwa vom 7. Lebensjahre ab beginnt in den langen Röhrenknochen allmählich von den distalen Epiphysen her ein Ersatz des roten Markes durch Fettmark, und beim erwachsenen Menschen enthalten nur noch die kurzen Knochen rotes Mark, während die langen Knochen entweder nur Fettmark besitzen oder aber lediglich in den proximalen Epiphysen spärliche Reste von rotem Mark aufweisen.

Das Knochenmark besteht aus Stützgewebe und Parenchymzellen. Das Stützgewebe ist ein retikuläres Bindegewebe, das den ganzen Markraum ausfüllt, und an der kompakten Knochensubstanz eine dünne Schicht bildet, welche als Endost bezeichnet wird. Es ist in den langen Röhrenknochen außerordentlich fettreich und auch in den kurzen Knochen findet man immer an vereinzelten Stellen Fett. Außer Bindegewebsfasern und spärlichen elastischen Fasern enthält es sternförmige Bindegewebszellen mit meist länglichen Kernen, vereinzelt Nervenfasern und ziemlich reichlich Blutgefäße. Durch die sogenannten Foramina nutritia treten die Arterien durch die kompakte Knochensubstanz in das Knochenmark ein und die Venen verlassen es auf demselben Wege. Ob das Gefäßsystem ein offenes oder ein geschlossenes ist, darüber bestehen noch Meinungsdifferenzen. Lymphgefäße enthält das Knochenmark nicht.

Die Parenchymzellen des Knochenmarkes sind rote und farblose Blutkörperchen, sowie Riesenzellen, die auch als Megakaryocyten bezeichnet werden. In engen räumlichen Beziehungen zum Knochenmark, aber nicht in genetischen zu den Zellen des Blutes, stehen noch die Osteoblasten und Osteoklasten.

Die Blutbildung im Knochenmark (Tafel III, Fig. 38).

Die Blutbildung im Knochenmark ist vornehmlich an Abstrichpräparaten studiert worden, da es mit den gegenwärtigen Methoden unmöglich ist, an Schnittpräparaten die feinen Unterschiede zwischen den verschiedenen Entwicklungsformen der weißen und roten Blutkörperchen mit Sicherheit zu erkennen. Auch beruhen unsere Kenntnisse vornehmlich auf Untersuchungen an tierischem Material, da besonders lebenswarmes normales menschliches Knochenmark kaum zu erhalten ist.

In erster Linie ist das Knochenmark die Bildungsstätte aller Granulocyten, der neutrophilen, der eosinophilen und der Mast-Leukocyten. Alle diese Zellformen entstehen im Knochenmark aus gleichfalls granulierten, aber r u n d k e r n i g e n Elementen, die als neutrophile, eosinophile und Mast - M y e l o c y t e n (Tafel I, Fig. 16 und Tafel III, Fig. 38, e, f, g, h, Tafel VI, Fig. 2 g) bezeichnet werden. Diese Zellen haben einen runden Kern und ein ziemlich feinfädiges, netzartiges Chromatingerüst mit größeren Lücken, aber oft ohne Nukleolen. Das Protoplasma ist in den reifen Zellen schwach rosa in Giemsapräparaten gefärbt und zeigt eine dichte neutrophile, eosinophile oder basophile Körnelung. Diese Zellen gehen aus ähnlich aussehenden ungranulierten Vorstufen hervor, die als Myeloblasten bezeichnet werden (Tafel I, Fig. 14). Diese Zellen haben gleichfalls einen runden Kern mit einem feinfädigen Chromatingerüst und mehrere Nukleolen. Ihr Protoplasma ist bei Giemsafärbung himmelblau und kann gelegentlich auch einige Azurgranula enthalten. Solche Zellen, die in ihrem Protoplasma bereits einzelne Spezialgranula gebildet haben, also einen Uebergang zu Myelocyten darstellen, hat man auch als Promyelocyten bezeichnet (Tafel III, Fig. 38, c und d). Mit Hilfe sehr subtiler Färbung und mikroskopischer Betrachtung kann man nach P a p p e n h e i m die Gruppe der Myeloblasten noch in zwei weitere Untergruppen zerlegen. Diejenigen Formen, deren Kern in seiner Struktur durch das Fehlen der Nukleolen dem Myelocytenkern gleicht, hat man Leukoblasten (Tafel I, Fig. 14) genannt, während man diejenigen jüngeren Elemente, die reichlich Nukleolen enthalten, als Lymphoidocyten (Tafel I, Fig. 13) bezeichnete. Diese Zellform wird zurzeit als die tiefstehendste Knochenmarkszelle betrachtet, als die Stammform, aus der sowohl die Granulocyten sowie die Erythrocyten hervorgehen. Es kommen aber zwischen Lymphoidocyten und Myeloblasten alle Uebergänge vor, so daß oft eine scharfe Scheidung zwischen beiden Zellarten nicht durchzuführen ist.

Es sei bemerkt, daß bei allen geschilderten Zellformen sowohl große wie kleine Elemente vorkommen, von denen letztere aus ersteren durch mitotische Teilung hervorgehen. Unter normalen Verhältnissen pflegen sich die granulierten Elemente aus den kleineren Formen zu bilden. Aber auch die Myelocyten vermehren sich auf mitotischem Wege (Tafel III, Fig. 38 d und h). Ob beim normalen, gesunden, erwachsenen Menschen die Vermehrung der Myelocyten allein ausreicht, um den Bedarf an Granulocyten zu decken, oder ob fortwährend aus den ungranulierten Vorstufen Myelocyten hervorgehen, ist noch nicht sichergestellt. Aber schon beim leukocytotisch gereizten Knochenmark kann man die Bildung von Myelocyten aus Myeloblasten leicht beobachten.

Die Lymphoidocyten bezw. die jüngste Form der Myeloblasten gilt jetzt auch als die Stammzelle der roten Blutkörperchen. Aus ihnen gehen zunächst Elemente hervor, bei denen der Kern bereits eine Umbildung der Struktur aufweist, die an diejenige der Erythroblasten erinnert. Man nennt sie auch Lympherythroblasten. Aus diesen entstehen durch Hämoglobinaufnahme des Protoplasmas die Erythroblasten. Die jüngsten Elemente derselben haben einen ziemlich großen, zart strukturierten Kern und ein schmales, polychromatophiles Protoplasma (Tafel II, Fig. 22). Allmählich reifen diese Zellen zu den typischen Normoblasten heran, welche kleine Kerne mit Radkernstruktur (Tafel II, Fig. 23) besitzen und deren Protoplasma nicht mehr polychrom ist, sondern sich in allen bekannten Farbgemischen rot färbt. Wenn diese Elemente noch weiter reifen, verliert der Kern allmählich seine Struktur und wird pyknotisch. Allmählich schrumpft er immer mehr zusammen und in vielen Elementen sieht man nur noch einen oder mehrere punktförmige Kernreste (Tafel II, Fig. 20), von denen erstere als Jollykörper bezeichnet werden. Schließlich werden auch die letzten Kernreste resorbiert und als Endprodukt der Entwicklung bleibt das normale rote Blutkörperchen, wie wir es auch im strömenden Blute finden, übrig, der Erythrocyt. Nicht nur durch Resorption, sondern auch durch Ausstoßung kann die Entkernung der roten Blutkörperchen vor sich gehen.

Ob das normale Knochenmark auch echte Lymphocyten enthält, ist lange bestritten worden, steht aber jetzt zweifellos fest. Neuerdings ist sogar der Nachweis gelungen, daß vielfach diese echten Lymphocyten des Knochenmarkes follikelartig angeordnet sein können, was natürlich nur auf Schnitten nachweisbar ist.

Im übrigen hat die Untersuchung des Knochenmarkes auf Schnitten ergeben, daß die Myeloblasten in größeren Haufen zusammenliegen und von einem Kranz von Granulocyten umgeben sind, dessen innerste Zone Myelocyten bilden. Auch eosinophile Zellen pflegen vielfach haufenweise zusammenzuliegen, während die Mastzellen fast immer nur in vereinzelten Exemplaren gefunden werden. Auch die Erythroblasten liegen gewöhnlich in mehreren Exemplaren beieinander. Im ganzen Knochenmark verstreut endlich, meist vereinzelt, findet man die Megakaryocyten, während die Osteoblasten und Osteoklasten nur in der Nähe der kompakten

Knochensubstanz und der Spongiosabälkchen, also nur im periphersten Teil des Knochenmarkes zu finden sind. Die Megakaryocyten oder Riesenzellen sind die bei weitem größten Elemente des Knochenmarkes. Fig 37 auf Tafel II zeigt ein ganz besonders großes Exemplar dieser Zellform aus einem Abstrichpräparat. Sie haben einen meist polymorphen, vielfach recht abenteuerlich gestalteten Kern und ein reichliches, oxyphiles, körniges Protoplasma. Oft findet man in ihnen phagocytotisch aufgenommene Erythrocyten und Leukocyten. Nach der Theorie von W r i g h t ent-

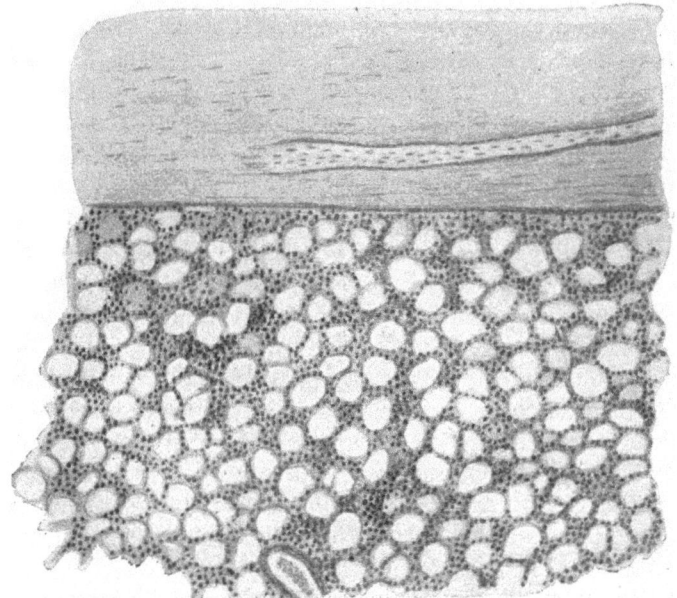

Fig. 16. Schnitt durch eine Rippe. Zeiss Obj. A A, Ocular 8.

stehen aus ihnen durch Abschnürung kleinster Protoplasmapartikelchen die Blutplättchen. Die Megakaryocyten entstehen wohl aus Myeloblasten.

Das reichlich im Knochenmark enthaltene Fett ist aus den Schnittpräparaten, die nach den gewöhnlichen Methoden gefärbt werden, ausgelaugt, und an seiner Stelle befinden sich zahlreiche runde Lücken, wie Fig. 16 zeigt, die einen Schnitt aus dem Rippenmark bei schwacher Vergrößerung wiedergibt.

Im eigentlichen reinen Fettmark der Diaphysen findet man bei eingehender Untersuchung doch noch hier und da kleinste Reste von myeloidem Gewebe, besonders in der Umgebung der Gefäße.

b) Der lymphatische Apparat.

Zum lymphatischen Apparat rechnet man die Lymphknoten, die lymphatischen Follikel der Schleimhäute, den Thymus und die Ribbertschen kleinsten lymphatischen Zellhaufen, die im gesamten Organismus verstreut, vielfach perivaskulär angeordnet sind und nur mikroskopisch nachgewiesen werden können. Der lymphatische Apparat dient im wesentlichen der Bildung der Lymphocyten, die auf dem Wege der Lymphbahnen in den allgemeinen Kreislauf transportiert werden. Daneben ist er noch ein Schutzorgan gegenüber in den Organismus eingedrungenen Fremdkörpern, besonders Bakterien. Feinste belebte oder unbelebte korpuskuläre Elemente werden in den lymphatischen Apparaten, besonders in den Lymphknoten abgefangen und in den Sinus derselben von großen der Phagocytose fähigen Zellen, den Makrophagen, gefressen und unschädlich gemacht. Welche Rolle der lymphatische Apparat im Stoffwechsel, speziell bei der Resorption der Nahrung spielt, ist noch nicht geklärt. Mindestens den mesenterialen Lymphknoten scheint hierbei eine wichtige Aufgabe zuzufallen; passiert doch die gesamte durch die Chylusgefäße des Darms resorbierte Nahrung diese Organe.

Vielleicht sind auch die lymphatischen Einrichtungen Produktionsstätten von Antikörpern bei gewissen Infektionen. Namentlich für die Tuberkulose ist das sehr wahrscheinlich.

Die Lymphknoten.

Die Lymphknoten oder Lymphdrüsen, die bekanntlich im ganzen Organismus in bestimmten Regionen in größerer Zahl angehäuft sind, stellen etwa linsen- bis bohnengroße grauweiße Gebilde dar, die von einer Kapsel bindegewebiger Natur umschlossen sind und einen Hilus besitzen, an welchem die Arterien ein- und die Venen und abführenden Lymphgefäße austreten. Die zuführenden Lymphgefäße münden vielfach auch an anderen Stellen der Oberfläche ein. Die Vasa efferentia sammeln sich aus einem System größerer im Parenchym der Lymphknoten verzweigter Hohlräume, den Lymphsinus, die mit einem Endothel ausgekleidet sind. In ihnen sieht man außer Lymphocyten zahlreiche Makrophagen. Außerdem unterscheidet man im Lymphknotenparenchym eine Rindensubstanz, die zahlreiche kreisrunde Follikel, zum Teil mit Keimzentren enthält und eine mehr die zentrale Masse einnehmende Marksubstanz, eine Fortsetzung der Rindensubstanz, die bis an die Sinus heranreicht. Mark- und Rindensubstanz bestehen aus Lymphocyten, welche in ein retikuläres Bindegewebe eingebettet sind. Außerdem ist noch der ganze Lymphknoten von gröberen bindegewebigen Trabekeln durchsetzt, die bei manchen Tieren zahlreiche glatte Muskelfasern enthalten. Im Stützgewebe findet man auch stets elastische Fasern.

Die Lymphocyten der Lymphknoten sind zum größten Teil kleine Lymphocyten, nur die Follikel, speziell die Keimzentren, enthalten auch große Lymphocyten, die sogenannten Lymphoblasten, die vielfach Mitosen zeigen. Vereinzelt findet man auch in jedem Lymphknoten einige Plasma- und Mastzellen, sowie eosinophile Zellen.

Die Schleimhautfollikel.

Die in allen Schleimhäuten vorhandenen, am reichlichsten aber in der des Intestinaltraktus anzutreffenden Lymphfollikel sind zirkumskripte, bis dicht ans Epithel reichende Anhäufungen von Lymphocyten in einem retikulären Gewebe mit Keimzentren, aber ohne Lymphsinus.

Die Tonsillen.

Die Gaumen- und Rachentonsillen sind eigentlich auch Schleimhautfollikel und erscheinen nur durch ihre Größe wie selbständige Organe. Ihr feinerer Bau gleicht ganz dem der Schleimhautfollikel.

Der Thymus.

Der Thymus ist ein im vorderen obersten Mediastinum gelegenes Organ, das bekanntlich etwa vom zweiten Lebensjahr ab schon sich zurückzubilden beginnt. Ursprünglich von epithelialer Anlage, wird es allmählich von einem lymphadenoiden Gewebe durchsetzt, welches die Epithelien zum Schwund bringt. Reste derselben bleiben als Hassalsche Körperchen erhalten. Die lymphocytenbildende Funktion des Thymus ist wohl keine sehr erhebliche und nur von kurzer Dauer, wichtiger sind die innersekretorischen Eigenschaften des Organs, die allerdings noch wenig erforscht sind und mit der Blutbildung wohl nichts zu tun haben.

c) Die Milz.

Die Milz liegt im linken Hypochondrium und reicht von der 9. bis zur 11. Rippe, ihre Längsachse verläuft schräg von oben hinten nach unten vorn. Ihr hinterer Pol ist nicht weit vom 10. Brustwirbelkörper entfernt, während ihr vorderer unterer Pol dicht über dem vorderen Ende der 11. Rippe liegt. An ihrer medialen, den Eingeweiden zugewandten Fläche befindet sich der Hilus, an welchem die Gefäße und Nerven eintreten. Sowohl die Milzarterie, wie die Milzvene haben ein besonders großes Kaliber. Die Nerven stammen vom Nervus splanchnicus und versorgen die Blutgefäße und die in den Trabekeln liegenden glatten Muskelfasern. Fixiert wird die Milz in ihrer Lage durch mehrere vom Bauchfell gebildete Ligamente. Ihre Länge beträgt 12 bis 14 cm, ihre Breite 8 bis 9 cm, ihre Dicke 3 bis 4 cm. Das Gewicht beträgt 150 bis 250 g. Die Farbe der Milz ist infolge ihres Blutreichtums rot. Sie wird vom Bauchfell überzogen und unterhalb dieses Peritonealüberzuges befindet sich noch eine besondere Milzkapsel bindegewebiger Struktur. Von dieser Kapsel gehen nach innen die Milztrabekel aus, die einige glatte Muskelfasern enthalten. Zwischen den feinsten Verzweigungen der Trabekel befindet sich noch ein retikuläres Bindegewebe.

Man unterscheidet auf einem Querschnitt der Milz weißlich graue, bläschenförmige Gebilde, die Follikel, und eine zwischen denselben befindliche blutrote Substanz, die Pulpa. Um den feineren Bau der Milz zu verstehen, muß man von den Arterien ausgehen. Nachdem sich der Hauptstamm in immer kleinere Aeste verzweigt hat, die mit den Trabekeln verlaufen, verlassen die allerfeinsten Zweige letztere und endigen in pinselförmigen Aesten. Die feinsten Arterien sind von einer Lymphscheide umgeben, die stellenweise knotige Anschwellungen zeigt, die bereits oben erwähnten Follikel. Innerhalb des Follikels lösen sich die kleinen Arterien in feinste Kapillaren auf, die in die Pulpa einmünden. Zwischen den feinsten arteriellen Kapillaren der Pulpa und den feinsten venösen Kapillaren sind die Venensinus eingeschaltet. Die venösen Kapillaren, die aus dem Venensinus entspringen, münden in größere Venen ein, und schließlich vereinigen sich alle Venen der Milz im Hauptstamm der Vena lienalis, welcher am Hilus die Milz verläßt.

Die am Hilus eintretenden Lymphgefäße versorgen nur die Milzkapsel und die Milztrabekel, ohne in das eigentliche Milzparenchym überzugehen. Die gleichfalls am Milzhilus eintretenden Nerven endigen in der Gefäßmuskulatur und vielleicht auch in den glatten Muskelfasern der Trabekel.

Die Funktionen der Milz.

1. Die Blutbildung in der Milz.

In den Follikeln findet man lediglich Lymphocyten. Das Zentrum enthält vielfach ein Keimzentrum, ganz wie die Lymphknoten, in welchem man große Lymphoblasten feststellen kann, aus welchen durch mitotische Teilung kleinere Lymphocyten hervorgehen, welche die peripheren Anteile der Follikel zusammensetzen.

In der Milzpulpa findet man gleichfalls zahlreiche kleine Lymphocyten, die höchstwahrscheinlich aus den Follikeln hierher gelangen, um später ins Blut übergeführt zu werden. Außerdem findet man in der Pulpa große, teils den Endothelien, teils den Monocyten des Blutes morphologisch nahestehende Elemente, die eigentlichen Pulpazellen, die vielfach rote Blutkörperchen und andere Elemente gefressen haben, da sie hochgradiger Phagocytose fähig sind und die den Makrophagen der Lymphsinus zum Teil entsprechen. Die zelligen Elemente, die man sonst noch in der Pulpa findet, gleichen in ihrer Kernstruktur den Myeloblasten. Auch geben sie eine positive Oxydasereaktion. Man muß sie als schlummernde myeloide Zellen betrachten, die ebenso wenig wie die großen phagocytären Pulpazellen ins Blut übergehen, und nur bei gewissen, später zu besprechenden pathologischen Zuständen, nämlich der sogenannten myeloiden Umwandlung, in Funktion treten.

Granulierte Elemente sowie kernhaltige rote Blutkörperchen findet man in der Milz nicht. Vereinzelte neutrophile, eosinophile und Mastzellen mit polymorphem Kern sind als eingeschwemmte Elemente zu betrachten.

2. Die Blutzerstörung in der Milz.

Die Milz ist das Grab sowohl der roten wie der weißen Blutkörperchen und der Blutplättchen. Am wichtigsten ist die Fähigkeit der Milz, die roten Blutkörperchen zu zerstören, da wenigstens für den normalen Organismus wohl kein anderes Organ hierfür in Frage kommt. Die Erythrocyten werden zum Teil in den Sinus von den großen endothelioiden Makrophagen gefressen und vernichtet. Wahrscheinlich findet auch eine extrazelluläre Blutkörperchenzerstörung der Milz statt, da man bei Erkrankungen mit erhöhtem Blutkörperchenzerfall keineswegs regelmäßig eine Vermehrung der blutpigment- und blutkörperchenhaltigen Zellen findet. Vermutlich wird ein großer Teil der nicht direkt zerstörten Erythrocyten in der Milz für die endgültige Zerstörung in der Leber vorbereitet, sensibilisiert. Von der Milz aus gelangen die Zerfallsprodukte der roten Blutzellen und die sensibilisierten Erythrocyten durch die Milzvene in die Pfortader und von hier in die Leber, wo sie zu Gallenfarbstoff verarbeitet werden.

3. Die Milz als Organ des Eisenstoffwechsels.

Nach neueren Untersuchungen ist die Milz ein Organ, dem die Aufgabe zufällt, im Stoffwechsel frei werdendes Eisen dem Organismus zu erhalten, denn entmilzte Individuen scheiden mehr Eisen aus, als normale. Auch führt eisenarme Ernährung, die bei normalen Versuchstieren das Blut nicht schädigt, bei entmilzten Tieren zu Anämie.

4. Der Einfluß der Milz auf die Resistenz der roten Blutzellen.

Einige Autoren haben behauptet, daß die Resistenz der roten Blutkörperchen gegenüber hypotonischen Kochsalzlösungen nach der Entmilzung gesteigert wird. Diese Eigenschaft der Milz ist aber noch keineswegs sichergestellt und bedarf noch weiterer Nachprüfungen.

5. Die Milz als Regulator der erythroplastischen Tätigkeit des Knochenmarks.

Bei entmilzten Tieren und Menschen treten dauernd nach der Entfernung des Organs im Blute vereinzelte rote Blut-

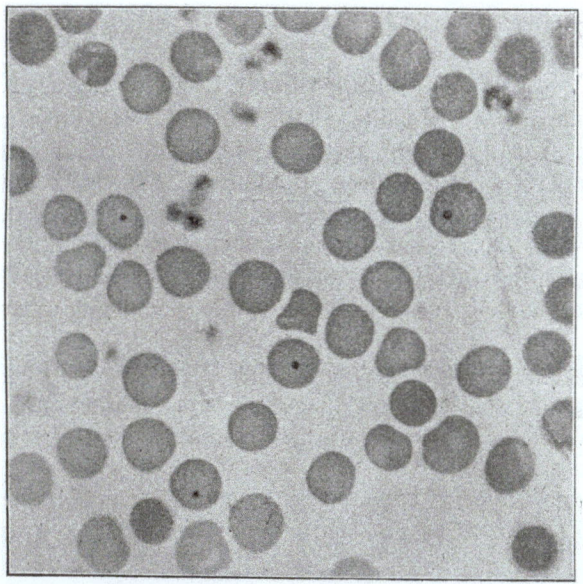

Fig. 17. Blutbild nach Milzexstirpation; zahlreiche Erythrocyten mit Jollykörpern.

körperchen auf, welche kleinste Kernreste, sogenannte Jollykörper, enthalten. Bisher sind solche Zellen noch in keinem daraufhin untersuchten splenektomierten Fall vermißt worden (siehe Fig. 17). Mithin wirkt das Fehlen der Milz auf die Erythroplastik des Knochenmarks in störendem Sinne ein, indem unreife Zellen dauernd zur Ausschwemmung gelangen, die bei Individuen mit normalem Blute sonst fehlen und nur bei schweren Anämien beobachtet werden. Bei manchen Individuen bewirkt der Mangel der Milz noch eine schwerere Störung der Knochenmarkstätigkeit, nämlich eine Polycythämie.

6. Die Milz als regionäre Lymphdrüse des Blutes.

Ebenso wie in den Lymphknoten alle aus ihrem Wurzelgebiet sie passierenden Fremdkörper zurückgehalten und wenn möglich verarbeitet werden, finden wir einen ganz ähnlichen Vorgang in der Milz; alle im Blute kreisenden fremdartigen Elemente, wie Bakterien und Protozöen, werden in der Pulpa von den großen Makrophagen gefressen und verdaut. Bei einem sehr starken Blutkörperchenzerfall, wie er besonders bei Blutgiftanämien vorkommt, ist auch die Menge der blutkörperchenhaltigen Zellen in der Milz eine besonders große. Auch spezifische Antikörper gegen gewisse Infektionserreger werden in der Milz gebildet. Doch entstehen sie zweifellos auch in anderen Blutbildungsorganen, da auch entmilzte Tiere Infektionen gut überstehen.

7. Die Milz als kontraktiles Organ.

Infolge ihres Gehaltes an glatten Muskelfasern besitzt die Milz die Fähigkeit der Kontraktilität. Außerdem ist sie sehr dehnbar. Daß diese Fähigkeit der Milz infolge der genannten Eigenschaften größere Blutmengen in sich aufzunehmen und wieder von sich zu geben, bei der Blutverteilung im Organismus und speziell in der Bauchhöhle eine große Rolle spielt, ist wahrscheinlich, aber noch zu wenig eingehend untersucht.

8. Ueber die Beziehungen der Milz zur Verdauung.

Ueber die Beziehungen der Milz zur Verdauung ist viel gestritten worden, ohne daß bis heute eine Einigung bezüglich ihrer Rolle erzielt wäre. Während der Verdauung schwillt die Milz infolge Zunahme ihrer Blutfüllung. Der Trypsingehalt des Pankreas soll zur Zeit der stärksten Blutfüllung der Milz am größten sein.

d) Das lymphatische und das myeloische Gewebe in den verschiedenen Bildungsorganen und ihre Beziehungen zueinander.

Die älteste Anschauung über die genetischen Beziehungen der verschiedenen Leukocytenformen zueinander war eine unitarische. Man sah die Lymphocyten als die Stammform aller anderen Leukocyten an, aus denen sie durch Umbildung des Kernes und Granulaaufnahme entstehen sollten. Jetzt ist eine dualistische Theorie die herrschende geworden. Dieselbe unterscheidet scharf myeloisches und lymphatisches System. Echte Lymphocyten entstehen nur aus Lymphadenoidgewebe, wie es in den Lymphknoten und den anderen lymphatischen Apparaten, in den Follikeln der Milz und in Spuren auch im Mark präexistiert. Niemals können aus Lymphocyten

Granulocyten entstehen. Myeloidgewebe präexistiert im Knochenmark und in latenter Form in der Milzpulpa und in den adventitiellen Zellen aller kleinsten Gefäße. Die jüngsten Elemente des Myeloidgewebes, die Myeloblasten bezw. die Lymphoidocyten sehen zwar lymphocytenähnlich aus, lassen sich aber im allgemeinen leicht mit modernen Färbungsmethoden von den Lymphocyten unterscheiden. Es bestehen aber zwischen Myeloid- und Lymphadenoidzellen auch chemische Unterschiede. Die Elemente des Myeloidgewebes üben nämlich proteolytische Fermentwirkung aus, die echten Lymphocyten nicht. Ferner kann man mit Hilfe der Oxydasereaktion im Protoplasma der Myeloidzellen blaue Körnchen darstellen, in dem der Lymphocyten nicht. Es ist indessen zu bemerken, daß die allerjüngsten Zellen des Myeloidgewebes, die Lymphoidocyten, bisweilen weder proteolytische Fermentwirkung ausüben, noch eine positive Oxydasereaktion geben. Auch die Monocyten geben eine positive Oxydasereaktion (N a e g e l i).

Methodik der Darstellung der proteolytischen Fermentwirkung.

Man bringt durch Waschen mit physiologischer Kochsalzlösung von allen Spuren anhaftenden Serums befreite Zellaufschwemmungen tropfenweise auf Serumplatten und stellt dieselben auf 24 Stunden in einen Trockenschrank bei einer Temperatur von etwa 55 Grad. Myeloische Zellen führen dann zu einer deutlichen Dellenbildung.

Technik der Oxydasereaktion.

In Alkohol fixierte Trockenpräparate oder Gefrierschnitte nach Formolfixierung kommen in ein filtriertes Gemisch gleicher Teile einer 1 proz. α-Naphthollösung in 70 proz. Alkohol und einer 1 proz. Dimethylparaphenylendiaminlösung. Myeloische Zellen zeigen dann nach einigen Minuten in ihrem Protoplasma zahlreiche blaue Körner, lymphatische Zellen nicht (Tafel I, Fig. 17 und 18). Man erhält, wenn man wässrige Aufschwemmungen fein verteilten myeloischen Gewebes von Knochenmark oder Milz mit obigem Gemisch überschichtet, auch makroskopisch einen tiefblauen Ring.

e) Die Histiocyten.

Farblose Blutkörperchen gibt es nicht nur im Blut selbst, sondern man findet sie auch extravaskulär, wenn auch meist nur in spärlichen Mengen, im gesamten Bindegewebe des Organismus und in den serösen Höhlen. Im Bindegewebe gibt es Wanderzellen, die bald in dieser, bald in jener Form ihrer amöboiden Bewegung fixiert, angetroffen werden. Diese Wanderzellen haben die Eigenschaft, Substanzen wie Karmin, Trypan- oder Pyrrholblau, sowie

Kollargol, die vorher längere Zeit hindurch in gelöster Form Versuchstieren injiziert worden sind, zu speichern. Man findet dann solche Zellen im Blute einiger großer innerer Gefäße, z. B. der Vena cava wieder, wo sie ganz den Habitus von Monocyten haben. Außerdem findet man im Bindegewebe Klasmatocyten, sogenannte ruhende Wanderzellen, sowie vereinzelt Lymphocyten und endlich Mastzellen. Spärlich sind eosinophile Zellen und Plasmazellen. Lymphocyten findet man nicht nur vereinzelt, sondern auch in Form kleinster follikelartiger Ansammlungen verstreut. Aus der Pathologie wissen wir ferner, daß gewisse periadventitielle Zellen der Gefäßwände sozusagen ruhende Histioleukocyten sind, die die Fähigkeit haben, sich abzurunden und wahre Histioleukocyten aus sich hervorgehen lassen. In den serösen Höhlen findet man vorwiegend große endothelähnliche Elemente, die auch den großen Monocyten außerordentlich ähnlich sehen und phagocytäre Eigenschaften haben; daneben gibt es auch kleinere lymphocytenartige Elemente. Endlich findet man auch in allen serösen Höhlen einzelne eosinophile Zellen und bei manchen Tieren auch Mastzellen.

Es ist sehr wahrscheinlich, daß alle diese Zellformen lokal in den Häuten der serösen Höhlen gebildet werden und nicht aus dem Blut stammen.

f) Die embryonale Entwicklung des Blutes.

Die Kenntnis der embryonalen Blutentwicklung ist deshalb von großer Bedeutung, weil unter pathologischen Verhältnissen im Blute vielfach Zellen auftreten, die ihr Analogon zu bestimmten Blutzellformen des embryonalen Lebens haben. Auch kann eine sogenannte heterotope Blutbildung in solchen Organen auftreten, die sich unter normalen Verhältnissen des extrauterinen Lebens nicht mehr an der Hämatopoese beteiligen, wohl aber beim Fötus noch daran teilgenommen haben. Leider ist die Zahl der Streitfragen auf diesem interessanten und schwierigen Gebiete noch so groß, daß an dieser Stelle nur ein kurzer Ueberblick gegeben werden kann, ohne das Für und Wider der einzelnen Theorien zu erörtern.

Die erste Entwicklung des Blutes findet im Dottersack aus Mesenchymzellen statt, und zwar zugleich mit der ersten Entwicklung der Gefäße. Ob die ersten Blutzellen nun zugleich mit den neugebildeten Gefäßwandzellen aus gemeinsamen Mutterzellen hervorgehen, oder ob sie nach vorangegangener Bildung der Gefäßwandzellen sich aus diesen entwickeln, ist eine Frage, die verschieden beantwortet wird. Ebenso ist es noch umstritten, ob die ersten Blutzellen farblose oder hämoglobinhaltige Elemente sind. Zugleich mit der Vaskularisation des übrigen fötalen Organismus findet auch die Blutbildung aus Mesenchymzellen überall dort im übrigen fötalen Organismus statt, wo eine Gefäßneubildung eintritt. Die Blutgefäße selbst sind also das erste sozusagen generalisierte Blutbildungsorgan. In einer zweiten Periode der Entwicklung findet dann die Hämatopoese in der Leber statt und zwar vorwiegend intravaskulär, zum Teil, wie behauptet wird, auch extravaskulär. Die ersten freien Blutzellen, die man in der embryonalen Leber sieht, sind große den Myeloblasten bezw. den Lymphoidocyten gleichende Elemente, aus denen sich einerseits die roten Blutkörperchen, andererseits die Leukocyten ableiten lassen.

Die ersten der im embryonalen Leben festzustellenden hämoglobinhaltigen Elemente sehen wie Megaloblasten aus, nur sind sie gewöhnlich noch viel größer als diese. Nach ihnen erscheinen dann Elemente von der gleichen Größe, aber mit kleinem pyknotischen Kern. Die erstgenannten Zellen hat man Metrocyten erster Generation (Engel), die zweiterwähnten Metrocyten zweiter Generation genannt. Erst dann, wenn die Leber als blutbildendes Organ auftritt, kommen Megaloblasten von der gewöhnlichen Größe und in geringerer Zahl auch Normoblasten vor. Die allmähliche Entstehung von Myelocyten neutrophiler und eosinophiler Art aus den großen myeloblastenähnlichen Elementen der Leber kann man mit Leichtigkeit verfolgen. Bei ganz jungen Embryonen besteht das Blut vorwiegend aus den geschilderten Metrocyten erster und zweiter Generation, an deren Stelle später gewöhnliche Megaloblasten treten. Dann nimmt allmählich die Zahl gewöhnlicher Megaloblasten zu und bald überwiegen neben vereinzelten Normoblasten kernlose Erythrocyten, die aber lange Zeit hindurch sich durch abnorme Größe und Hämoglobinreichtum auszeichnen. Je älter die Embryonen werden, desto mehr überwiegen aus gewöhnlichen Normoblasten hervorgehende normale kernlose Erythrocyten. Die Entkernung erfolgt zum größten Teil durch allmähliche Resorption der immer pyknotischer werdenden und karyorrhektisch zerfallenden Kerne. Daß daneben auch noch eine Kernausstoßung vorkommt, wird von vielen Autoren behauptet.

Leukocyten sieht man in den frühesten Stadien so gut wie gar nicht. Erst wenn die Leber mit ihrer Hämatopoese beginnt, treten im Blute myeloblastenähnliche Elemente, Myelocyten und polymorphkernige Leukocyten auf. Die Zahl der Myeloblasten und Myelocyten ist lange Zeit sehr groß; vereinzelte Exemplare werden bis in die letzte Zeit des embryonalen Lebens gefunden.

Erst vom zweiten bis dritten Monat ab beginnt die Entwicklung des Knochenmarks, und zwar in der Mitte der Diaphysen der langen Röhrenknochen, indem vom Periost her Gefäße hineinwuchern. Von der Mitte der Diaphyse her breitet sich dann allmählich das Mark nach beiden Epiphysen hin aus. Auch im Knochenmark werden lange Zeit hindurch vorwiegend Megaloblasten und Myeloblasten gebildet, und die Umwandlung von Myelocyten in polymorphkernige Leukocyten erfolgt nur in spärlichem Grade. Sehr spät erst entwickelt sich das lymphatische Gewebe in den Lymphknoten und in der bereits vorher angelegten Milz. Auch letztere ist bis dahin ein rein myeloides Organ. Auch in den Lymphknoten werden noch lange Zeit hindurch in den Kapillaren und ihrer Umgebung myeloische Elemente gebildet. Gegen Ende des embryonalen Lebens hört dann allmählich die Hämatopoese in der Leber auf und die Blutbildung in Milz und Lymphknoten nähert sich immer mehr den Zuständen des extrauterinen Lebens, indem die Bildung echter Lymphocyten überwiegt und die myeloiden Gewebsanteile verschwinden. Reste desselben bleiben aber, ebenso wie in der Leber, erhalten und können auch im postembryonalen Dasein unter dem Einfluß bestimmter pathologischer Reize zu neuem Leben erwachen. In der Milz sind es offenbar bestimmte Elemente der Pulpa, in Lymphknoten und Leber wohl lediglich die Gefäßwandzellen, die diese Fähigkeit der myeloiden Gewebsbildung bewahren.

g) Die korrelativen Beziehungen der Blutbildungsorgane zueinander und der Einfluß der Blutdrüsen auf das Blut.

Die beschriebene Arbeitsleistung der Blutbildungsorgane und ihr verschiedener Anteil an der Lieferung der einzelnen Formelemente des Blutes, läßt die Frage aufwerfen, durch welchen Mechanismus denn die im großen und ganzen stets konstante Zusammensetzung des Blutes gewährleistet wird, insbesondere auch auf welchem Wege die Beziehungen zwischen Verbrauch und Neubildung reguliert werden.

Zweifellos bestehen funktionell-korrelative Beziehungen zwischen den einzelnen Blutbildungsorganen einerseits untereinander, andererseits zwischen den sogenannten Blutdrüsen und den Blutbildungsorganen teils in förderndem, teils in hemmendem Sinne. Die Regelung dieses Wechselspiels kann man sich am besten vorstellen, wenn man annimmt, daß es Hormone sind, welche Quantität und Qualität der funktionellen Arbeit des hämopoetischen Systems, das ja gleichzeitig auch den Blutzerfall zum Teil ermöglicht, regulieren.

Sowohl Erfahrungen der Klinik wie experimentelle Arbeiten haben uns in diese komplizierten Vorgänge einen Einblick gewährt, wenn wir hier auch erst im Anfang unserer Erkenntnisse des Zusammenhangs aller dieser Leistungen sind.

Die Ausschaltung eines Blutbildungsorgans kann weitgehend die Funktion der anderen beeinflussen. Die experimentelle Entfernung großer Teile des Knochenmarks durch Amputation aller vier

Extremitäten führt dazu, daß die Milz anfängt, auch myeloische Zellen, weiße wie rote, zu bilden; dasselbe beobachtet man bei ausgedehnten krebsigen Metastasen im Knochenmark, die große Abschnitte desselben außer Funktion setzen. Die Exstirpation der Milz führt, wenigstens beim Meerschweinchen, lange Zeit hindurch zu einer Lymphocytose, also zu einer Mehrleistung des lymphatischen Apparates. Außerdem beeinflußt aber, wie wir bereits erwähnten, die Milz auch die Funktionen des Knochenmarks, indem ihre Entfernung bisweilen eine ausgesprochene Mehrleistung desselben auslöst, die zur Polycythämie führt, oder aber wenigstens die Erythropoese insofern dauernd stört, als die Entkernung im Knochenmark nicht mehr vollständig vor sich geht, und dauernd Erythrocyten mit Kernresten, Jollykörpern, zur Ausschwemmung gelangen.

Die Milz übt also eine regulierende und man darf wohl sagen hemmende Wirkung auf die erythroplastische Tätigkeit des Knochenmarks aus, ebenso hält sie offenbar, wenigstens beim Meerschweinchen, die lymphoplastische Tätigkeit der lymphatischen Apparate in Schranken. Umgekehrt hemmt offenbar das Knochenmark die myeloblastischen Fähigkeiten der Milz, die erst nach seiner Ausschaltung erwachen.

Es ist fernerhin anzunehmen, daß die Konstanz der prozentualen Zusammensetzung der Leukocyten auch durch die Tätigkeit der Drüsen mit innerer Sekretion, der sogenannten Blutdrüsen, mit aufrecht erhalten wird. Bewirken doch Erkrankungen dieser Drüsen, so namentlich die Akromegalie und der Basedow, sowie Degenerationen der Keimdrüsen (Eunuchoidismus) ebenso Aenderungen der Leukocytenformel, wie die experimentelle Zufuhr der Sekrete dieser Drüsen im Versuch am Menschen und Tier.

h) Die Blutzerstörung.

Wie alle Bestandteile des Organismus altern natürlich auch die Zellen des Blutes und müssen schließlich, wenn sie ihre Funktion erfüllt haben, zu Grunde gehen. Die Blutbildungsorgane sorgen dann für neuen lebenskräftigen Nachwuchs.

Wie bereits erwähnt, ist die Hauptgrabstätte der roten wie der weißen Blutkörperchen die Milz. Hier werden die altersschwach gewordenen Zellen von den großen Makrophagen der Sinus gefressen. Ein Teil der Erythrocyten wird nicht phagocytiert, sondern nur für den endgültigen Zerfall in der Leber vorbereitet. Durch die Milzvene gelangen die der Vernichtung bestimmten Blutzellen, zum Teil im Innern der Makrophagen, in die Leber und hier wird das Hämoglobin in Gallenfarbstoff, Bilirubin, verarbeitet, der durch die Ausführungsgänge mit der Galle in den Darm gelangt. Den größten Teil der Blutschlacken verlieren wir also mit den Fäces. Nur beim weiblichen Geschlecht geht ein Teil des Blutes regelmäßig alle 28 Tage durch die Menses in Form einer echten Blutung direkt nach außen verloren.

Ueber das weitere Schicksal der in der Milz zerstörten Leukocyten wissen wir nichts. Die farblosen Blutkörperchen gehen aber noch auf anderen Wegen zu Grunde. Sie verlassen nämlich den Kreislauf in großen Mengen, indem sie die Gefäßwandungen durchwandern, in die Schleimhäute gelangen, auch diese durchsetzen, um dann mit den verschiedenen Sekreten den Organismus zu verlassen. Der Gehalt aller Sekrete des Körpers an Leukocyten ist der einfache Beweis für dieses Schicksal der farblosen Blutzellen. Unter pathologischen Zuständen, bei entzündlichen Prozessen der Schleimhäute spielt diese Art des Unterganges der Leukocyten eine noch viel größere Rolle.

Außerdem spricht vieles dafür, daß sowohl rote wie weiße Blutzellen auch im Kreislauf selbst zu Grunde gehen können.

6. Allgemeine Pathologie des Blutes.

Die Veränderungen des Blutes, die man unter pathologischen Verhältnissen antrifft, können alle Bestandteile desselben betreffen, also sowohl die morphologische Zusammensetzung wie die physikalisch-chemische Beschaffenheit des Blutes. Bei den innigen Wechselbeziehungen, die zwischen dem Blut und den Lebensvorgängen in den Organen und Geweben bestehen, wird man fast bei jeder Störung der normalen Funktionen Blutveränderungen erwarten müssen. Indessen sind dieselben keineswegs immer so ausgesprochen, daß sie sich mit unseren heutigen Untersuchungsmethoden nachweisen lassen.

Am besten bekannt und studiert sind die Veränderungen der morphologischen Bestandteile des Blutes unter pathologischen Verhältnissen; ihnen kommt auch für die meisten Fälle die größte diagnostische Bedeutung zu. Aber auch die physikalischen und chemischen Veränderungen sind besonders in den letzten Jahren sehr eingehend erforscht worden und offenbar berufen, in Zukunft auch für diagnostische Zwecke eine wichtigere Rolle zu spielen, als sie ihnen gegenwärtig zukommt. Die ganze Lehre von der Pathologie des Blutes zerfällt in zwei große Kapitel. Das eine derselben umfaßt die selbständigen Erkrankungen des Blutes oder richtiger der Blutbildungsorgane, das andere das Verhalten des Blutes bei den Erkrankungen der einzelnen Organe und Organsysteme.

Allgemeine pathologische Morphologie des Blutes.

Die morphologischen Veränderungen des Blutes pflegen bei Erkrankungen entweder die roten, oder die farblosen Blutkörperchen oder die Blutplättchen zu betreffen. Bei den innigen Wechselbeziehungen, besonders auch genetischer Natur, aller körperlichen Bestandteile des Blutes findet man aber nur selten einen dieser Bestandteile allein alteriert. Trotzdem bedürfen dieselben einer gesonderten Besprechung.

a) Allgemeine Pathologie der roten Blutkörperchen.

Die Zahl der roten Blutkörperchen kann unter pathologischen Verhältnissen sowohl vermindert, wie vermehrt sein. Man unterscheidet deshalb Oligocythämien und Polycythämien.

1. Die Oligocythämie.

Bei der Oligocythämie, die gewöhnlich als Anämie bezeichnet wird, ist die Zahl der roten Blutkörperchen im cmm Blut herabgesetzt. In schweren Fällen kann ihre Zahl bis auf wenige 100 000 gesunken sein. Eine Herabsetzung der Zahl der Erythrocyten hat regelmäßig ein Sinken des Hämoglobingehaltes zur Folge. In seltenen Fällen geht das Sinken der Erythrocytenzahl dem Sinken des Hämoglobingehaltes genau parallel. Das ist nur dann möglich, wenn dabei der Hämoglobingehalt des einzelnen roten Blutkörperchens der normale bleibt. In solchen Fällen ist, wie man sich ausdrückt, der Färbeindex des Blutes gleich 1, wie im normalen Blut. Derartiges findet man z. B. in der ersten Zeit nach starken Blutverlusten. Bei den meisten Anämien aber ist der Hämoglobingehalt des einzelnen roten Blutkörperchens gegenüber der Norm herabgesetzt, der Gesamthämoglobingehalt also kleiner, als es der Zahl der roten Blutkörperchen entspricht. Dann ist der Färbeindex kleiner als 1. Dieses eigenartige Verhalten kommt dadurch zustande, daß bei der nach jedem Blutverlust alsbald eintretenden Regeneration der roten Blutkörperchen im Knochenmark die neugebildeten jungen Erythrocyten einen kleineren Hämoglobingehalt haben als normale rote Zellen. Aber noch durch andere morphologische Eigentümlichkeiten zeichnen sich die jungen neugebildeten roten Blutkörperchen der Anämien aus. Zunächst bewirkt der verringerte Hämoglobingehalt, daß der zentrale durchsichtige Teil, die Delle, vergrößert erscheint, weil infolge des verringerten Hämoglobingehalts die mittleren dünnen Schichten in größerem Umfang farblos erscheinen müssen als sonst. Erst bei einer gewissen Dicke wird das Hämoglobin als solches mehr peripherwärts vom Zentrum sichtbar. Man nennt solche Zellen Ring- oder Pessarformen. Außerdem beobachtet man bei Anämien auch erhebliche Größenunterschiede, indem ganz kleine und abnorm große Erythrocyten gebildet werden, Mikrocyten und Makrocyten genannt. Man spricht unter diesen Umständen von Anisocytose. Ferner geht bei der starken Neubildung vielen gefärbten Elementen die kreisrunde Form verloren und es erscheinen birnen- und wurmähnlich gestaltete Erythrocyten, Poikilocyten, im Kreislauf. Man nimmt an, daß derartige Elemente zum Teil auch durch Zerfall von Erythrocyten entstehen können.

Ferner erleidet die Färbbarkeit Modifikationen. Während normale Erythrocyten sich rein azidophil verhalten, findet man bei Anämien einige Elemente, die mehr oder weniger basophil sind, also aus den üblichen Farbgemischen nicht nur das rote Eosin, sondern auch das basische Methylenblau binden. Bei der sogenannten supravitalen Färbung des feuchten frischen Blutes mit Methylenblau und anderen ähnlichen basischen Farben erscheint in diesen Zellen ein Netz- und Körnerwerk, die sogenannte Substantia granulo-filamentosa.

Ferner treten bei Anämien mehr oder weniger zahlreiche unreife Jugendformen mit Kernen, Normoblasten, die Vorstufen der kernlosen Erythrocyten im Knochenmark, ins Blut über. Vielfach zeigen dieselben auch mehrere Kerne und Kernsprossungen, niemals aber echte Mitosen. Während also normalerweise die Entkernung im Knochenmark vor sich geht, und nur kernlose Erythrocyten ausgestoßen werden, erleidet dieser Vorgang unter pathologischen Verhältnissen eine Modifikation. Endlich findet man bei Anämien auch im Blute die Zwischenstufen zwischen kernhaltigen und kernlosen roten Elementen, Zellen, die noch mit den Produkten des Kernzerfalls beladen sind, im Blute, nämlich basophil punktierte Erythrocyten und Erythrocyten mit einem oder wenigen, ganz kleinen, kugelförmigen Kernresten, sogenannten Jollykörpern. Eine sehr große Seltenheit sind Erythrocyten mit Kernwandresten, sogenannten Cabotschen Ringen, die bald in Ringform, bald in Schleifen- oder Achtformen auftreten. Die verschiedenen Formen der anämischen Erythrocyten sind auf Tafel II, Fig. 19—34 und auf Tafel IV abgebildet. Siehe Tafelerklärung.

Man spricht von Anämie, wenn eine Untersuchung des Blutes ergibt, daß der Hämoglobingehalt und die Erythrocytenzahl in der Raumeinheit Blut herabgesetzt sind. Bisweilen findet man auch bei normaler Erythrocytenzahl einen herabgesetzten Hämoglobingehalt, nämlich in manchen Fällen von beginnender Chlorose. Im allgemeinen ist bei Anämien auch die Gesamtblutmenge reduziert, es besteht eine Oligämie. Doch scheint es auch Zustände zu geben, bei denen trotz Herabsetzung der Hämoglobin- und Erythrocytenwerte die Gesamtblutmenge erhöht oder normal ist infolge Zunahme des Wassergehaltes des Blutes; man spricht dann von Hydrämie. Es fehlen noch genügend zahlreiche und zuverlässige Bestimmungen der Gesamtblutmenge bei den verschiedenen Formen von Anämie, so daß es zur Zeit noch nicht möglich ist, über die wichtigen Beziehungen zwischen Anämie und Gesamtblutmenge ein abschließendes Bild zu entwerfen. Auch das physikalisch-chemische Verhalten des Blutes bei den verschiedenen Anämien ist noch nicht eingehend genug untersucht, um bereits exakte Angaben über das Verhalten aller einzelnen Blutbestandteile bei diesen Erkrankungen zu machen. Sicher ist, daß der Trockenrückstand des Gesamtblutes, der Eiweißgehalt und die Eisenmenge herabgesetzt sind, was sich ja ohne weiteres aus der Reduktion der Erythrocyten- und Hämoglobinmengen ergibt.

Eine einfache Ueberlegung ergibt, daß eine Anämie auf drei verschiedenen Wegen zustande kommen kann. Entweder ist ein Blutverlust vorausgegangen, sei es, daß eine wirkliche Blutung stattgefunden hat, oder daß das Blut durch giftige Substanzen oder Parasiten (z. B. Malariaplasmodien) im Kreislauf selbst zerstört worden ist. In solchen Fällen spricht man von hämatischen oder hämophthisischen Anämien.

Eine Anämie kann aber auch dadurch zustandekommen, daß die Blutbildung gestört ist, sei es, daß unter dem Einfluß toxischer Substanzen eine Störung oder gänzliche Hemmung der Hämatopoese besteht, oder daß durch Geschwulstbildung oder Osteosklerose im Knochenmark eine rein mechanische Hemmung der Blutkörperchenneubildung stattfindet. Solche Anämien nennt man myelophthisische.

Endlich wäre es drittens theoretisch denkbar, daß die Blutbildung in normaler Weise vor sich geht, daß ein mechanischer oder toxischer Blutverlust nicht stattfindet, daß aber eine über das normale Maß hinausgehende Zerstörung der roten Blutkörperchen infolge Ueberfunktion der Blutzerstörungsorgane vor sich geht. Dieser Entstehungsmechanismus scheint dem interessanten und merkwürdigen Krankheitsbild des hämolytischen Ikterus zu Grunde zu liegen, weil hier nach Entfernung des wichtigsten Blutzerstörungsorgans, der Milz, die Anämie schwindet.

Der Zerstörungsmechanismus der roten Blutkörperchen kann nun, abgesehen von den reinen Blutungsanämien, ein zweifacher sein. Bei den meisten Formen der toxischen Anämien findet im Kreislaufe eine Schädigung der Erythrocyten in dem Sinne statt, daß dieselben in den Blutzerstörungsorganen leichter und zahlreicher als in der Norm der Vernichtung anheimfallen, die zum Teil durch Phagocytose, zum Teil vielleicht auch durch einen extrazellulären Abbau vor sich geht. Man weiß nichts darüber, ob dabei etwa eine direkte Hämolyse stattfindet; nachweisbar ist eine solche jedenfalls nicht, denn gelöstes Hämoglobin, oder Derivate desselben hat man bisher niemals in der normalen Milz gefunden. Solche erythrotoxischen Anämien bezeichnet man vielleicht am passendsten als hämoklastische oder hämorrhektische Anämien. Bei einer anderen großen Gruppe erythrotoxischer Anämien findet aber bereits im Kreislauf eine direkte Hämolyse durch Austritt von Hämoglobin statt, so daß es zur Hämoglobinämie kommt. Man nennt solche Formen hämolytische Anämien. Experimentell hervorrufen kann man solche Formen durch intravenöse Injektion von destilliertem Wasser, sowie durch subkutane Injektionen hämolytischer Gifte wie Saponin und Schlangengift. Auch die methämoglobinerzeugenden Gifte, wie Pyrodin, Toluylendiamin, Nitrobenzol, Anilin, Pyrogallol, Kalichloricum usw. gehören hierher, denn sie rufen eine Methämoglobinämie hervor. Beim Menschen hat man solche hämolytischen Anämien beobachtet nach zufälligen Vergiftungen mit den genannten Substanzen, auch nach dem Genuß von Morcheln, nach Arsenwasserstoffvergiftung, nach Darreichung des jetzt nicht mehr verordneten Antipyretikums Maretin, gelegentlich nach Einnahme von Extr. filicis maris, nach Verbrennungen, nach Bluttransfusionen. Man beobachtet ferner symptomatische hämolytische Anämien bei Malaria in der Form des sogenannten Schwarzwasserfiebers unter dem Einfluß einer gewissen Ueberempfindlichkeit gegen Chinin, deren Entstehungsmechanismus noch nicht genügend bekannt ist, sehr viel seltener bei bakteriellen Infektionskrankheiten, gleichfalls sehr selten als Schwangerschafts- und als Marschhämoglobinämie, sowie als scheinbar selbständige Erkrankungsform bei der sogenannten paroxysmalen Hämoglobinämie. Man muß annehmen, daß bei den letztgenannten Affektionen unter unbekannten Bedingungen Autohämolysine entstehen.

Es sei hier ausdrücklich darauf hingewiesen, daß viele Autoren den Begriff der hämolytischen Anämie viel weiter fassen und dazu Erkrankungsformen rechnen, bei denen nur ein erhöhter Blutzerfall erwiesen ist, wie z. B. die perniziöse Anämie und den hämolytischen Ikterus. Nach meiner Ansicht darf man aber nur solche Anämien als hämolytische bezeichnen, bei denen die Hämolyse durch Nachweis freien Hämoglobins im Blutserum erwiesen ist.

Die chemisch-physikalischen sowie die viel besser gekannten und studierten morphologischen Veränderungen des Blutbildes bei Anämien sind nun aber nicht allein eine Folge der Blutschädigung, sondern gleichzeitig auch durch das Verhalten der Blutneubildung bestimmt. Jede Störung der Blutzusammensetzung wird sofort durch eine sehr bald einsetzende Reaktion der Blutbildungsorgane beeinflußt. Jeder Schädigung des Blutes folgt im allgemeinen sofort eine Anregung der Blutneubildung, wenn letztere nicht durch besondere Umstände verhindert wird. Es gibt nun in der Tat Anämien, die man aplastische nennt, in welchen die sonst regelmäßig eintretende Reaktion der Blutbildungsorgane fehlt. Man nimmt an, daß es besondere toxische Substanzen sind, welche die Neubildung hemmen. Eingehende Untersuchungen haben gezeigt, daß in solchen Fällen im allgemeinen nicht nur ein Ausbleiben der Knochenmarksreaktion vorliegt, sondern in diesem Organ sogar regressive Prozesse stattfinden. Es kommt zu einer Knochenmarksatrophie. Man unterscheidet deshalb von diesem Gesichtspunkte aus plastische und aplastische Anämien.

Aber auch diejenigen Anämien, bei denen eine Regeneration des Knochenmarks einsetzt, verhalten sich nicht gleichmäßig. Bei den meisten Anämien ist der Regenerationstypus des Knochenmarks der normale normoblastische. Es kommt, mögen die anämisierenden Wirkungen noch so starke sein, lediglich im Mark zu einer starken Neubildung von Normoblasten, aus denen teils normale, teils anämische Erythrocyten hervorgehen. Es gibt aber auch Anämien, bei denen die Neubildung der roten Blutkörperchen in anderer Weise verläuft, nämlich nach dem embryonalen Typus, der durch das Vorwiegen von Megaloblasten (Tafel II, Fig. 25) charakterisiert ist. Aus diesen Megaloblasten gehen abnorm große und abnorm hämoglobinreiche Erythrocyten hervor, die sogenannten Megalocyten (Tafel II, Fig. 24).

Die Anämien mit normoblastischem Regenerationstypus bezeichnet man als einfache oder hypochrome Anämien, weil bei ihnen gewöhnlich die neugebildeten Erythrocyten gegenüber der Norm hämoglobinarm sind, die andere Gruppe von Anämien nennt man hyperchrome Anämien, weil bei ihnen die einzelnen neugebildeten Erythrocyten abnorm hämoglobinreich sind. Bei den einfachen hypochromen Anämien ist der Färbeindex $= 1$ oder < 1 bei den hyperchromen Anämien > 1. Bei der klinischen Besprechung der Anämien pflegt man diese Einteilung zu Grunde zu legen, weil beide Gruppen durch ihren klinischen Symptomenkomplex scharf auseinander gehalten werden müssen und zwei gänzlich verschiedene Typen darstellen. Befriedigend und natürlich ist aber diese Einteilung nicht, weil die gleichen Ursachen, wie z. B. die Schwangerschaft, Karzinome, das unbekannte Agens des hämolytischen Ikterus, bald eine hypochrome, bald eine hyperchrome Anämie auslösen können.

Die Berechnung des Färbeindex.

Da der Hämoglobingehalt bei einer Erythrocytenzahl von 5 Millionen 100 ist, kommt auf je 500 000 Erythrocyten ein Hämoglobingehalt von 10 %. Man hat also unter der Voraussetzung, daß sich der Hämoglobingehalt des einzelnen Erythrocyten nicht ändert, bei 4 000 000 einen Hämoglobingehalt von 80 %, bei 3 500 000 von 70 % zu erwarten usw. Der Geübte weiß also sofort, wenn er Erythrocyten- und Hämoglobinwert eines Blutes bestimmt hat, ob das einzelne rote Blutkörperchen normalen Hämoglobingehalt hat, abnorm hämoglobinarm, oder abnorm hämoglobinreich ist. Um nun den jeweiligen relativen Hämoglobingehalt des einzelnen Erythrocyten zahlenmäßig, gewissermaßen mathematisch, auszudrücken, hat man den Begriff des Färbeindex eingeführt. Betrachtet man das Verhältnis der Hämoglobinmenge zur Erythrocytenzahl mathemathisch als Bruch geschrieben, also $\frac{100}{5\,000\,000}$, so sieht man, daß eine Multiplikation dieses Bruches mit 50 000, also $\frac{100 \cdot 50\,000}{5\,000\,000}$ die Zahl 1 ergibt. Hat man bei einer Anämie für Hb 50 % und für die Roten 2 500 000, so berechnet man in ganz der gleichen Weise den Färbeindex, indem man den Bruchstrich aufstellt: $\frac{50 \cdot 50\,000}{2\,500\,000}$ und erhält so als Färbeindex wieder 1. Hat man dagegen bei 2 500 000 Roten nur 40 % Hb, so berechnet man aus $\frac{40 \cdot 50\,000}{2\,500\,000}$ den Färbeindex 0,8, der also kleiner als 1 ist. Hat man aber bei 2 500 000 Roten für Hb 60 % gefunden, so ist der Färbeindex $\frac{60 \cdot 50\,000}{2\,500\,000} = 1{,}2$, also größer als 1.

Man bestimmt also den Färbeindex eines Blutes, indem man das Verhältnis des Hämoglobingehalts zur Erythrocytenzahl mit 50 000 multipliziert.

Die pathogenetische Einteilung der Anämien ist praktisch deshalb nicht restlos durchzuführen, weil die geschilderten drei Grundursachen in der Genese der verschiedenen Anämien in der mannigfaltigsten Weise miteinander kombiniert vorzukommen pflegen. So können Gifte, welche blutkörperchenzerstörend wirken, gleichzeitig auch die Neubildung des Blutes im Knochenmark alterieren. Unter dem Einfluß knochenmarksschädigender Toxine neugebildete Erythrocyten verfallen vielfach den blutzerstörenden Organen leichter als normale rote Zellen. So werden z. B. bei der Bothriocephalusanämie die im Knochenmark neugebildeten pathologischen Erythrocyten massenhaft in Milz und Leber zerstört, und führen hier zu umfangreichen Eisenablagerungen; ebenso ist es bei der kryptogenetischen perniziösen Anämie, bei der auch die Existenz eines knochenmarksschädigenden Giftes angenommen wird.

Am natürlichsten ist die Einteilung der Anämien nach der Aetiologie, denn selbst bei den kryptogenetischen Anämien läßt sich wenigstens über die Natur der unbekannten Schädlichkeit einiges vermuten.

Am bekanntesten und häufigsten sind die **Blutungsanämien**, die dadurch entstehen, daß aus einer traumatischen oder spontanen Ruptur eines Gefäßes (im letzteren Falle eines erkrankten) das Blut aus dem Kreislauf strömt.

Eine zweite große Gruppe sind die **toxischen Anämien**, die darauf zurückzuführen sind, daß giftige Substanzen endogener oder exogener Art das Blut zerstören und gewöhnlich die Blutbildung in schädlichem Sinne beeinflussen. Hierher gehören die Anämien bei und nach bakteriellen Infektionskrankheiten, die Protozoenaffektionen des Blutes, die Infektionen mit höheren tierischen Parasiten, die eigentlichen Blutgiftanämien und alle echten hämolytischen Anämien, sowie vielleicht auch die Biermersche progressive perniziöse Anämie. Zu diesen toxischen Anämien wären auch solche Formen zu rechnen, die durch maligne Tumoren bedingt sind.

Drittens gibt es **alimentäre Anämien**, die dadurch entstehen, daß wichtige, für die Blutbildung chemisch notwendige Substanzen, in erster Linie das Eisen, in der Nahrung fehlen, oder in zu geringen Mengen enthalten sind. Auch ungenügende Nahrungsmengen können, da mit ihnen zu kleine Eisenmengen dem Organismus zugeführt werden, zu Anämien führen.

Viertens ist es wahrscheinlich, daß auch durch eine Störung mancher Organe mit **innerer Sekretion** Anämien zustande kommen. So kann man sich vorstellen, daß unter Umständen gewisse die Blutbildung anregende Substanzen nicht produziert werden, was vielleicht für die Chlorose in Frage kommt. Andererseits kann auch die Erkrankung eines Organes zu einer Sekretion noch nicht näher gekannter blut- oder blutbildungsschädigender Substanzen führen. Eine solche Rolle spielt vielleicht die Milz beim Morbus Banti und beim hämolytischen Ikterus, möglicherweise die Atrophie der Magenschleimhaut beim Morbus Biermer, und auch die Anämien, die man bei Erkrankungen so vieler Organe antrifft, so bei Leberaffektionen, bei Nierenkrankheiten, bei Morbus Addison sind vielleicht in dieser Weise zu erklären. In diesem Zusammenhang wäre auch noch zu erwähnen, daß besonders häufig beim weiblichen Geschlecht eine sogenannte konstitutionelle Anämie vorkommt, die gewöhnlich nur geringen Grades ist, aber gewöhnlich erst mit den Wechseljahren aufzuhören pflegt, bald mehr, bald weniger hervortritt, unter dem Einfluß therapeutischer Maßnahmen vorübergehend gebessert wird, ohne jedoch völlig zu verschwinden. Auch in diesen Fällen spielen wahrscheinlich innersekretorische Momente eine Rolle.

Fünftens wären durch multiple Geschwulstbildung oder allgemeine Osteosklerose bedingte **Hemmungen der Blutbil-**

dung im Knochenmark als ätiologisches Moment von Anämien zu nennen.

Als sechste Gruppe käme dann die auf Knochenmarkatrophie beruhende aplastische Anämie in Betracht, die zwar gelegentlich als Endstadium jeder Anämieform auftreten kann und zweifellos auf einer toxischen Schädigung des Markparenchyms verschiedener Aetiologie beruht, aber mit einem so typischen klinischen Bild und mit so einheitlichem pathologisch-anatomischem Befund einhergeht, daß sie wohl verdient, als besondere Krankheitsform einheitlicher Pathogenese besprochen zu werden.

Gruppe 5 und 6 faßt man auch als myelophthisische Anämien zusammen.

Da die wichtigste Funktion der Erythrocyten die Aufrechterhaltung des Sauerstoffwechsels im Organismus ist, wird eine Beeinträchtigung desselben bei allen Anämien zu erwarten sein. Die Schwere derselben richtet sich nach dem Grad der Anämie. Eine Beschleunigung der Herztätigkeit und der Atmung ist daher bei Anämien als eine Selbstregulationseinrichtung des Organismus aufzufassen, weil sie eine bessere Ausnutzung der vorhandenen Sauerstoffmengen ermöglicht. Der Verblutungstod erfolgt durch Erstickung infolge von Sauerstoffmangel. Bei chronischen Anämien treten allmählich auch Schädigungen bestimmter Organe auf, von denen die wichtigste, anatomisch leicht nachweisbare die Fettmetamorphose der Herzmuskulatur ist, während die funktionellen Schädigungen vieler anderer Organe kein anatomisches Substrat haben. Die Ursache derselben ist wohl vorwiegend, aber keineswegs allein, die Hämoglobinarmut, außerdem aber auch der Mangel an vielen anderen Blutbestandteilen.

2. Die Polycythämien.

Die Polycythämien, auch Polyglobulien und Hyperglobulien genannt, sind Zustände, bei denen die Zahl der roten Blutkörperchen in der Raumeinheit Blut vermehrt ist. Die Pathogenese dieser Zustände ist eine verschiedene. Eine Form der Polycythämie, die deshalb auch als relative Polycythämie bezeichnet wird, kommt dadurch zustande, daß durch Austritt von Blutplasma eine Bluteindickung hervorgerufen wird (Cholera, starke Schweiße). Im Gegensatz hierzu bezeichnet man als absolute Polycythämie solche Zustände, bei denen ohne gleichzeitige Bluteindickung eine wahre Vermehrung der roten Blutkörperchen und des Hämoglobins stattgefunden hat. Für die meisten Fälle dieser Art von Polycythämie ist es wahrscheinlich, daß gleichzeitig auch eine Plethora vera oder Polyhämie besteht, eine Vermehrung der Gesamtblutmenge.

In den meisten Fällen ist eine Polycythämie sekundärer und symptomatischer Aetiologie, bedingt durch gewisse pathologische Vorgänge im Organismus. In bewußter Anlehnung an die Bezeichnung Leukocytose nennt man jetzt nach meinem Vorschlag diese Formen Erythrocytosen. Außerdem gibt es als selbstständiges Krankheitsbild noch eine Form der Polycythämie, deren Ursache unbekannt ist und die auf einer dauernden Hyperplasie des Knochenmarks, insbesondere seines erythroblastischen Anteiles beruht. In bewußter Analogie zur Leukämie nennt man diese Erkrankung „Erythrämie".

Zu einer Erythrocytose oder sekundären Polycythämie kann es sowohl unter physiologischen wie pathologischen Verhältnissen kommen.

Zu den physiologischen Erythrocytosen kann man die relative Polyglobulie durch Bluteindickung nach starkem Schwitzen infolge von besonders starken Muskelanstrengungen und nach beabsichtigten Schwitzprozeduren rechnen, die infolge starker Wasserabgabe durch Schweiß und vermehrte Atmung durch Bluteindickung vorkommt. Eine solche relative Erythrocytose muß man diagnostizieren, wenn eine Blutuntersuchung neben einer vermehrten Zahl der roten Blutkörperchen eine Herabsetzung des Wassergehaltes des Blutserums und eine Erhöhung des Trockenrückstandes ergibt.

Absolute Erythrocytose wird unter physiologischen Bedingungen am häufigsten bei Neugeborenen angetroffen. Dieselbe verschwindet gewöhnlich in den ersten Lebenstagen sehr schnell.

Bekannt ist die Blutkörperchenvermehrung beim Aufenthalt im Hochgebirge und in verdünnter Luft. Dieselbe beruht sicherlich auf einer vermehrten Neubildung und geht wahrscheinlich auch mit einer Vermehrung der Gesamtblutmenge einher. Als Reiz für die Blutkörperchenneubildung wirkt der verringerte Partialdruck des Sauerstoffs. Es liegt hier ein teleologisch sehr zweckmäßiger Vorgang vor, durch welchen der Sauerstoffwechsel des Organismus erleichtert wird. Nach Rückkehr in die Ebene sinkt die Zahl der roten Blutkörperchen wieder sehr schnell auf normale Werte. Artefiziell kann man eine sekundäre Polycythämie mit Hilfe der Kuhnschen Lungensaugmaske hervorrufen, die ja eine ungenügende Sauerstoffzufuhr und damit eine verminderte Sauerstoffspannung im Blute erzeugt. Interessant ist, daß durch Atmen verdichteter Luft in der pneumatischen Kammer, wo also ein erhöhter Partialdruck des Sauerstoffes herrscht, eine Herabsetzung der Erythrocytenzahl festgestellt ist.

Pathologische Erythrocytosen beobachtet man unter der Einwirkung bestimmter Gifte, sowie bei gewissen Erkrankungen.

Toxische Erythrocytosen sind bei Vergiftung durch Phosphor, mit Kohlenoxyd, mit Benzin und anderen Teerprodukten festgestellt worden. Höchstwahrscheinlich beruhen dieselben auf einer voraufgehenden Zerstörung der roten Blutkörperchen oder wie beim Kohlenoxyd auf einer teilweisen Außerfunktionssetzung der sauerstoffbindenden Funktionen des Hämoglobins. Auch nach längerem Gebrauch von Eisen und Arsen, sowie nach Tuberkulininjektionen, ferner unter dem Einfluß kleinster Mengen von Hämolysinen sind Erythrocytosen gesehen worden.

Noch ungeklärt ist die die Erythrocytenzahl erhöhende Wirkung des Adrenalin, Coffein und Strophantus.

Von besonderem Interesse ist die einige Male nach Exstirpation der Milz beobachtete Erythrocytose. Man muß hier zwei Formen unterscheiden. Die eine derselben ist nur vorübergehend und mit Sicherheit bisher nur im Tierexperiment festzustellen gewesen, nämlich in den ersten Tagen nach einer Exstirpation der Milz. Man kann sie nur auf den Ausfall der blutkörperchenzerstörenden Funktion der Milz zurückführen, die aber dann allmählich von anderen Organen übernommen wird. Ganz anderer Pathogenese dagegen ist die bisher nur beim Menschen nach Splenektomie als Dauerzustand beobachtete, sich erst allmählich nach Entfernung der Milz entwickelnde Erythrocytose, die höchstwahrscheinlich dauernd bestehen bleibt. Sie ist, wie bei Besprechung der Funktionen der Milz bereits erörtert, darauf zurückzuführen, daß die die Erythroplastik des Knochenmarks regulierende Funktion der Milz bei manchen Individuen eine so wichtige Rolle spielt, daß ihr Fortfall eine dauernde Mehrproduktion von roten Blutkörperchen von seiten des Knochenmarks zur Folge hat.

Symptomatische Erythrocytosen sind bei einer größeren Zahl von Krankheiten beschrieben worden. Regelmäßig findet man sie bei chronisch dyspnoischen Zuständen, mögen sie durch Lungenerkrankungen, wie besonders durch Emphysem, oder durch Herzfehler bedingt sein. Sie treten gewöhnlich im Stadium der Dekompensation ein. Eine regelmäßige Erscheinung sind sie, auch ohne Kompensationsstörung, bei kongenitalen Herzfehlern, insbesondere der kongenitalen Pulmonalstenose. Die Mehrzahl der Autoren steht jetzt auf dem Standpunkte, auch in diesen Fällen keine Bluteindickung, sondern eine vermehrte Blutneubildung anzunehmen. Auch die Ursache für diese Erythrocytosen ist offenbar in einer verminderten Sauerstoffspannung des Blutes zu suchen, die durch die mangelnde Blutzirkulation bedingt ist.

Es gibt auch pathologische Erythrocytosen, die als relative Polycythämien aufzufassen sind. Es sind das meistens lokale Vermehrungen der Erythrocytenzahl in hyperämischen Teilen, wo entweder Stauungen oder aktive Hyperämien entzündlicher Natur lokale Blutansammlungen mit sekundärer Eindickung des Blutes zur Folge haben. Ferner beobachtet man sie bei Cholera.

b) Allgemeine Pathologie der Leukocyten.

Die Bedeutung der einzelnen Arten der farblosen Blutkörperchen in der Physiologie und Pathologie ist eine verschiedene. Die polymorphkernigen neutrophilen Leukocyten sind eine Art fliegender Polizeitruppe, und vermögen infolge ihrer phagocytotischen und fermentativen Eigenschaften im strömenden Blute wie in den Geweben fremdartige Bestandteile, besonders Mikroben, zu fressen und zu vernichten. Man nennt sie deshalb mit Metschnikoff auch Mikrophagen. Sie sind bei vielen Infektionskrankheiten im Blute vermehrt und wandern bei entzündlichen Prozessen in die Gewebe und Exsudate aus, wo sie, in großen Massen angesammelt, den Eiter bilden. Die gewebsverflüssigenden Eigenschaften des Eiters beruhen auf dem Gehalt dieser Leukocyten an proteolytischem Ferment. Viel geringer und noch sehr wenig gekannt ist die Bedeutung der eosinophilen Leukocyten, die auch amöboider Bewegung fähig sind und Phagocytose ausüben. Die Monocyten werden Makrophagen genannt, weil sie vorwiegend größere körperliche Gebilde, insbesondere Zelldetritus oder ganze Zellen fressen. Die Lymphocyten, die ein fettspaltendes Ferment enthalten, spielen besonders bei tuberkulösen Prozessen in Geweben eine Rolle. Auch ihnen kommt eine wenn auch nur unbedeutende amöboide Beweglichkeit zu. Ueber die Bedeutung der Mastzellen, die im Blute bei myeloider Leukämie und bei Erythrämie vermehrt auftreten, in den Geweben bei chronischen Entzündungen, weiß man so gut wie nichts.

In großen Massen findet man alle Arten von Leukocyten, insbesondere auch eosinophile Zellen, während der Verdauung in den Schleimhäuten des Magens und des übrigen Intestinaltraktus angehäuft. Doch weiß man nicht, welche Funktionen sie hier zu erfüllen haben.

Unter pathologischen Verhältnissen treten auch in der Struktur der Leukocyten bisweilen Veränderungen auf. In den neutrophilen Zellen findet man bei entzündlichen Prozessen bisweilen Fettmetamorphose auch im strömenden Blut, ferner eine positive Glykogenreaktion, kenntlich am Auftreten brauner Schollen bei Behandlung mit Jodlösungen oder Joddämpfen. Diese Glykogenreaktion der Leukocyten tritt auch beim Diabetes auf. Ein seltener Befund sind die sogenannten Pseudolymphocyten, die durch Zerfall polynukleärer Leukocyten entstehen, und als kreisrunde, lymphocytenartige Zellen, aber mit neutrophiler Granulation erscheinen. Sie werden bei hämorrhagischen Pocken und Blutgiftanämien gefunden. Häufig findet man in Leukocyten Vacuolen, die offenbar Kennzeichen einer stattgehabten, aber bereits erledigten Phagocytose sind. Ein sehr seltener Befund bei Reizzuständen des Knochenmarks sind granulationslose, polymorphkernige Leukocyten.

Unter normalen Verhältnissen ist nicht nur die Leukocytenzahl, abgesehen von geringen Schwankungen, konstant, sondern auch das Mischungsverhältnis der verschiedenen Formen der farblosen Blutkörperchen bleibt immer ungefähr das gleiche. Unter pathologischen Bedingungen aber sowie auch unter gewissen physiologischen Zuständen erleidet sowohl die Zahl wie das Mischungsverhältnis der Leukocyten Abweichungen. Eine Verminderung der Leukocytenzahl nennt man Leukopenie oder Hypoleukocytose, eine Vermehrung derselben Leukocytose oder Hyperleukocytose und Abweichungen im Mischungsverhältnis der einzelnen Leukocytenformen nennt man je nach der Art der betroffenen Leukocytenformen. Man spricht dann von Neutrophilie, von Eosinophilie, von Lymphocytose, von Monocytose und von Mastzellenleukocytose. Dabei kann die Gesamtzahl der Leukocyten normal, vermehrt oder vermindert sein. Bei normaler oder erhöhter Leukocytenzahl bedeutet die relative Vermehrung einer Leukocytenform gleichzeitig eine Erhöhung ihrer absoluten Zahl, bei Leukopenien nur bei sehr starker relativer Vermehrung.

1. Die Leukocytose.

Es gibt lokale und allgemeine Leukocytosen. Zu lokalen Leukocytosen kommt es unter der Einwirkung entzündlicher Reize. Diese lokalen Leukocytosen gehen fast immer mit einer Hyperämie einher. In den stark erweiterten und prall gefüllten Gefäßen sammeln sich die Leukocyten in großen Massen an, durchwandern die Wand der Gefäße und dringen in das umgebende Gewebe ein. Die Frage der lokalen Leukocytosen soll im Kapitel über die Entzündung eingehender erörtert werden.

Die allgemeinen Leukocytosen beruhen auf einer Vermehrung der Leukocytenzahl im gesamten Kreislauf. Man führt diese Leukocytosen zurück auf die Einwirkung gewisser toxischer Substanzen, wie sie namentlich von Bakterien abgesondert werden, welche die Eigenschaft haben, positiv chemotaktisch auf die Leukocyten einzuwirken. Für die meisten Fälle muß man aber wohl annehmen, daß nicht nur das Kreisen einer positiv chemotaktisch auf Leukocyten wirkenden Substanz im Blute allein Ursache der Leukocytenvermehrung ist, sondern man muß annehmen, daß diese Stoffe auch auf die Bildungsstätten der Leukocyten im Sinne einer vermehrten Neubildung einwirken.

Die neutrophile Leukocytose (Tafel VI, Fig. 1).

Die neutrophile Leukocytose ist die häufigste und wichtigste Form der funktionellen und symptomatischen Leukocytenvermehrung. Bei ihr besteht nicht nur eine Gesamtvermehrung der farblosen Blutkörperchen, sondern gleichzeitig auch eine relative Vermehrung der polymorphkernigen neutrophilen Leukocyten.

In den meisten Fällen findet man bei neutrophilen Leukocytosen Zahlen von etwa 10—30 000. Höhere Werte sind selten, doch kann bisweilen die Vermehrung bis in die Hunderttausende gehen. Die Prozentzahl der neutrophilen polymorphkernigen Leukocyten steigt bei der neutrophilen Leukocytose bis auf 90 % und höher. Dementsprechend sinken die Prozentzahlen für die anderen Leukocytenformen und die Eosinophilen können ganz aus dem Blute verschwinden. Bei den meisten Leukocytosen treten im Blute auch einige Plasmazellen auf, die hier als Reizungsformen (Tafel I, Fig. 15) bezeichnet werden. Es handelt sich dabei um myeloblastische Plasmazellen, die aus dem Knochenmark stammen. Je stärker und langandauernder die Leukocytose ist, in desto größerer Zahl werden auch unreife Elemente aus dem Knochenmark ausgestoßen, und die Zahl der Zellen mit einem Kern wird über die normale Menge von etwa 5 % vermehrt. In solchen Fällen treten auch Myelocyten, sehr selten auch Myeloblasten ins Blut über. Eine solche Verschiebung des neutrophilen Blutbildes nach links deutet immer auf eine starke Inanspruchnahme des Knochenmarks hin, während das Ausbleiben dieser Verschiebung darauf schließen läßt, daß ein weniger intensiv wirkender Reiz ausgeübt wird. Natürlich spielt hierbei auch der Verbrauch der Leukocyten eine Rolle; je mehr Leukocyten zerfallen, desto intensiver wird die Neubildung im Knochenmark vor sich gehen müssen, und desto mehr unreife Formen werden ausgeschwemmt. Ziemlich häufig treten auch bei neutrophilen Leukocytosen Normoblasten in spärlicher Anzahl ins Blut über. Auch findet man bei neutrophilen Leukocytosen nicht selten Degenerationserscheinungen an den Leukocyten, wie das Auftreten von Fettkörnchen, von Glykogenschollen und von Vakuolen.

Auf diese interessanten Verschiebungen innerhalb des neutrophilen Blutbildes hat Arneth zuerst die Aufmerksamkeit gelenkt. Er teilt die neutrophilen Leukocyten auf Grund ihrer Kernform in 5 Klassen, Zellen mit 1 Kern, Zellen mit 2 Kernsegmenten, mit 3, 4 und schließlich 5 und mehr Kernteilen. Im normalen Blut gehören 5 % der neutrophilen Leukocyten zur ersten Klasse, 35 % zur zweiten, 41 % zur dritten, 17 % zur vierten und 2 % zur fünften Klasse, zu der die Zellen mit 5 und mehr Kernsegmenten gehören. Jetzt scheiden aber die meisten Autoren die neutrophilen Zellen nur in 2 Klassen; zur ersten gehören die Elemente mit einem Kern, also vor allem die Myelocyten und die Metamyelocyten, zu der zweiten Klasse alle übrigen neutrophilen Elemente. Eine Vermehrung der Zellen der ersten Klasse nennt Arneth eine Verschiebung des neutrophilen Blutbildes nach links, weil er bei der Aufstellung des neutrophilen Blutbildes die Prozentzahl dieser Klasse an erster Stelle niederschrieb, also links, eine Vermehrung der übrigen Zellformen nennt er eine Verschiebung nach rechts. Letztere ist prognostisch günstig, da sie zeigt, daß der Organismus einen großen Vorrat reifer neutrophiler Zellen besitzt. Eine Vermehrung der Zellen der ersten Klasse dagegen ist, besonders bei niedrigen Gesamtleukocytenzahlen, prognostisch ungünstig, da sie auf eine starke Inanspruchnahme der Reservekräfte des Knochenmarkes hinweist.

Die Prozentzahlen für die verschiedenen Klassen der neutrophilen Leukocyten erhält man auf Grund des Durchzählens von 200 Zellen.

Die diagnostische und prognostische Bedeutung des Arnethschen neutrophilen Blutbildes ist nur mit größter Vorsicht, vor allem unter Berücksichtigung des gesamten klinischen Bildes, zu bemessen.

Unter physiologischen Verhältnissen findet man eine geringgradige Leukocytose, etwa bis zu 10 000 auf der Höhe der Verdauung (Verdauungsleukocytose). Doch tritt auch bei fastenden Menschen in den Nachmittagsstunden gewöhnlich eine Erhöhung der Leukocytenzahl auf. Eine physiologische Leukocytose ist ferner die allerdings meist geringgradige Leukocytenvermehrung in der Schwangerschaft und die meist beträchtlichere während der Geburt. Letztere ist vielleicht ursächlich auf dieselben Momente zurückzuführen, wie die nach starken Muskelanstrengungen beobachtete Vermehrung der farblosen Blutkörperchen.

Unter pathologischen Verhältnissen ist die neutrophile Leukocytose am häufigsten bei einer Reihe von Infektionen. Besonders Staphylokokken- und Streptokokkeninfektionen, besonders wenn sie zu lokalen Eiterungen oder Phlegmonen führen, gehen mit starker neutrophiler Leukocytose einher. Das gleiche gilt für lokale Coliinfektionen, die oft zu Eiterungen führen. Akute Infektionskrankheiten, die meist mit neutrophiler Leukocytose einhergehen, sind ferner die Pneumonie, der Scharlach, manche Formen von Sepsis, das Erysipel, die Diphtherie. Das Ausbleiben einer Leukocytose bei diesen Affektionen, oder gar das Vorhandensein einer Leukopenie deutet auf eine besonders schwere Infektion und eine Erlahmung der Abwehrkräfte des Organismus hin.

Experimentell hervorrufen kann man neutrophile Leukocytose durch Injektion von Terpentin, Nukleinsäure, Kampher, Organextrakte und viele Eiweißkörper, besonders artfremdes Eiweiß.

Die Eosinophilie.

Eine relative Vermehrung der eosinophilen Leukocyten bezeichnet man als Eosinophilie. Dieselbe kann bisweilen auch mit einer Gesamtvermehrung der Leukocyten einhergehen. Von den akuten Infektionskrankheiten findet man vielfach beim Scharlach mäßige Grade von Eosinophilie. Doch beruht hier die Gesamtvermehrung der Leukocyten wesentlich auf der gleichzeitig vorhandenen Neutrophilie. Außerdem findet man Eosinophilie auffällig häufig bei tierischen Parasiten, die offenbar ganz besonders stark positiv chemotaktisch wirkende Substanzen für diese Zellform enthalten. Die stärksten Grade von Eosinophilie kommen bei Trichinose vor, wo bis zu 60% und mehr beobachtet worden sind. Nächstdem wird Eosinophilie am häufigsten bei Echinokokken angetroffen sowie bei Anchylostomiasis. Eosinophilie wird ferner häufig bei einer großen Zahl von Hautkrankheiten, bei manchen Ekzemen, bei Pemphigus, bei Urtikaria und anderen gefunden. Offenbar sind es gewisse, bei verschiedenen Erkrankungen auftretende toxische Zerfallsprodukte der Haut, welche die eosinophilen Zellen reizen.

Es gibt ferner eine postfebrile Eosinophilie, die nach Abfall des Fiebers bei solchen Krankheiten auftritt, die vorher eine Aneosinophilie oder Eosinopenie gezeigt haben. Endlich tritt eine Eosinophilie im anaphylaktischen Shock auf. Zu erwähnen ist ferner noch die Eosinophilie bei der myeloiden Leukämie und die Eosinophilie beim Asthma bronchiale.

Die relative Lymphocytose.

Zugleich mit einer absoluten Leukocytose kommt eine Vermehrung der Lymphocyten nur bei der lymphatischen Leukämie und Aleukämie vor. Zugleich mit einer Leukopenie findet man eine relative Lymphocytose bei perniziöser Anämie, bei gewöhnlichen schweren Anämien mit mangelnder Regenerationskraft des Knochenmarks und bei den sogenannten aplastischen Anämien. Ferner besteht relative Lymphocytose zugleich mit Leukopenie beim Typhus. Bei normaler Leukocytenzahl ist relative Lymphocytose besonders häufig beim Basedow, beim chronischen Gelenkrheumatismus, manchmal beim Status lymphaticus und einer ganzen Reihe anderer chronischer Krankheiten festgestellt worden, und endlich auch als postfebrile oder postinfektiöse Lymphocytose in der Rekonvaleszenz von Infektionskrankheiten. Unter physiologischen Verhältnissen besteht beim Säugling und bei Kindern in den ersten Lebensjahren eine Lymphocytose bis zu 60 % und mehr.

Die Mononukleose.

Ueber das Vorkommen und die Bedeutung der Mononukleose sind die Akten noch nicht geschlossen. Besonders häufig ist sie bei Protozoenaffektionen, namentlich bei der Malaria. Auch im ersten Stadium der Pocken ist sie beschrieben worden. Man trifft sie aber häufig noch bei einer ganzen Reihe anderer Affektionen, ohne daß es bisher möglich gewesen wäre, gesetzmäßige Beziehungen festzustellen.

Die Mastzellenleukocytose.

Eine Vermehrung der Mastzellen ist eine regelmäßige Erscheinung bei der myeloiden Leukämie, häufig auch bei der Erythrämie. Bei anderen Erkrankungen ist bisher nichts Gesetzmäßiges von einer Vermehrung der Mastzellen bekannt.

2. Die Leukopenie.

Die Leukopenie oder Hypoleukocytose ist seltener als die Leukocytose. Sie entsteht auf der Basis einer auf die Leukocyten negativ chemotaktisch wirkenden und die Leukopoëse im Knochenmark hemmenden, im Blute kreisenden Schädlichkeit. Sie geht vielfach der Leukocytose vorauf, besteht aber auch bei vielen Krankheiten dauernd. Von Infektionskrankheiten sind hier zu nennen die Masern, der Typhus und manche Fälle von Sepsis, von anderen Krankheiten schwere Anämien, besonders die perniziöse. Alle Zustände, welche mit Hyperleukocytose einhergehen, können infolge Erlahmens der Knochenmarktätigkeit zu Leukopenie als signum mali ominis führen. Ja es gibt Erkrankungen toxisch-infektiöser Natur, die zu einer fast völligen Zerstörung des Leukoblastenapparates führen können, zu einer sogenannten A l e u k i e oder A m y e l i e, wo man eine hochgradige Atrophie des gesamten Knochenmarks antrifft. Experimentell kann man Leukocytenschwund durch Behandlung mit Röntgen- oder Radium- und Mesothoriumstrahlen erzeugen, oder durch Applikation wasserlöslicher radioaktiver Substanzen wie Thorium X und endlich durch Behandlung mit Benzol, einer spezifisch leukotoxisch wirkenden Substanz, oder durch Toxine aus Typhusbazillen. Auch bei Leukopenien findet man oft Plasmazellen (Reizungsformen) im Blute.

Um das Verhalten des Blutbildes im Verlauf von Krankheiten übersichtlich darzustellen, braucht man entweder ein Schema, wie es Seite 72 zeigt, oder man legt Kurven an. Speziell haben sich Leukocytenkurven bewährt, welche in die Temperaturkurve eingetragen werden (siehe Fig. 18. Die Kurven entstammen einer Arbeit von K o t h e. Temperatur schwarz, Puls _ _ _ _ _ , Leukocytenzahl schraffiert.).

c) Leukämie.

Im Gegensatz zur Leukocytose, die eine symptomatische, durch bekannte Reize hervorgerufene Leukocytenvermehrung ist, die re-

Die Leukämie

parabel ist und mit dem Aufhören der Reizeinwirkung schwindet, ist die Leukämie eine bisher unheilbare, ätiologisch noch ganz unklare, auf einer Erkrankung der Blutbildungsorgane beruhende Leukocytenvermehrung, die stets zu einem tödlichen Ausgang führt.

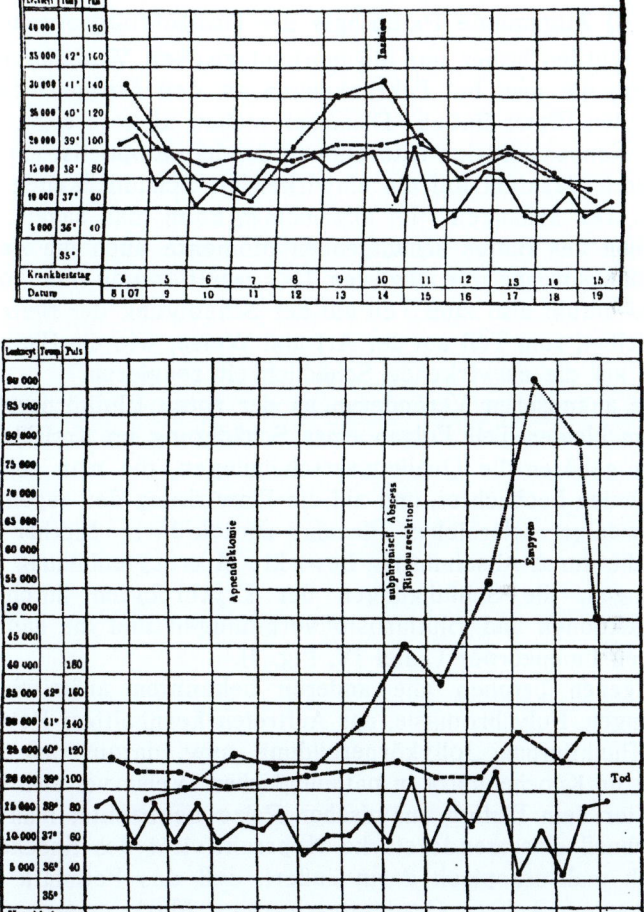

Fig. 18.

Bei der Leukocytose ist die Ueberproduktion von Leukocyten nur eins der Krankheitssymptome, bei der Leukämie ist sie das Wesen der Krankheit selbst. Alles spricht dafür, daß die unbekannte Noxe in den Blutbildungsorganen selbst lokalisiert ist.

Man unterscheidet jetzt eine lymphatische Leukämie, die auf Hyperplasie des Lymphadenoidgewebes beruht und vornehmlich in generalisierten Lymphknotenschwellungen sich manifestiert, und eine myeloide Leukämie, die auf einer Hyperplasie des Myeloidgewebes und auf einer Erkrankung des Knochenmarks und einer starken Milzschwellung myeloider Struktur basiert. Beide Erkrankungen können akut oder chronisch verlaufen.

d) Allgemeine Pathologie der Blutbildungsorgane.

Es wurden bisher nur die morphologischen Veränderungen besprochen, die man bei Erkrankungen an den Formelementen des strömenden Blutes findet. Dieselben stehen aber in engstem genetischen Konnex mit den Alterationen der hämatopoetischen Organe, von deren Reaktion auf die einwirkenden Schädlichkeiten sie zum größten Teil abhängen. Im allgemeinen kann man sagen, daß alle die Zellen des Blutes schädigenden Momente auch die Zellen der Blutbildungsorgane mit affizieren. Das resultierende morphologische Blutbild beruht also zum Teil auf der Schädigung der Blutzellen im Blute selbst, zum Teil auf der Art und Weise, wie die Blutbildungsorgane auf die einwirkende Schädlichkeit reagieren.

Die anämischen Veränderungen der roten Blutkörperchen sind nur zum kleinen Teil Folgen einer Schädigung im Kreislauf selbst. Hierher gehören die Quellungserscheinungen, die man gelegentlich bei Anämien beobachtet, und auf die Einwirkung des gegenüber der Norm weniger salzreichen Plasmas zurückführt. Hierher gehören ferner die durch Abschnürung bewirkte Mikrocytenbildung bei Verbrennungen, die Schädigungen der Erythrocyten durch Protozoeninfektionen und Blutfarbstoffvergiftungen und die hämoglobinämischen Innenkörper (Tafel IV, Fig. 4).

Dagegen beruhen alle anderen bekannten anämischen Veränderungen, Polychromasie, das Auftreten kernhaltiger Roter, basophiler Punktierung, Jollykörperbildung, usw. darauf, daß die Blutbildung im Knochenmark in pathologischer Weise vor sich geht.

Unter dem Einfluß anämischer Reize beobachtet man nämlich eine schnell einsetzende starke Hyperaktivität des Knochenmarks, die sich makroskopisch darin äußert, daß das Fettmark in mehr oder weniger hohem Grade durch rotes Mark ersetzt wird. In den langen Röhrenknochen erfolgt diese Neubildung im allgemeinen so, daß sie an den proximalen Epiphysen beginnt und allmählich gegen die distalen fortschreitet. Doch kommt daneben auch eine fleckweise Regeneration vor. An den kurzen Knochen kann man die anämische Reaktion besser mikroskopisch erkennen, wobei man leicht eine Verminderung des Fettes und eine Zunahme des roten Markes feststellt. Vorwiegend beruht die Regeneration des roten Markes bei Anämien auf einer Zunahme der kernhaltigen roten Zellen, doch findet immer gleichzeitig auch eine Vermehrung der Leukocyten statt. Der besondere Reichtum an Erythroblasten ist jedenfalls das mikroskopische Kennzeichen des anämischen Markes. Bei schweren Anämien bleiben auch die Milz und die lymphatischen Apparate, die sonst keinen Anteil an der Erythroblastenbildung haben, nicht reaktionslos. Es kommt zur myeloiden Umwandlung derselben, zur Blutbildung in ihnen, indem sich in der Milzpulpa und im interfollikulären Gewebe der Lymphknoten echtes Myeloidgewebe entwickelt. In der Milzpulpa erfolgt offenbar die myeloide Umwandlung aus denjenigen Elementen, die eine positive Oxydasereaktion geben und dadurch schon in der normalen Milz sich als schlummernde Myeloidzellen erweisen, im interfollikulären Lymphknotengewebe wahrscheinlich aus periadventitiellen Elementen. Auch in der Leber kann es zu einer myeloiden Umwandlung bei schweren Anämien kommen, die vorwiegend ihren Ausgang von den Kapillarendothelien nimmt.

Sehr selten ist bei Anämien ein gänzliches Ausbleiben der Blutregeneration im Knochenmark, noch seltener statt einer Regeneration das Auftreten einer Knochenmarksatrophie.

Die Erythrocytosen und die Erythrämie beruhen gleichfalls auf einer starken Blutneubildung im Knochenmark, das sich dabei gerade so in rotes Mark umwandelt wie bei Anämien. Doch vermißt man bei mikroskopischer Untersuchung stärkere Grade von Poikilocytose, Anisocytose und Polychromasie. Myeloide Umwandlung der anderen Blutbildungsorgane findet man bei diesen Zuständen auch.

Auch bei den neutrophilen Leukocytosen findet man als Grundlage des ganzen biologischen Vorganges eine Hyperplasie im Knochenmark, die aber vorwiegend die weißen Blutzellen und ihre Vorstufen betrifft. Es findet im leukocytotisch gereizten Knochenmark eine sehr lebhafte Proliferation aller farblosen Elemente statt, insbesondere eine vermehrte Neubildung granulierter Elemente aus ungekörnten und man sieht zahlreiche Mitosen in Myeloblasten und Myelocyten. Auch bei den Leukocytosen kommt myeloide Umwandlung der Milz, der Lymphknoten und der Leber vor.

Bei der Eosinophilie sind die Gesamtveränderungen viel geringere, nur eine Vermehrung der Eosinophilen ist nachweisbar.

Ueber die der Lymphocytose zu Grunde liegenden Veränderungen der Blutbildungsorgane, die höchstwahrscheinlich vorwiegend Milz und lymphatische Apparate betreffen, weiß man noch wenig Positives, noch weniger über die anatomische Grundlage der Mononukleosen.

Die Veränderungen der Blutbildungsorgane bei der Leukämie beruhen wie die der Leukocytose auf einer Hyperplasie des Leukoblastenapparates, die aber viel höhere Grade erreicht und sich nicht auf die eigentlichen Blutbildungsorgane beschränkt, sondern außer der meist sehr stark befallenen Leber eigentlich kein Organ freiläßt. Diese leukämischen Neubildungen, die man früher für Metastasen hielt, erklärt man jetzt für autochthone Produkte.

Wir finden bei der myeloiden Leukämie eine Hyperplasie des gesamten Myeloidgewebes im Organismus, des präformierten im Knochenmark und des latenten in allen anderen Blutbildungsorganen und im gesamten Bindegewebe des Organismus. Die stärksten Schwellungen weist gewöhnlich die Milz auf.

Bei der lymphatischen Leukämie haben wir eine Hyperplasie des gesamten Lymphadenoidgewebes, vorwiegend sind die Lymphknoten geschwollen. Aber auch Milz, Knochenmark, Leber und alle anderen Organe können Sitz ausgedehnter Neubildungen von Lymphadenoidgewebe werden.

Die Veränderungen des hämatopoetischen Apparates bei Anämien, Leukocytosen und Leukämien sind die wichtigsten und häufigsten. Es kommen natürlich, wie wir im speziellen Teil noch näher hören werden, auch zahlreiche andere Erkrankungen desselben vor, wie echte Geschwülste, infektiöse Granulationsgeschwülste, entzündliche und eitrige Prozesse und manche andere Erkrankungen. Besonders in der Pathologie der Milz, der ein eigenes Kapitel gewidmet werden soll, spielen dieselben eine größere Rolle.

Ein eigenartiges Phänomen sind die Knochenmarkgewebsembolien, bei denen sich ganze Zellaggregate, besonders auch Megakaryocyten, aus dem Mark loslösen und am häufigsten in den Lungenkapillaren stecken bleiben. Man hat sie namentlich bei Urämie und nach schweren Knochenbrüchen beobachtet und konnte sie experimentell durch intravenöse Injektion von Organbrei hervorrufen. Knochenmarkriesenzellen allein haben einige Autoren bei jeder Leukocytose in den Lungenkapillaren gefunden, im strömenden Blute sind sie wiederholt bei myeloischer Leukämie gefunden worden.

e) Die Rolle des Blutes bei der Entzündung.

Bei der Entzündung spielt das Verhalten des Blutes und seiner körperlichen Elemente, besonders der Leukocyten, eine ausschlaggebende Rolle. Die ersten Veränderungen, die man bei der Entzündung sieht, bestehen in einer Hyperämie und einer Zunahme der Leukocyten in den erweiterten Gefäßen. Dann beginnt die Exsudation, die zur Bildung eines entzündlichen Exsudates im Gewebe führt, und die mit einer Auswanderung der weißen Blutkörperchen verbunden ist. Nach den bekannten grundlegenden Versuchen Cohnheims sollten nur die polymorphkernigen Leukocyten die Gefäßbahn verlassen, nach neueren Untersuchungen und Feststellungen aber wandern auch Lymphocyten, wenn auch in geringen Mengen aus. Auch eosinophile Zellen, ferner auch Monocyten und Mastzellen können sich an der Exsudatbildung beteiligen. Die ausgewanderten Leukocyten bilden dann den Eiter. Die Eiterkörperchen sind zum größten Teil polymorphkernige, neutrophile Leukocyten, die sich allmählich immer mehr mit Fettkörnchen und Glykogenschollen beladen. Außerdem findet man in ihnen, wenn es sich um eine bakterielle Infektion handelt, auch die betreffenden Mikroben. Die Leukocyten fressen aber auch Gewebsbestandteile, wie Detritus und rote Blutkörperchen. Was die letzteren anbetrifft, so findet man sie fast bei allen einigermaßen starken Entzündungen, in besonders großer Menge bei den hämorrhagischen Entzündungen. Nicht jede Entzündung schreitet bis zur eigentlichen Eiterbildung fort, die ausgewanderten Leukocyten können auch, wenn die Entzündung frühzeitig genug zurückgeht, in den Gewebsspalten zerfallen und resorbiert werden.

Bei chronischen entzündlichen Prozessen überwiegen schließlich die Lymphocyten. Bei tuberkulösen Entzündungen findet man fast ausschließlich Lymphocyten im Exsudat. Eosinophile Zellen wandern in größeren Mengen bei spezifisch auf sie chemotaktisch einwirkenden Reizen aus, z. B. beim Asthma bronchiale, bei der Trichinose. Man findet sie daher bei diesen Zuständen nicht nur im Blute vermehrt, sondern auch reichlich im Asthmasputum bzw. in der Umgebung eingekapselter Muskeltrichinen. Auch gibt es bestimmte Darmkatarrhe, bei denen eine starke Eeosinophilie des Darmschleimes beobachtet wird. Man findet ferner auffällig viel eosinophile Zellen in Nasenpolypen, auch in Polypen anderer Schleimhäute, sowie bei manchen Karzinomen und Sarkomen.

Aber nicht nur bei der entzündlichen Exsudation, sondern auch bei der entzündlichen Gewebsneubildung spielen die Leukocyten eine wichtige Rolle. Die entzündlichen Rundzelleninfiltrate entstehen zwar zum Teil vielleicht aus ausgewanderten Lymphocyten, zum größeren Teil aber sicherlich aus den Histioleukocyten, den R i b b e r t schen kleinsten Lymphfollikeln, den Wanderzellen und den Klasmatocyten, den ruhenden Wanderzellen, sowie aus den periadventitiellen Zellen M a r c h a n d s. Auch eosinophile und Mastzellen können sich aus entsprechenden Histiocyten entwickeln.

Sehr bemerkenswerte und häufige Elemente sind dann bei allen chronischen Entzündungen die sogenannten Plasmazellen, lymphocytenähnliche Rundzellen mit einem Radspeichenkern, der an fixierten Präparaten häufig vom umgebenden Protoplasma durch einen Hof getrennt ist, und deren Protoplasma die Eigenschaft hat, sich nach der U n n a schen Plasmazellenfärbung intensiv blau mit polychromem Methylenblau zu färben und bei Anwendung des

Unna-Pappenheimschen Methylgrün-Pyroningemisches eine intensiv rote Färbung annimmt. Diese Plasmazellen, die in geringen Mengen auch in den normalen Blutbildungsorganen, besonders dem Knochenmark sowie auch im normalen Bindegewebe vorkommen, entstehen zum Teil aus Lymphocyten, zum Teil aus Bindegewebszellen. Im Knochenmark gibt es auch myeloblastische Plasmazellen.

Der Leukocytengehalt entzündlicher Produkte, besonders der Leukocytengehalt des Schleims und der Flüssigkeiten der serösen Höhlen, zeigt bei verschiedenen Krankheiten gewisse charakteristische Eigentümlichkeiten, die diagnostische Bedeutung besitzen (Cytodiagnose).

Veränderungen der physikalisch-chemischen Beschaffenheit des Blutes bei Krankheiten.

Die physikalisch-chemischen Veränderungen, welche das Blut bei Erkrankungen erleidet, sind mannigfachster Natur, aber noch lange nicht genügend untersucht. Weder sind alle Krankheiten nach dieser Richtung hin durchforscht, noch sind alle Bestandteile des Blutes auf ihre quantitativen Variationen bei Krankheiten bisher hinreichend studiert worden. Die Beziehungen der einzelnen Organe zu den verschiedenen Blutbestandteilen sind mannigfacher Natur. Erstens sezernieren einige Organe regelmäßig bestimmte Stoffe, die ins Blut übertreten, wie die Leber das Fibrinogen, die Nebennieren das Adrenalin. Zweitens haben gewisse Organe die Funktion, Stoffwechselprodukte weiter zu verarbeiten und die mit der Nahrung aufgenommenen und resorbierten Nährstoffe weiter abzubauen, drittens endlich können bei Erkrankungen viele Organe, besonders auch Neubildungen derselben, zur Produktion von Stoffen führen, die sonst dem Organismus fremd sind. Hieraus geht hervor, wie vielseitig die physikalisch-chemischen Veränderungen des Blutes als Transportweges aller dieser Produkte bei Krankheitszuständen sein können. Die inneren Sekrete können in zu großer oder in ungenügender Menge ins Blut abgesondert werden, oder ganz fehlen. Durch ungenügende Verarbeitung der Stoffwechselschlacken kommt es zur Anhäufung derselben im Blute, wodurch Störungen mannigfachster Art durch toxische Wirkungen auf bestimmte Organe ausgelöst werden können, eine ungenügende Verarbeitung und ein unzureichender Abbau der resorbierten Nährstoffe muß gleichfalls zu funktionellen Störungen und Ausfallserscheinungen führen und schließlich müssen auch durch Störungen der chemischen Vorgänge in einzelnen Organen gebildete körperfremde normalerweise im Blute nicht vorkommende Substanzen Giftwirkungen hervorbringen. Die große physiologisch-pathologische Bedeutung chemisch-physikalischer

Blutanomalien, vor allem aber ihr diagnostischer Wert, leuchtet daher ohne weiteres ein.

Die häufigste und bekannteste Anomalie in der physikalisch-chemischen Zusammensetzung des Blutes betrifft das Hämoglobin. Bei Anämien ist die Hämoglobinmenge herabgesetzt, bei Polycythämien ist sie erhöht. Chemische Modifikationen des Blutfarbstoffes, das Auftreten von Methämoglobin, Hämatin und anderen Hämoglobinderivaten wird vorwiegend bei Vergiftungen mit sogenannten Blutfarbstoffgiften beobachtet, kommt aber gelegentlich auch bei Organerkrankungen aus anderen Ursachen, so bei Infektionskrankheiten vor. Der Nachweis dieser Hämoglobinderivate erfolgt auf spektroskopischem Wege in dem mit Wasser verdünnten Blut. Bei Kohlenoxydvergiftung, die sich makroskopisch in einer auffallend hellroten Färbung des Blutes dokumentiert, findet man zunächst dieselben Absorptionsstreifen wie beim Oxyhämoglobin. Nach Zusatz von Schwefelammonium aber bleiben diese beiden Streifen erhalten, während beim normalen Blut das Spektrum des reduzierten Hämoglobins auftreten würde. Bei der Methämoglobinbildung, die man besonders nach Vergiftungen mit Kali chloricum, Pyrogallussäure, Pyrodin und anderen Stoffen beobachtet, erscheint ein Absorptionsstreifen in der Nähe der Linie F und ein anderer im Orange; nach Zusatz von Schwefelammonium erscheint das Spektrum des reduzierten Hämoglobins. Das Sulfhämoglobin, das bei Schwefelwasserstoffvergiftung auftritt, ist gekennzeichnet durch einen Absorptionsstreifen in Rot zwischen den Frauenhoferschen Linien C und D. Während normalerweise der Blutfarbstoff an das Stroma der roten Blutkörperchen gebunden ist, kann er unter pathologischen Verhältnissen teilweise auch in das Blutplasma übertreten, es kommt zur Hämoglobinämie.

Was die Gase des Blutes anlangt, so ist hier die häufigste Anomalie, die beobachtet wird, eine Kohlensäureüberladung des Blutes, die bei Störungen der Herz- und Atmungstätigkeit, sowie bei Verdünnung der atmosphärischen Luft oder völligem Abschluß derselben auftritt. Durch Atmen in Räumen, die giftige Gase enthalten, wie Kohlenoxyd, Schwefelwasserstoff usw. können auch diese in das Blut übertreten, und entweder direkt oder durch Beeinträchtigung des Sauerstoffbindungsvermögens des Hämoglobins schädigend und oft den Tod herbeiführend einwirken.

Das spezifische Gewicht des Blutes, das in erster Linie von der Zahl der roten Blutkörperchen abhängig ist, erleidet bei allen Anämien eine mehr oder weniger starke Herabsetzung, bei allen Polycythämien eine Erhöhung.

Der Wassergehalt des Blutes schwankt unter normalen physiologischen Verhältnissen nur in geringem Grade und kann z. B.

durch reichliche Wasserzufuhr vorübergehend steigen, durch langes Dursten und intensive Schwitzprozeduren vorübergehend sinken. Bei normaler Nierenfunktion wird aber im ersteren Fall das überschüssige Wasser sehr bald wieder ausgeschieden, im letzteren Fall bei Bluteindickung dadurch sehr bald wieder wett gemacht, daß aus den Wasserdepots des Organismus in den Geweben sehr schnell wieder Wasser ins Blut übertritt.

Sehr häufig ist Hydrämie eine Begleiterscheinung von Anämien und Nierenerkrankungen, besonders solchen, die mit Oedemen einhergehen. Ebenso kommen bei Kompensationsstörungen der Kreislauforgane Wasseransammlungen im Blute und in den Geweben vor.

Eine Hydrämie kann aber nicht nur durch Wasserretention, sondern auch durch Abnahme der Eiweißkörper des Blutes, und zwar speziell des Blutserums entstehen. Diesen Vorgang findet man bei vielen kachektischen Zuständen, bei Anämien, chronischen Infektionskrankheiten, wie Tuberkulose und bösartigen Geschwülsten.

Eine Konzentrationszunahme des Blutes, also eine Verminderung des Wassergehalts wird bei starken Flüssigkeitsverlusten durch den Darm, wie besonders bei Cholera, oder durch unstillbares Erbrechen und bei Störungen der Wasseraufnahme infolge von Pylorus- oder Oesophagusstenosen beobachtet.

Die osmotische Konzentration des Blutes ist am häufigsten bei Nierenkrankheiten, sowie bei Kompensationsstörungen des Herzens gestört, und zwar im Sinne einer Erhöhung. Doch tritt dieselbe nicht bei jeder Insuffizienz der Nieren ein und ist nicht einmal bei Urämie eine regelmäßige Erscheinung, bei der man gewöhnlich aber die tiefsten Erniedrigungen des Gefrierpunktes antrifft. Im Fieber soll die Molekularkonzentration gewöhnlich normal bleiben.

Was die einzelnen mineralischen Bestandteile des Blutes, insbesondere des Blutserums betrifft, also Kalium, Natrium, Kalk, Chlor, Magnesium und Phosphor, so kommen auch hier unter pathologischen Zuständen Abweichungen vor, über die man aber noch relativ wenig weiß. Am besten bekannt ist das Verhalten des Chlors. Am häufigsten hat man im Fieber eine Verarmung des Blutes an Chlor beobachtet. Durch Kochsalzeinschränkung kann man dem Blute einen beträchtlichen Teil seines Chlorgehalts entziehen.

Noch weniger ist bekannt über das Verhalten der mineralischen Bestandteile der roten und weißen Blutkörperchen bei Krankheiten.

Was das Verhältnis der Globuline zu den Albuminen im Blutserum betrifft, so ist dasselbe ein ziemlich konstantes. Man bezeichnet das Verhältnis der Albumine zu den Globulinen als den Eiweißquotienten des Blutserums und derselbe beträgt etwa 1,5. Bei Krankheiten erleidet diese Zahl mannigfache Modifikationen, ohne daß es bisher möglich wäre, daraus irgendwelche Schlüsse zu ziehen.

Erhebliche Schwankungen zeigt derjenige Stickstoff des Blutes, der an nicht koagulable Eiweißkörper und andere stickstoffhaltige Verbindungen gebunden ist, und den man als Reststickstoff bezeichnet. Hierzu gehören die Albumosen, die Aminosäuren, Glykokoll, Harnstoff, Kreatin, Hippursäure und Ammoniak. Erhöhungen des Reststickstoffes, der normalerweise etva 5 bis 10 % des Gesamtstickstoffes beträgt, findet man häufig. Bei reichlicher N-haltiger Nahrung, bei Nephritis und besonders bei Urämie, sowie bei Gicht ist dies in erster Linie der Fall. Bei Gicht findet man außerdem eine Vermehrung der Purinbasen und der Harnsäure. Eine Vermehrung des Blutzuckers, eine Hyperglykämie, findet man in erster Linie beim Diabetes mellitus. Eine Hyperglykämie findet man auch beim Fieber, nach Aderlässen, bei dyspnoischen Zuständen, sowie nach parenteraler Eiweißzufuhr.

Fett im Blute findet man stets auf der Höhe der Verdauung, alimentäre Lipämie. Im nüchternen Zustand findet man eine Lipämie beim Diabetes, besonders wenn gleichzeitig Azidose und Koma besteht.

Unter pathologischen Zuständen treten auch abnorme Farbstoffe im Blute auf. Die Hämoglobinämie wurde bereits erwähnt. Bilirubin tritt beim Ikterus ins Blut über, und wird auch beim sogenannten hämolytischen Ikterus gewöhnlich festgestellt. Urobilin kommt bei Leberkrankheiten und bei abnormem Blutzerfall vor, besonders bei perniziöser Anämie, hämolytischem Ikterus und der Resorption von größeren Blutergüssen.

Was die Fermente anlangt, so ist eine Herabsetzung der Katalasenmengen bei Anämien beobachtet worden. Eine Vermehrung des proteolytischen Fermentes, das an die polymorphkernigen neutrophilen Leukocyten gebunden ist, findet man bei starken Leukocytosen, besonders aber bei der myeloiden Leukämie. Von den Antifermenten ist am besten das Antitrypsin studiert worden, das bei vielen kachektischen Zuständen, besonders bei malignen Tumoren, aber auch in der Gravidität in vermehrten Mengen beobachtet worden ist.

Von großer Bedeutung und erst in den letzten Jahren näher studiert ist das Verhalten der verschiedenen Blutgerinnungsfaktoren bei Krankheiten. Ein Mangel, bezw. ein Fehlen von Fibrinogen ist bisher nur bei der Phosphorvergiftung festgestellt worden, bei der eine schwere Schädigung der Leber, der Bildungsstätte dieses Körpers, stattfindet. Wo sonst Verlangsamung der Blutgerinnung beobachtet worden ist, scheint dieselbe auf einer mangelhaften Sekretion der Thrombokinase zurückzuführen zu sein, die ein Sekretionsprodukt der Blutplättchen ist. Auch gibt es Affektionen, bei denen die Bildung der Plättchen herabgesetzt ist, sogenannte Thrombopenien. Inwieweit bei Krankheiten Anomalien des Kalkgehaltes Gerinnungsstörungen veranlassen, ist noch nicht genauer festgestellt.

Auf die Modifikationen, welche die Immunkörper des Blutserums bei Infektionskrankheiten erleiden, ist bereits bei Besprechung der biologischen Eigenschaften des Blutserums hingewiesen worden.

Biologisch besonders interessant und wichtig sind die von Abderhalden entdeckten Abwehrfermente des Blutserums, die nicht nur bei parenteraler Zufuhr körperfremder Stoffe entstehen, sondern auch bei Organkrankheiten auftreten. So findet man bei Schilddrüsenaffektionen Abwehrfermente, die Schilddrüsensubstanz abbauen, bei Gehirnkrankheiten Fermente gegen Gehirnsubstanz, bei Carcinomen Fermente, die nur Carcinomeiweiß angreifen. In der Schwangerschaft treten im Blute Abwehrfermente gegen Placentaeiweiß auf.

Schema zur fortlaufenden Eintragung des Blutbefundes.

	Datum	Datum	Datum	Datum
Therapie				
Hämoglobin				
Rote Blutkörperchen				
Färbeindex				
Normoblasten				
Megaloblasten				
Weiße Blutkörperchen				
Neutrophile polymorphkernige Leukocyten				
Eosinophile Zellen				
Kleine Lymphocyten				
Große Lymphocyten				
Monocyten				
Mastzellen				
Neutrophile Myelocyten				
Eosinophile Myelocyten				
Mastmyelocyten				
Myeloblasten				
Reizungsformen				

II. Spezieller Teil.

A. Die Anämien.

a) Einleitung.

Das morphologische Blutbild der Anämien ist abhängig vom Regenerationstypus der roten Blutkörperchen im Knochenmark. Man unterscheidet, wie bereits an anderer Stelle erwähnt, Anämien mit normoblastischem und Anämien mit megaloblastischem Regenerationstypus und drittens Anämien ohne Regeneration oder aplastische Anämien.

Der normoblastische Typus ist der gewöhnliche und häufigste. Nach ihm erfolgt auch beim gesunden Menschen die Neubildung des Blutes. Es werden im Knochenmark lediglich die schon beschriebenen Normoblasten gebildet, aus denen dann gewöhnliche oder anämische Erythrocyten hervorgehen. Die Anämien mit normoblastischem Regenerationstypus nennt man auch einfache Anämien.

Bei einer anderen großen Gruppe von Anämien, deren wichtigster Repräsentant die Biermersche kryptogenetische, perniziöse Anämie ist, erfolgt die Regeneration nach dem megaloblastischen Typus, der zur Bildung abnorm großer und abnorm hämoglobinreicher Erythrocyten führt. Daher die Bezeichnung „hyperchrome Anämien". Während die Ursache der Biermerschen perniziösen Anämie unbekannt ist, gibt es auch symptomatische perniziöse Anämien bekannter Aetiologie, die in allen Fällen eine toxische ist; hierher gehören: die perniziöse Anämie der Schwangerschaft, die syphilitische perniziöse Anämie, die Bothriozephalusanämie, manche Fälle von Anaemia pseudoleucaemica infantum und manche schweren Anämien beim hämolytischen Ikterus, sowie manche Karzinomanämien, sehr selten auch schwere Malaria- und Bleianämien. Das Gemeinsame aller dieser Fälle ist also die toxische bezw. toxisch-infektiöse Aetiologie, die man deshalb auch für die Biermersche Form supponiert. Bei den perniziösen Anämien besteht neben der abweichenden Form des Regenerationstypus auch ein stark erhöhter Blutzerfall. Sicherlich ist aber die

Störung der Blutneubildung die primäre Anomalie. Denn der hämolytische Ikterus besonders zeigt, daß Anämien mit dem stärksten Blutzerfall keineswegs den morphologischen Charakter der perniziösen hyperchromen Form zu zeigen brauchen.

Bei der sogenannten aplastischen oder aregeneratorischen (anhämatopoetischen) Anämie ist der Typus der Erythrocytenneubildung, solange eine solche überhaupt stattfindet, der normoblastische, wenn sie nicht gerade als Endstadium einer perniziösen Anämie auftritt.

1. **Das Blutbild bei den einfachen Anämien.**

Das Blutbild bei den hypochromen oder einfachen Anämien ist dadurch ausgezeichnet, daß der Färbeindex 1 oder kleiner als 1 ist. Die Regeneration des Blutes erfolgt nach dem normoblastischen Typus, daher haben die Erythrocyten entweder einen normalen oder einen herabgesetzten Hämoglobingehalt. Außerdem findet man aber noch eine ganze Reihe besonderer Veränderungen an den roten Blutkörperchen. Einige derselben können von ganz normaler Beschaffenheit sein; je schwerer aber die Anämie ist, desto größer ist die Zahl der pathologischen Formen.

Folgende Erythrocytentypen werden bei einfachen Anämien beobachtet (Tafel II, Fig. 20—23, und Tafel IV, Fig. 1—3):

1. Abnorm kleine und abnorm große Erythrocyten, auch Mikrocyten und Makrocyten genannt. Zum Teil sind diese Größenunterschiede — man spricht von Anisocytose — dadurch bedingt, daß infolge der vielfach überstürzten Neubildung Abweichungen im Wachstum der Mutterzellen vorkommen, so daß zum Teil noch nicht genügend herangewachsene Normoblasten bereits entkernt werden, und andererseits erst eine Entkernung der Normoblasten eintritt, wenn sie bereits eine das normale Maß übersteigende Größe erreicht haben. Man nimmt aber an, daß viele Makrocyten auch durch Quellung in dem wasserreichen Serum mancher Anämien entstehen, und manche Mikrocyten durch Zerfall normal großer Elemente.

2. Poikilocyten. — Diese Zellen haben nicht die runden Konturen der normalen Erythrocyten, sondern ovale, elliptische, birnenförmige und andere Gestalten.

3. Abnorm hämoglobinarme Erythrocyten. — Gewöhnlich zeigen dieselben die sogenannten Ring- oder Pessarformen. Infolge ihrer Hämoglobinarmut wird ihr zentraler Teil in weiterem Umfange durchsichtig und das Hämoglobin ist nur dort deutlich zu erkennen, wo es in dickster Schicht liegt.

4. Polychromatophile Erythrocyten. — Mit diesem Namen bezeichnet man solche Formen roter Blutkörperchen, die in

den üblichen Farbgemischen einen bläulichen Farbenton annehmen. Sie stammen von solchen Formen jüngerer Normoblasten ab, die gleichfalls noch polychromatophil sind. Sie sind also ein Symptom überstürzter Reifung und Zeichen einer lebhaften Regeneration. Manche Autoren nehmen aber auch an, daß Polychromasie auf degenerativer Basis entstehen kann.

5. Basophil punktierte Erythrocyten. — Es sind das rote Blutkörperchen, die bei Färbung in den üblichen Farbgemischen an Trockenpräparaten eine feine blaue bis blauschwarze Körnelung aufweisen, die von den meisten Autoren jetzt auf Kernzerfall zurückgeführt wird. Auch sie ist ein Zeichen beschleunigter Regeneration. Diese karyogene Körnelung an Trockenpräparaten ist nicht zu verwechseln mit der körnig-fädigen Substanz, welche man bei supravitaler Färbung feuchter Blutpräparate mit basischen Farbstoffen in vielen Erythrocyten bei Anämien findet. Man nimmt vielmehr an, daß diese Substantia granulo-filamentosa mit der Polychromasie identisch ist, als deren vitalfärbbare Erscheinungsform sie angesehen wird.

6. Kernhaltige rote Elemente, und zwar ausschließlich Normoblasten.

7. Erythrocyten mit Kernresten, sogenannten Jollykörpern, meist nur in der Einzahl vorhandenen kleinen kugelförmigen Gebilden, die gewöhnlich im Zentrum oder dicht daneben liegen, und bei Giemsafärbungen meist rötlich gefärbt sind. Sie bilden einen im allgemeinen recht seltenen Befund.

8. Noch seltener sind bei einfachen Anämien Zellen mit Cabotschen Ringen, die man als Kernwandreste deutet.

Das numerische Verhältnis aller dieser soeben beschriebenen pathologischen Erythrocytenformen schwankt außerordentlich. Am seltensten findet man kernhaltige Elemente und Zellen mit Produkten des Kernzerfalls. Häufiger treten dieselben bei besonders lebhafter Regeneration auf. Sie pflegen aber nur in schwereren Fällen in den Kreislauf überzutreten, während sich in den leichteren Fällen die Regeneration vollzieht, ohne daß diese seltenen Gäste im Kreislauf erscheinen. Die ersten Stadien der Reifung gehen dann eben im Knochenmark selbst vor sich.

Auch die Leukocyten pflegen in schweren Fällen von Anämien nicht unbeteiligt zu bleiben. Bei lebhafter Regeneration beobachtet man neutrophile Leukocytose eventuell mit vereinzelten Myelocyten, während in Fällen mit daniederliegender Knochenmarkstätigkeit ohne Neigung zur Regeneration auch relative Lymphocytose eventuell mit Leukopenie angetroffen wird. Letztere ist also immer ein Zeichen von schlechter prognostischer Bedeutung. Die Blutplättchen pflegen bei einfachen Anämien mit lebhafter Regeneration vermehrt zu sein, während sie in Fällen mit ausbleibender Regeneration vermindert sein können.

2. Das Blutbild der hyperchromen perniziösen Anämien (Tafel II, Fig. 24—34, Tafel IV, Fig. 5 u. 6).

Bei den hyperchromen perniziösen Anämien ist der Färbeindex größer als 1, weil die einzelnen roten Blutkörperchen abnorm hämoglobinreich und abnorm groß sind. Man nennt diese abnorm großen und abnorm hämoglobinreichen Erythrocyten Megalocyten. Beobachtet man sie im frischen Präparat, so haben sie alle eine Delle, während dieselbe in Abstrichpräparaten oft nicht sichtbar ist. Von einigen Autoren wird diesen großen Erythrocyten eine träge amöboide Beweglichkeit zugesprochen. Daneben findet man bei jeder hyperchromen Anämie auch kernhaltige Rote, und zwar sowohl Megaloblasten wie Normoblasten. Die Megaloblasten haben ein polychromatophiles Protoplasma und einen großen zartstrukturierten Kern, die Normoblasten dagegen, die auch fehlen können, einen grobbalkigen, bisweilen aber auch einen ganz strukturlosen pyknotischen Kern. Sehr häufig sind Kernsprossungen und Kernzerfall. Oefter als bei einfachen Anämien trifft man Erythrocyten mit Jollykörpern, mit Cabotschen Ringen und mit basophiler Punktierung. Die Anisocytose ist außerordentlich stark ausgesprochen, da die Größenunterschiede sehr erheblich sind und auch die Poikilocytose ist deutlich. Auch manche Megalocyten sind Poikilocyten. Polychromasie ist regelmäßig vorhanden. Es werden überhaupt die stärksten Grade derselben bei den perniziösen Anämien gefunden; manche derartige Zellen erscheinen fast rein blau und scheinen gar kein Hb mehr zu besitzen. Die Zahl der Megaloblasten ist bei vielen perniziösen Anämien eine sehr spärliche und manchmal fehlen sie im strömenden Blute eine Zeitlang völlig. Für die Diagnose genügen vollständig die abnorm hämoglobinreichen Megalocyten; der Nachweis von Megaloblasten ist kein absolutes Postulat für die Diagnose, wenn er auch meistens gelingt.

Die Blutplättchen sind bei den perniziösen Anämien gewöhnlich stark vermindert.

Es besteht so gut wie immer, besonders in schweren Fällen, eine Leukopenie mit relativer Lymphocytose. Die Eosinophilen fehlen häufig völlig. Ein Ansteigen der Leukocytenzahl mit Zunahme der polymorphkernigen Neutrophilen, Wiederauftreten von Eosinophilen und Rückgang der Lymphocyten ist prognostisch günstig und beweist eine allmähliche Rückkehr der Blutbildung zum normalen oder annähernd normalen Regenerationstypus.

3. **Das Blutbild bei der aplastischen Anämie.**

Bei der aplastischen Anämie findet man gewöhnlich annähernd normale rote Blutkörperchen trotz starker Herabsetzung der Zahl. Der Färbeindex ist gleich 1 oder kleiner als 1, größer als 1 nur in den Fällen, die als Endstadium einer perniziösen Anämie aufzufassen sind. Anisocytose und Poikilocytose sind gewöhnlich nur angedeutet, kernhaltige Elemente fehlen ganz, ebenso basophile Punktierung und Polychromasie.

Die Zahl der Blutplättchen ist stark herabgesetzt, desgleichen die Leukocytenzahl, die im Endstadium bis auf wenige Hundert sinken kann. Dabei besteht eine sehr starke relative Lymphocytose, die bis zu 90 % betragen kann und gewöhnlich völliges Fehlen der eosinophilen Elemente.

b) Klinik der verschiedenen Formen der Anämie.
I. Einfache Anämien (hypochrome Anämien).
1. Die Blutungsanämien.

Die posthämorrhagischen oder Blutungsanämien entstehen sowohl durch Blutung nach außen, wie durch innere Blutungen. Die nach außen erfolgenden Blutungen sind natürlich leicht zu erkennen, dagegen macht es oft große Schwierigkeiten, den Nachweis einer inneren Blutung zu führen. Die äußeren Blutungen haben immer ihre Ursachen in einem erheblichen Trauma, während die inneren Blutungen meistens durch pathologische Prozesse hervorgerufen werden, gelegentlich aber auch traumatischer Natur sein können.

Die häufigste Form der inneren Blutungen, die zu erheblicheren Graden von Anämie führen, sind zweifellos die Blutungen aus den weiblichen Genitalien, wie sie gelegentlich von Aborten und Geburten vorkommen. Ihre Erkennung ist selbstverständlich leicht und ihre Bekämpfung erfolgt nach bekannten Grundsätzen. Diagnostisch schwieriger sind die oft recht erheblichen Blutungen und akuten Anämien, die durch eine geplatzte Extrauteringravidität entstehen.

In zweiter Linie kommen Magenblutungen in Frage, deren Ursache gewöhnlich ein Ulcus ventriculi ist. Hier wird das Blut entweder erbrochen, oder in großen Massen und von pechschwarzer Farbe mit dem Stuhl entleert. Hämorrhoidalblutungen, sowie Nieren- und Blasenblutungen führen kaum jemals zu einer akuten Anämie. Dagegen können Nasenblutungen auf Grund einer hämorrhagischen Diathese, eines Traumas oder eines operativen Eingriffs sehr leicht zu einer akuten Anämie führen. Ferner ist daran zu denken, daß bei Hämophilen Blutungen aus allen möglichen Organen sehr profus werden können.

In allen eben genannten Fällen handelt es sich um akute Anämien. Der Mensch kann ungefähr die Hälfte bis zu zwei Drittel seines Blutes verlieren; erst ein größerer Blutverlust führt schnell zum Tode. Die Symptome solcher akuten Anämien, Schwindel und Ohnmachtsgefühl, Kollaps sind allgemein bekannt.

Im Blute findet sehr bald nach dem Blutverlust ein sehr starker Uebertritt von Gewebsflüssigkeit in den Kreislauf statt, so daß das Blut stark verdünnt wird. In der allerersten Zeit nach einer schweren Blutung findet man, abgesehen von quantitativen Veränderungen, keine Abweichungen im Blutbilde. Erst wenn nach kürzerer oder längerer Zeit die Regeneration einsetzt, konstatiert man das Auftreten pathologischer Erythrocytenformen, wie sie oben geschildert sind. Gewöhnlich tritt auch alsbald nach der Blutung eine neutrophile Leukocytose auf, die allmählich wieder abklingt. Die Dauer der Regeneration richtet sich nach der Schwere des Blutverlustes und den individuellen Eigentümlichkeiten des Organismus, sowie den therapeutischen Maßnahmen. Was letztere anbetrifft, so kommt in erster Linie die schleunige Stillung der Blutung in Frage, die vorwiegend nach chirurgischen Grundsätzen erfolgen muß. In zweiter Linie gilt es, die schweren Allgemeinerscheinungen, insbesondere die gewöhnlich auftretende Herzschwäche zu bekämpfen. Bei sehr schweren Blutverlusten mit bedrohlichen Erscheinungen von Seiten des Herzens soll man zuerst versuchen, durch Infusion von Kochsalzlösung das Gefäßsystem anzufüllen. Dann muß man durch kardiotonische Mittel die Herztätigkeit kräftigen. In sehr schweren Fällen sind auch Bluttransfusionen mit Erfolg versucht worden. Nach Beseitigung der Lebensgefahr gilt es dann, die Blutregeneration zu beschleunigen. Neben einer guten Ernährung spielt hier von medikamentösen Mitteln in erster Linie das Eisen eine wichtige Rolle, das in solchen Fällen, die trotzdem nicht genügend schnell reagieren, mit Arsen zu kombinieren ist.

Größere diagnostische Schwierigkeiten bieten die kleinen aber chronischen Blutverluste, die bei Erkrankungen innerer Organe vorkommen und zu allerschwersten Anämien führen können. Vornehmlich sind es chronische Blutungen aus Magen- und Darmgeschwüren, bisweilen karzinomatöser Natur, manchmal aber auch Hämorrhoidalblutungen, die als Ursache des Leidens anzusehen sind. Da in solchen Fällen manchmal lokale Symptome vollständig fehlen, und der Stuhl nicht blutig aussieht, kann man nur durch subtilste Stuhluntersuchungen auf okkultes Blut mit Hilfe der modernen Methoden zum Ziele gelangen. In keinem Fall ätiologisch unklarer chronischer Anämien soll man sorgfältige und lange fortgesetzte Untersuchungen auf okkultes Blut im Stuhl versäumen.

Zu diesen Blutungsanämien gehört auch diejenige Form, welche durch einen blutsaugenden Eingeweidewurm, Anchylostomum duodenale, hervorgerufen wird, der vornehmlich in Bergwerken und bei Tunnelbauten endemisch vorzukommen pflegt, gelegentlich auch verschleppt wird und bisweilen zu allerschwerster Anämie führen kann. Der Wurm selbst wie die Eier sind im Stuhl leicht zu erkennen. Im Blute findet man in solchen Fällen sehr häufig eine starke Eosinophilie. Gelegentlich sollen noch andere Eingeweidewürmer zu schweren Anämien führen können. Bei der Behandlung dieser chronischen Blutungsanämien muß man natürlich in erster Linie bestrebt sein, die Ursachen zu beseitigen, also Magendarmgeschwüre, soweit es möglich ist, durch geeignete Behandlung zur Heilung bringen, Hämorrhoiden beseitigen und Eingeweidewürmer abtreiben. Nachdem dies geschehen, soll man erst mit der Eisen- oder Arsentherapie beginnen.

2. Anämien bei und nach Infektionskrankheiten.

Im Verlaufe von akuten Infektionskrankheiten kommt es wegen der meist kurzen Dauer derselben nur selten zu nennenswerten Graden von Anämien. Nur bei den länger dauernden Formen, so namentlich beim Typhus, erreicht die Anämie häufiger erhebliche Grade. Gewöhnlich aber treten die Anämien bei akuten Infektionskrankheiten erst nach Aufhören des Fiebers ein. Die Schwere der Anämie richtet sich im allgemeinen nach der Schwere der Infektion und den vorhanden gewesenen Störungen des Allgemeinbefindens, die ja im allgemeinen mit der Dauer des Fiebers parallel gehen.

Außer dem Typhus sind es besonders langdauernde Eiterungen, vor allen Dingen aber septische Erkrankungen, die zu oft recht schweren Anämien führen können. Auch nach dem Ablauf von akutem Gelenkrheumatismus entwickeln sich häufiger Anämien. In erster Linie ist es wohl ein erhöhter Zerfall der roten Blutkörperchen, bedingt durch die Stoffwechselprodukte der Bakterien, in welchem die Ursache für die Entstehung der Anämien zu suchen ist. Vielleicht spielt aber daneben auch eine direkte schädliche Beeinflussung der Neubildung des Blutes eine Rolle. Die Anämien nach Malaria sind auf direkten Blutkörperchenzerfall durch die zellschmarotzenden Plasmodien zurückzuführen.

Bei allen Infektionskrankheiten findet man neben der Anämie auch noch sehr typische Veränderungen der Leukocyten, über welche noch bei Besprechung der Blutveränderungen bei den einzelnen Krankheiten genaueres mitgeteilt werden wird.

Im allgemeinen ist die Prognose der infektiösen Anämien eine günstige, zumal sie nur selten schwerere Grade erreichen. Ihre Behandlung unterscheidet sich in keiner Weise von der der Blutungsanämien.

Eine regelmäßige Erscheinung sind anämische Blutveränderungen bei den chronischen Infektionskrankheiten. Bei Syphilis erreichen sie selten höhere Grade. Bei Tuberkulose dagegen sind sie auch ohne eintretende Komplikationen, wie Blutungen, oft recht erheblich, ebenso bei chronischer Malaria.

3. Die Blutgiftanämien.

Auch durch Einwirkung ausgesprochener Blutgifte können Anämien entstehen. Entweder sind es gewerbliche Vergiftungen, die hier eine Rolle spielen, oder die betreffenden Substanzen kommen durch unzweckmäßig hergestellte Nahrung oder durch Nahrungsmittelkonserven in den Körper, oder sie werden in selbstmörderischer Absicht eingenommen. Was die gewerblichen Vergiftungen anlangt, so spielen hier besonders Blei, Quecksilber und Arsenik eine Rolle. Bleivergiftungen kommen besonders häufig bei Malern, die Bleiweiß verarbeiten, und bei Schriftsetzern, die bleihaltige Typen benutzen, vor. Quecksilbervergiftungen beobachtet man in Spiegelfabriken, Arsenikvergiftungen bei Arbeitern, die arsenikhaltige Farben herstellen. Da Arsen immer noch vielfach für Farben benutzt wird, die bei Tapeten Verwendung finden, können Arsenvergiftungen auch bei Personen entstehen, die Zimmer bewohnen, in denen derartige Tapeten vorhanden sind. Die Zersetzung des in den Tapeten enthaltenen Arsens, die zur Bildung des flüchtigen Arsenwasserstoffes führt, bewirkt in solchen Fällen die Vergiftung. Blei und Arsenik sind auch gelegentlich in menschlichen Nahrungsmitteln gefunden worden, die in Gefäßen zubereitet worden waren, deren Glasur diese Substanzen enthielt. Kali chloricum, das ja heute noch viel zum Gurgeln benutzt wird, und früher auch bisweilen innerlich verabreicht wurde, ist wiederholt auf diese Weise in zu großen Mengen in den menschlichen Körper gekommen. Von anderen Blutgiften hat man Pyrodin und Pyrogallussäure vielfach bei Hautkrankheiten auf zu große Flächen appliziert, so daß es in erheblichen Mengen resorbiert wurde und zu schweren Störungen geführt hat.

Nach der Art ihrer Wirkung auf das Blut kann man die Blutgifte in drei große Gruppen teilen. Blei, Arsen, Kupfer und Zinn gehören zur ersten derselben; man hat diese Körper plasmotrope Gifte genannt, weil man annimmt, daß sie das Protoplasma der Erythrocyten schädigen, ohne den Blutfarbstoff selbst zu alterieren. Die zweite große Gruppe, zu denen Kali chloricum, Pyrodin, Pyrogallussäure, Nitrobenzol, Maretin, Schwefelwasserstoff gehören, nennt man Blutfarbstoffgifte, weil sie das Hämoglobin selbst chemisch umwandeln. Außerdem wirken dieselben hämolytisch, da man bei ihnen einen Uebertritt des veränderten Blutfarbstoffes in das Plasma beobachtet. Eine dritte Gruppe von Giften endlich, zu denen Arsenwasserstoff, das Morchelgift, das Schlangengift, das Saponin gehören, wirken rein hämolytisch, ohne den Chemismus des Hämoglobins zu alterieren. Sie werden im nächsten Kapitel gesondert besprochen werden.

Die durch Blei, Arsen und die anderen genannten Schwermetalle entstehenden Anämien führen zu dem Bilde einer mittleren oder schweren einfachen hypochromen Anämie. Die Bleianämie, die häufigste und am besten gekannte Form, ist durch das Auftreten besonders zahlreicher basophil punktierter roter Blutkörperchen ausgezeichnet (Tafel II, Fig. 21). Hier tritt sogar die basophile Punktierung mitunter als Frühsymptom auf, noch bevor eine Anämie nachweisbar ist.

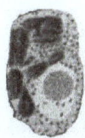 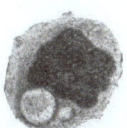

Fig. 19.   Fig. 20.

Die Blutfarbstoffgifte, Nitrobenzol, Maretin, Anilin, Pyrodin, Pyrogallussäure, Kali chloricum bilden aus Hämoglobin Methämoglobin, das ein vom Hämoglobin verschiedenes Spektrum hat. Auch verleiht die Methämoglobinbildung dem Blut eine bräunliche Farbe. Außerdem kommt es bei diesen Blutgiften zu einem Uebertritt von Methämoglobin in das Serum, also zu einer richtigen Hämolyse. Infolgedessen wird auch das Methämoglobin mit dem Urin ausgeschieden. Eine sehr charakteristische morphologische Veränderung der roten Blutkörperchen in diesen Fällen ist die Bildung des sogenannten hämoglobinämischen Innenkörpers, kleiner kugelförmiger, gefärbter, im Zentrum der roten Blutkörperchen oder dicht neben denselben liegender kleiner Kügelchen, die schließlich aus den roten Blutkörperchen austreten. Außerdem sieht man, wie die roten Blutzellen ihre Farbe mehr und mehr verlieren und zu blassen, kaum noch farbstoffhaltigen Gebilden werden (Tafel IV, Fig. 4). Infolge des reichlichen Zerfalls von Erythrocyten im Blute solcher Fälle findet man auch eine reichliche Erythrophagocytose, sowohl an den polymorphkernigen Leukocyten, wie den Monocyten (Fig. 19 und 20). Auch beobachtet man vielfach Zerfall polymorphkerniger Leukocyten in sogenannte Pseudolymphocyten.

Durch Einwirkung von Schwefelwasserstoff entsteht nicht Methämoglobin, sondern Sulfhämoglobin. Durch Einatmung von Kohlenoxyd entsteht Kohlenoxydhämoglobin, aber ohne sonstige morphologische Veränderung der roten Blutkörperchen und meist auch ohne Ausbildung von Anämie. Zu den Blutfarbstoffgiften gehört schließlich auch noch die Blausäure, welche die Fähigkeit des Hämoglobins zur Sauerstoffaufnahme zerstört, aber auch weder morphologische Veränderungen, noch Anämien hervorzurufen pflegt.

Bei der Therapie aller dieser Anämien kommt es in erster Linie darauf an, die einwirkenden Schädlichkeiten zu beseitigen, also z. B. bei gewerblichen Vergiftungen die Arbeiter aus dem betreffenden Betrieb zu entfernen. Bei den Blutfarbstoffgiften kann man unter Umständen bei sehr akuten Vergiftungen durch Aderlässe und nachfolgende Infusion von Kochsalzlösung einen Teil des unbrauchbar gewordenen Blutes entfernen. In diesen Fällen, in denen ein großer Teil des Hämoglobins außer Funktion gesetzt ist, hat man auch Sauerstoffatmung empfohlen und Transfusionen vorgeschlagen. Im übrigen ist die Therapie die gleiche, wie bei den anderen einfachen Anämien.

4. Hämolytische Anämien.

a) Symptomatische hämolytische Anämien.

Es wurde bereits erwähnt, daß es symptomatische hämolytische Anämien gibt. Die bekannteste derselben ist das Schwarzwasserfieber, das man vielfach bei solchen alten Malariafällen beobachtet, die viel mit Chinin behandelt worden sind. Man nimmt an, daß in solchen Fällen unter der kombinierten Einwirkung des Malariagiftes und des Chinins ein Autohämolysin entstanden ist.

Auch nach Vergiftungen mit Arsenwasserstoff, sowie nach dem Genuß von Morcheln, einige Male nach Einnahme von Extractum filicis maris, ferner nach Bluttransfusionen besonders mit artfremdem Blut hat man Hämoglobinurie und Hämoglobinämie beobachtet und im Anschluß daran sich anämische Zustände entwickeln sehen. Experimentell kann man beim Tier durch Vergiftung mit Saponin und Schlangengiften eine hämolytische Anämie hervorrufen. Auch durch Verbrennungen entsteht Hämolyse, was sowohl beim Menschen, wie im Tierexperiment beobachtet worden ist. Es findet dabei unter der Einwirkung der Hitze ein starker Zerfall der roten Blutkörperchen statt, von denen sich zahlreiche kleinste hämoglobinhaltige Partikelchen loslösen, wobei auch Blutfarbstoff ins Blutplasma übertritt.

b) Die paroxysmale Hämoglobinämie.

Unbekannter Aetiologie ist die paroxysmale Hämoglobinämie, die vorzugsweise, aber nicht immer, bei alten Luetikern mit positiver Wassermannscher Reaktion angetroffen wird. Solche Individuen erkranken häufiger, besonders unter dem Einfluß von Erkältungen und Ueberanstrengungen, unter den Zeichen allgemeiner Schwäche und Prostration mit blutigem Urin. Wie eine Untersuchung des Blutes ergibt, besteht eine Hämoglobinämie. Bei Bettruhe verschwindet gewöhnlich der Anfall im Laufe einiger Tage. Je nach der Stärke und Dauer des Anfalls besteht eine mehr oder weniger ausgesprochene Anämie, die bei häufigen Anfällen in kurzen Zwischenräumen auch höhere Grade erreichen kann.

Man weiß jetzt, daß die Ursache der Hämolyse in diesen Fällen die Bildung eines Autohämolysins ist. Auch in der anfallsfreien Zeit enthält das Blutserum solcher Individuen ein Hämolysin, das bei 0 Grad nach längerer Zeit imstande ist, die eigenen Blutkörperchen aufzulösen, während es in der Wärme diese Eigenschaft nicht besitzt. Oft kann man bei solchen Leuten durch kalte Fußbäder willkürlich Anfälle hervorrufen. Schnürt man einen Finger ab und hält ihn längere Zeit in Eiswasser, so scheidet sich aus dem später diesem Finger entnommenen Blut hämoglobinhaltiges Serum ab.

In diesen Fällen ist die Prophylaxe das Wichtigste. Der Anfall selbst geht stets von selbst wieder zurück. Bei positivem Wassermann wird man selbstverständlich eine antisyphilitische Kur vornehmen.

5. Anämien bei malignen Tumoren.

Während gutartige Geschwülste, die ja auch sonst das Allgemeinbefinden nicht zu beeinträchtigen pflegen, keine Blutveränderungen hervorrufen, sind bei malignen Tumoren Anämien so gut wie immer nachzuweisen. Allerdings sind sie meistens kein Frühsymptom, sondern treten gewöhnlich erst nach längerem Verlauf des Leidens ein. Sie sind natürlich dort besonders ausgeprägt, wo lebenswichtige Organe Sitz der Geschwulstbildung sind und wichtige Funktionen gestört werden. Daher kommen sie vornehmlich bei Geschwülsten des Digestionsapparates zur Beobachtung. Sie pflegen ferner dort einen besonders hohen Grad zu erreichen, wo sich die Geschwülste im Zustand des Zerfalls und der Jauchung befinden und, wie sich von selbst versteht, dann, wenn sie durch Arrosion von Gefäßen zu schweren Blutungen führen. Bezüglich des Grades der Anämie verhalten sich Sarkome und Karzinome nicht verschieden.

Gelegentlich findet man auch sehr schwere Anämien bei Tumoren, die sich weder durch besondere Größe, noch durch besonders weit vorgeschrittenen Zerfall auszeichnen. Man muß daher wohl annehmen, daß manche Geschwülste das Blut besonders stark schädigende Toxine produzieren. Im allgemeinen nimmt man überhaupt an, daß die Tumoranämien toxischer Natur sind und im wesentlichen dadurch Anämien hervorrufen, daß sie den Blutzerfall beschleunigen.

Zu besonders schweren Anämien kommt es manchmal dann, wenn sich multiple Metastasen einer Geschwulst im ganzen Skelettsystem propagieren und hier eine direkte Hemmung der Blutbildung und eine Reizung der übriggebliebenen Abschnitte des Knochenmarkparenchyms hervorrufen. Genaueres über diese Blutveränderungen wird noch an anderer Stelle mitgeteilt werden.

6. Anämien bei Organkrankheiten.

Die Erkrankungen bestimmter Organe pflegen fast regelmäßig mit Anämien einherzugehen. Am Digestionsapparat sind es besonders chronische Katarrhe, die offenbar dadurch zu Anämien führen, daß die Nahrungsaufnahme und besonders die Eisenresorption beeinträchtigt ist. Vielleicht spielen aber auch toxische Momente eine Rolle. Von den Lebererkrankungen führen Leberzirrhose und die akute gelbe Leberatrophie meistens zu Anämien. Von den Nieren ist seit lange bekannt, daß sowohl die akute, wie gewisse Formen der chronischen Nephritis mit einer Anämie einhergehen. Endlich führen viele Erkrankungen der Milz zu Anämie, wovon auch später ausführlich die Rede sein wird. Natürlich kann jede Organerkrankung zu einer Anämie dadurch führen, wenn dasselbe Sitz einer Geschwulstbildung oder eines entzündlichen Prozesses ist. Von den Stoffwechselkrankheiten führt am häufigsten der schwere Diabetes zu Anämie.

7. Die Chlorose (Bleichsucht).

Die Chlorose ist ausschließlich eine Erkrankung des weiblichen Geschlechtes und bei Männern bisher noch nie mit Sicherheit nachgewiesen worden. Mit Vorliebe entsteht sie im Alter von 15 bis 20 Jahren und ist auch noch bis zum 25. Lebensjahre nicht allzu selten. Jenseits des 30. Lebensjahres kommt sie so gut wie niemals vor.

Sie tritt sowohl in den wohlhabenden Kreisen wie bei der armen Bevölkerung auf, und wenn sie auch in den Großstädten am häufigsten vorkommt, so wird sie doch auch auf dem Lande, in den Bergen, ja sogar im Hochgebirge beobachtet. Begünstigend für ihre Entstehung ist offenbar der Uebergang in ungewohnte und ungünstige hygienische Verhältnisse. Daher tritt sie besonders häufig bei jungen Dienstmädchen auf, die vom Lande in die Städte ziehen. Ihre Aetiologie ist unbekannt, doch weist ihr ausschließliches Auftreten beim weiblichen Geschlecht auf Beziehungen zum Genitalapparat hin. Vielfach wird angenommen, daß es Störungen in der inneren Sekretion der Ovarien oder Anomalien in den korrelativen Beziehungen zwischen diesen zu anderen Drüsen mit innerer Sekretion sind, welche die Blutbildung schädlich beeinflussen.

Von den allbekannten Symptomen der Bleichsucht ist das erste und wichtigste eine zunehmende Müdigkeit und eine Erschlaffung aller körperlichen und geistigen Kräfte. Die Kranken geben an, überall wo sie gehen oder stehen, sofort einschlafen zu können. Morgens pflegt die Müdigkeit am größten zu sein. Infolge dieser immer mehr zunehmenden Leistungsunfähigkeit ist gewöhnlich auch die Stimmung dieser Kranken eine sehr gedrückte und unzufriedene. Von anderen nervösen Allgemeinsymptomen sind besonders Kopfschmerzen und Neigung zu Schwindel zu erwähnen.

Der Appetit läßt gewönlich bald nach; dyspeptische Beschwerden, wie Magenschmerzen im Zusammenhang mit der Nahrungsaufnahme und unabhängig davon, Klagen über Völle im Leibe, besonders über Verstopfung fehlen nur selten. Auch Symptome von Seiten des Herzens und des Zirkulationsapparates fehlen nie. Besonders häufig sind Klagen über Herzklopfen und Atemnot schon bei geringen Körperanstrengungen. Gewöhnlich läßt sich eine Dilatation des Herzens feststellen, sowie akzidentelle systolische Geräusche. Fast immer hört man über den Jugularvenen Nonnensausen. In schweren Fällen kommen Venenthrombosen vor. Auch Oedeme sind ein Zeichen besonderer Schwere der Erkrankung.

Von Seiten der Nieren fehlen Symptome, wenn nicht gerade eine Komplikation vorliegt. Die Urinmengen sind normal, pathologische Bestandteile im Harn fehlen, was besonders für Urobilin hervorgehoben sein mag.

Störungen der Menstruation fehlen so gut wie nie. Teils wird ein völliges Aufhören der Menses beobachtet, oder selteneś und unregelmäßiges Auftreten mit auffällig geringen Blutmengen, in einer anderen Gruppe kommt die Menstruation auffällig oft und ist mit sehr starken Blutungen verbunden.

Blutbefund.

Einige Autoren sind zwar der Ansicht, daß es Fälle von echter Chlorose mit sonst typischem Symptomenkomplex gibt, in denen sich das Blut vollkommen normal verhält, die Mehrzahl der Autoren sieht aber in solchen Beobachtungen, falls sie wirklich zur Chlorose gerechnet werden sollen, nur Anfangsstadien des Leidens und leugnet ein dauerndes Normalbleiben des Blutes in sicheren Fällen.

Die Blässe ist das wichtigste Symptom der Bleichsucht, von der die Krankheit ja ihren Namen erhalten hat. Sie wird als alabasterweiß geschildert, wenn sie einigermaßen vorgeschritten ist und zeigt nur in schwersten Fällen einen grünlichen Schimmer.

Bekannt sind die Fälle der sogenannten blühenden Bleichsucht, in denen die Patientinnen trotz vorgeschrittenen Leidens immer oder wenigstens zeitweise eine frische rote Gesichtsfarbe zeigen. Die Ursachen hierfür sind wohl individueller Natur und beruhen meistens darauf, daß solche Patientinnen einen besonders zarten Teint haben, der das Blutrot leicht durchschimmern läßt. Vielleicht spielen auch vasomotorische Einflüsse eine Rolle. Sicherer wie an der Farbe der Haut erkennt man an der Blässe der Schleimhäute die Anämie.

Nach neueren Untersuchungen soll bei der Chlorose die Gesamtblutmenge erhöht sein, ohne daß eine Hydrämie besteht, so daß man also eine Polyplasmie annehmen muß.

Das charakteristische Symptom der Chlorose ist die Herabsetzung des Hämoglobingehalts, und zwar in der Weise, daß die Abnahme der Zahl der roten Blutkörperchen mit dem Sinken des Hämoglobins nicht gleichen Schritt hält, sondern verhältnismäßig viel geringfügiger ist. Es besteht also bei der Chlorose eine sehr starke Herabsetzung des Färbeindex, die einzelnen roten Blutkörperchen sind abnorm hämoglobinarm. Das gleiche findet man zwar bei allen hypochromen einfachen Anämien, im allgemeinen aber niemals so stark ausgesprochen, wie bei der Chlorose. Die Chlorose ist auch die einzige Form der Anämie, bei der gelegentlich die Erythrocytenzahl noch normal sein kann, während der Hämoglobingehalt schon stark herabgesetzt ist.

In der Mehrzahl der Fälle sinkt der Hämoglobingehalt bis 70, 60, höchstens 50 %, tiefere Werte findet man selten. Die Zahl der roten Blutkörperchen schwankt in mittelschweren Fällen zwischen 4 und 3 Millionen. Aber auch extrem niedrige Werte für Hämoglobin und Erythrocytenzahl kommen gelegentlich vor.

Die wichtigsten morphologischen Blutveränderungen bei der Chlorose sind Anisocytose, Polychromasie und Poikilocytose. Kernhaltige rote und basophile Punktierung sind verhältnismäßig selten.

Die Leukocyten verhalten sich in leichten und mittelschweren Fällen gewöhnlich normal, in schweren Fällen kommen Leukopenien mit relativer Lymphocytose vor.

Die Blutplättchenzahl ist meist vermehrt gefunden worden.

Hämorrhagische Diathese ist außerordentlich selten und kommt nur in den schwersten Fällen zu Beobachtung. Ihr erstes Symptom pflegen Netzhautblutungen zu sein.

Verlauf.

Der Verlauf der Chlorose erstreckt sich in leichteren Fällen oft nur auf Monate, in schweren Fällen dagegen können Jahre vergehen, ehe das Leiden gänzlich geheilt ist. Dieser vielfach lange Verlauf erklärt sich aber daraus, daß die Chlorose in hohem Maße zu Rückfällen neigt, die sich mit länger oder kürzer dauernden Remissionsstadien sehr oft wiederholen können.

Ein tödlicher Verlauf ist außerordentlich selten, aber doch bereits wiederholt beobachtet worden.

Komplikationen.

Zwei Komplikationen kommen bei der Chlorose besonders häufig vor, das Ulcus ventriculi und Lungentuberkulose.

Das Ulcus ventriculi entsteht im Verlauf hartnäckiger Chlorosen gewöhnlich erst nach längerem Bestehen des Leidens. Wodurch sein Entstehen gerade bei dieser Krankheit begünstigt wird, steht noch nicht mit Sicherheit fest. Seine Heilungstendenz ist infolge des oft schlechten Allgemeinbefindens keine sehr gute und andererseits kann es auch den Verlauf der Chlorose selbst sehr ungünstig beeinflussen, besonders dann, wenn starke Blutungen vorkommen.

Auch eine Lungentuberkulose entwickelt sich mit Vorliebe bei chlorotischen Personen, die daher bei vorhandener erblicher tuberkulöser Belastung besonders sorgfältig zu beobachten sind. Andererseits kann eine beginnende Lungentuberkulose beim weiblichen Geschlecht lange Zeit hindurch Symptome hervorrufen, die durchaus denen der Chlorose gleichen.

Differentialdiagnose.

Die Differentialdiagnose der Chlorose gegenüber anderen Anämien ist nur dann auf Grund des Blutbefundes leicht, wenn bei normaler Erythrocytenzahl nur der Hämoglobingehalt herabgesetzt ist. Das kommt bei anderen Anämien niemals vor. Besteht aber, wie bei den meisten Fällen, gleichzeitig auch eine Verminderung der roten Blutkörperchen, so ist auf Grund der Blutuntersuchung allein eine Unterscheidung nicht möglich, da alle bei der Chlorose vorkommenden Blutveränderungen auch bei anderen einfachen hypochromen Anämien gefunden werden. Sehr schwere anämische Veränderungen, besonders das Auftreten zahlreicher kernhaltiger Roter, spricht im allgemeinen gegen Chlorose. Im übrigen entscheidet das Ergebnis der sonstigen klinischen Untersuchungen und der Verlauf. In erster Linie gilt es die bekannten Ursachen symptomatischer Anämien auszuschließen, wie Blutungen, Eingeweidewürmer, akute und chronische Infektionen, maligne Tumoren und Giftwirkungen.

Prognose.

Die Prognose der Chlorose ist im allgemeinen eine durchaus günstige. Die Aussichten auf baldige Wiederherstellung sind um so größer, je geringfügiger die Anämie ist. Komplikationen verschlechtern die Prognose natürlich, ebenso schlechte hygienische Verhältnisse, die sich nicht beseitigen lassen.

Pathologische Anatomie und Pathogenese.

Ueber die pathologische Anatomie der Chlorose ist so gut wie nichts bekannt, weil Todesfälle außerordentlich selten sind und nur sehr wenig Sektionsbefunde vorliegen. Insbesondere sind wir über das Verhalten der Blutbildungsorgane gar nicht orientiert, weil nach dieser Richtung hin mit modernen Methoden untersuchte Fälle nicht bekannt sind. Was die Pathogenese anbetrifft, so gehört die Chlorose sicherlich nicht zu denjenigen Anämien, die durch vermehrten Blutuntergang bedingt sind, denn weder hat man eine Vermehrung der Urobilinausscheidung beobachtet, noch ist etwas über Hämosiderinablagerungen in der Leber bekannt. Vielmehr muß man annehmen, daß eine Störung der Blutbildung vorliegt, und daß besonders die Synthese des Hämoglobins gestört ist. Vieles spricht dafür, daß innersekretorische Anomalien von Seiten des weiblichen Genitalapparates, besonders wohl von Seiten der Ovarien, vorliegen.

Therapie.

Von alters her spielt in der Behandlung der Chlorose das Eisen die wichtigste Rolle. In den meisten Fällen gelingt es, durch Eisen allein Heilung zu erzielen. Ob man organische oder anorganische Eisenpräparate gibt, ist im allgemeinen gleichgültig, doch werden die organischen Präparate von Personen mit empfindlichem Digestionsapparat meist besser vertragen. Die subkutane und intravenöse Eisendarreichung hat sich bisher nicht recht bewährt. Die subkutane ist dazu meistens recht schmerzhaft. Gute Erfolge sieht man häufig von natürlichen Eisenquellen, die aber stets in den betreffenden Badeorten getrunken werden müssen, weil die Eisensalze nur durch die vorhandene Kohlensäure in Lösung gehalten werden und durch Entweichen der letzteren bei der Füllung auf Flaschen in unlöslicher Form ausfallen.

Nächst dem Eisen kommen Arsenpräparate in Frage, die in manchen Fällen allein günstig wirken, am besten aber in Kombination mit Eisen gegeben werden.

Die Wirksamkeit des Mangans, das ja immer in Kombination mit Eisen gegeben wird, ist wohl nicht sehr hoch anzuschlagen.

Auf die Regelung der hygienischen und diätetischen Verhältnisse ist große Rücksicht zu nehmen. Besonders günstig wirkt Luftveränderung, namentlich Gebirgsaufenthalt. Das eigentliche Hochgebirge wird im allgemeinen nicht so gut vertragen wie mittlere Höhen. Zur Unterstützung der anderen Maßnahmen sind auch

Bäder oft von Vorteil. Manche Autoren rühmen den heißen Bädern eine besonders günstige Wirkung nach. Mit Kaltwasserbehandlung sei man vorsichtig, da Chlorotische leicht frieren und meist schlecht reagierende Gefäßwandungen haben. Gymnastik und Sport ist nur in leichteren Fällen mit Vorsicht anzuwenden.

Alle schweren Fälle, am besten aber auch die meisten mittelschweren, werden zweckmäßigerweise wenigstens eine Zeitlang mit Bettruhe behandelt. Die Regelung der Diät richtet sich nach dem Zustand des Digestionsapparates. Bei gleichzeitig vorhandenem Ulkus muß natürlich dieses zunächst behandelt werden. Eisenpräparate werden in solchen Fällen per os wohl immer schlecht vertragen, und gerade für diese Komplikation wären gute subkutan oder intravenös anzuwendende Eisenpräparate von Nutzen. Zurzeit gibt man in solchen Fällen am besten subkutan Arsenpräparate. Bei vorhandener Lungentuberkulose ist in erster Linie an eine Heilstättenbehandlung zu denken. Schwere und mittelschwere Chlorose sollen nicht heiraten, in leichten Fällen pflegt die Ehe günstig zu wirken.

8. Der hämolytische Ikterus.

Als hämolytischen Ikterus bezeichnet man eine Erkrankung, bei welcher der bestehende Ikterus nicht auf eine Stauung in den Gallenwegen zurückzuführen ist, sondern auf erhöhten Blutzerfall. Die Gelbfärbung der Haut und der Schleimhäute ist auch nicht auf die Ablagerung von Bilirubin zurückzuführen, sondern es handelt sich um einen Urobilinikterus.

Man unterscheidet einen kongenitalen und einen erworbenen hämolytischen Ikterus, von denen letzterer die seltenere Form zu sein scheint.

Der kongenitale hämolytische Ikterus tritt zwar auch sporadisch auf, ist aber meistens eine hereditäre und familiäre Krankheit, die sowohl mütterlicher- wie väterlicherseits vererbt werden **kann** und an der sowohl die männlichen, wie die weiblichen Nachkommen in gleicher Weise erkranken können. Stets ist aber nur ein Teil der Kinder von dem Leiden befallen, während die anderen völlig gesund sind. Nicht immer sind die Kinder bereits vom Tage der Geburt ab gelb, sondern dieses Symptom kann auch in späteren Lebensmonaten oder -jahren auftreten. Bisweilen ist in diesen Fällen ein anderes wichtiges Symptom der Krankheit, der Milztumor, schon vor dem Ikterus vorhanden.

Aetiologie.

Abgesehen von der Heredität, die nur für einen Teil der Fälle in Betracht kommt, kennen wir keine Ursachen für den kongenitalen hämolytischen Ikterus. Lues, Tuberkulose, Malaria, spielen sicherlich keine Rolle. In manchen Fällen wird mit Bestimmtheit ein vorausgegangenes Trauma als Ursache angegeben, ein Moment, dem aber doch nur die Rolle des auslösenden bei vorhandener Disposition zugeschrieben werden kann. Besser orientiert sind über die Aetiologie des erworbenen hämolytischen Ikterus, der wiederholt im Gefolge von Lues, Tuberkulose, Karzinom, schweren Blutungen und Vergiftungen beobachtet worden ist. Aber auch bei dieser Form gibt es Fälle unbekannter Aetiologie.

Verlauf.

Sehr viele dieser Kranken fühlen sich, obwohl sie ihr Leiden das ganze Leben hindurch mit sich herumtragen, durchaus nicht krank und haben niemals ärztliche Hilfe in Anspruch genommen. Andere dagegen fühlen sich sehr elend und schwach und sind niemals voll leistungsfähig. Eine dritte Gruppe von Fällen endlich repräsentiert die schwere Form des Leidens und geht an einer progressiven Anämie, die oft den hämatologischen und klinischen Charakter der perniziösen annimmt, unter zunehmender Schwäche zu Grunde. Es scheint, daß die Krankheit in der ersten Generation auffallend milde verläuft und daß erst die Mitglieder der zweiten Generation so starke Beschwerden haben, daß sie ärztliche Hilfe aufsuchen.

Symptomatogie.

Die wichtigsten Symptome des hämolytischen Ikterus sind folgende: Grünlich gelbe Verfärbung der Haut und der Schleimhäute, ein Milztumor mittleren Grades, der nur selten fehlt, eine Anämie, die auffallenderweise gleichzeitig mit einer Zunahme des Ikterus sich verschlimmert, um später wieder ebenso wie die Gelbfärbung der Haut und der Schleimhäute mehr oder weniger zurückzugehen, eine starke Urobilinurie, die gleichfalls anfallsweise exazerbiert und in manchen Fällen im Remissionsstadium fehlt, ferner periodisch auftretende Schmerzen in der Leber und in der Milzgegend, die gewöhnlich die Perioden der Verschlimmerung der oben genannten Symptome begleiten.

Im Gegensatz zum Stauungsikterus fehlt Hautjucken so gut wie immer und wird nur andeutungsweise in denjenigen seltenen Fällen beobachtet, in denen es zu einer Cholämie kommt. Die Fäces sind niemals entfärbt, sondern erscheinen infolge ihres stark vermehrten Urobilingehaltes im Gegenteil abnorm stark gefärbt.

Die Herztätigkeit ist niemals verlangsamt, eher beschleunigt, und zwar um so mehr, je stärker die Anämie ist. Häufig hört man systolische Geräusche über dem Herzen. Herzdilatationen werden nur dort beobachtet, wo die Blutarmut hohe Grade erreicht.

Schwere Digestionsstörungen treten vorwiegend nur in denjenigen Fällen auf, die mit echten Gallensteinkoliken kompliziert sind, was ziemlich häufig beobachtet worden ist. Achylia gastrica kommt nicht vor. Die Leber ist häufig etwas vergrößert und kann in den Anfällen druckempfindlich sein. Der Milztumor erreicht gewöhnlich nur mittlere Grade und überschreitet selten nach unten den Nabel und nach rechts die Mittellinie. Auch die Milz kann Sitz spontaner und von Druckschmerzen sein, was wohl meist auf perisplenitische Prozesse, seltener auf Infarkte zurückzuführen ist.

Im Urin findet man im Anfall stets sehr große Mengen von Urobilinogen und Urobilin, sehr selten nur kleine Mengen von Bilirubin.

Weitaus am wichtigsten ist das Verhalten des Blutes. Zur Zeit der Krisen besteht immer eine Anämie mittleren oder hohen Grades, auch zur Zeit der Remissionen wird nur in Ausnahmefällen der Wert für Hämoglobin und rote Blutkörperchen normal sein, meist ist auch zu dieser Zeit eine Anämie vorhanden.

Die Anämie trägt entweder den Charakter der einfachen, hypochromen Form mit herabgesetztem Färbeindex, ziemlich häufig aber ist auch der Färbeindex größer als 1. Gewöhnlich findet man Hämoglobinwerte von etwa 50 bis 70 % und für die Roten Zahlen von 2—3 000 000. Es besteht eine ausgesprochene Anisocytose und vielfach findet man ganz wie bei der perniziösen Anämie ziemlich zahlreiche, abnorm hämoglobinreiche Megalocyten, die aber nur ausnahmsweise die Größe und Menge der Megalocyten der perniziösen Anämie erreichen. Viele Autoren geben auch an, daß, von diesen Megalocyten abgesehen, die Mehrzahl der roten Blutkörperchen abnorm klein ist. Sehr groß ist immer die Menge der polychromatophilen Elemente. Ihnen entsprechen bei der vitalen Färbung die Erythrocyten mit der Substantia granulofilamentosa. Einen fast regelmäßigen Befund scheinen jollykörperhaltige Erythrocyten darzustellen. Nicht selten findet man auch Normoblasten, seltener Megaloblasten. Alle diese morphologischen Abweichungen sind zu Zeiten der Krisen besonders stark ausgesprochen.

Die Zahl der Leukocyten ist entweder normal, oder leicht erhöht. Auch das Mischungsverhältnis der einzelnen Formen der farblosen Blutkörperchen kann normal sein, oft aber findet man leicht erhöhte Werte für die neutrophilen Zellen, bisweilen sind auch einige Myelocyten und Reizungsformen nachzuweisen. Im großen und ganzen also entspricht das morphologische Blutbild einer starken Knochenmarkreizung.

Das Blutserum ist stark gelb gefärbt und fluoresziert bisweilen grünlich infolge seines hohen Urobilingehaltes. Meist läßt sich aber nur Bilirubin nachweisen. In manchen Fällen enthält das Blutserum Hämolysine gegen die eigenen und fremde rote Blutkörperchen, sowie auch Agglutinine. Das charakteristische Merkmal ist aber die Herabsetzung der Resistenz der roten Blutkörperchen gegen hypotonische Kochsalzlösung. Bisweilen tritt bereits in physiologischer Kochsalzlösung Hämolyse in Spuren auf. Gewöhnlich beginnt die Hämolyse etwa in 0,6 proz. Kochsalzlösung und ist in 0,4 proz. komplett. Man benutzt zweckmäßigerweise für diese Untersuchung in physiologischer Kochsalzlösung gewaschene rote Blutkörperchen. Nur in seltenen Fällen ist die Resistenz nicht herabgesetzt, was wahrscheinlich darauf beruht, daß infolge einer sehr starken Pleiocholie Spuren von Galle ins Blut übergetreten sind.

Pathologische Anatomie.

In erster Linie interessiert das Verhalten der Milz, die ja infolge ihrer Größe im Mittelpunkt des ganzen Krankheitsbildes steht. Die wichtigste Veränderung dieses Organs ist seine enorme Blutfülle. Sowohl die Venensinus wie die Billrothschen Stränge sind mit roten Blutkörperchen vollgestopft, in manchen Fällen wird ausdrücklich angegeben, daß die Venensinus leer oder wenig gefüllt waren. Die Zahl der blutkörperchenhaltigen Zellen ist nicht so groß, wie man vermuten sollte, dagegen findet man reichlich Pigment. Myeloide Umwandlung ist in den meisten Fällen, in denen darauf geachtet wurde, festgestellt worden. Dementsprechend sind die Follikel gegenüber der Norm verkleinert. Eine Induration der Milz gehört nicht zum typischen histologischen Bild, ist aber gelegentlich auch beschrieben worden, und zwar in der Weise, daß die Veränderungen an die Bantimilz erinnern. Gelegentlich sind Infarkte und perisplenitische Prozesse festgestellt worden.

Die Leber zeichnet sich lediglich durch ihren Reichtum an Hämosiderin aus. Außerdem hat man häufig Gallensteine gefunden. Bisweilen fand man auch Hämosiderin in anderen Organen, z. B. in den Nieren und dem Knochenmark. Letzteres ist rot, bisweilen himbeergeléerot wie bei der perniziösen Anämie und weist alle Zeichen einer starken Regeneration, besonders zahlreiche kernhaltige Rote, bisweilen auch Megaloblasten auf. In den übrigen Organen sind bisher noch keine charakteristischen Veränderungen bemerkt worden.

Pathogenese.

Die periodisch exazerbierende Anämie mit der gleichzeitigen starken Urobilinurie, sowie die hochgradigen Eisenablagerungen in Milz, Leber und anderen Organen, beweisen, daß ein starker Blutzerfall die eigentliche Grundlage des ganzen Krankheitsbildes ist.

Eine Folge dieses starken Blutzerfalls ist eine vermehrte Produktion von Gallenfarbstoff in den Darm, wo das Bilirubin zu Urobilin oxydiert wird. Während nun unter normalen Verhältnissen bei nicht gesteigertem Blutzerfall das Urobilin, nachdem es vom Blute wieder resorbiert ist, in der Leber weiter abgebaut wird, vermag beim hämolytischen Ikterus dieses Organ mit den gewaltigen ihm zugeführten Urobilinmengen nicht fertig zu werden. Das Urobilin kreist daher zum großen Teil weiter im Blute und wird mit dem Urin ausgeschieden.

Eine Folge der Pleiocholie sind die häufigen Koliken zur Zeit der Krisen und die oft beobachteten Gallensteine. Auch kann gelegentlich die Pleiocholie so stark werden, daß es in der Leber zur Gallenstauung und Gallenresorption, somit also zu Cholämie kommt.

Das Knochenmark vermag im allgemeinen das während der Krisen in großen Mengen zerfallene Blut wieder zu ersetzen. Daher wird es immer im Zustand der Regeneration angetroffen, ebenso wie auch das Blut selbst die bekannten morphologischen Veränderungen einer starken Neubildung aufweist. Nur in denjenigen Fällen, die unter den Zeichen einer progressiven Anämie zu Grunde gehen, versagt die Regenerationskraft des Knochenmarks.

Die Ursache des abnorm erhöhten Blutzerfalls kann entweder in einer pathologisch verstärkten blutzerstörenden Fähigkeit der Milz liegen, oder aber sie kann dadurch bedingt sein, daß minderwertige rote Blutkörperchen vom Knochenmark gebildet werden, die den normalen blutzerstörenden Kräften der Milz leichter erliegen als gesunde Erythrocyten.

Mit Sicherheit aufgeklärt ist diese ganze Frage noch nicht, nach dem spärlichen bisher vorliegenden Beobachtungsmaterial scheint in dieser Beziehung zwischen dem erworbenen und dem angeborenen hämolytischen Ikterus ein Unterschied zu bestehen. Bei der erworbenen Form soll die Exstirpation der Milz die Krankheit vollständig heilen und die herabgesetzte Resistenz der roten Blutkörperchen soll einer normalen weichen. Demnach wäre beim erworbenen hämolytischen Ikterus in der Milz der eigentliche Sitz der Krankheit zu erblicken. Die Milz produziert irgend eine Schädlichkeit, die so auf das Knochenmark einwirkt, daß minderwertige rote Blutkörperchen gebildet werden, die in der Milz in erhöhtem Maße zerfallen müssen. Anders scheint es dagegen bei der kongenitalen Form des Leidens zu sein. Hier bleibt, wie eine ganze Reihe von Beobachtungen gezeigt haben, trotz Schwindens aller klinischen Symptome auch nach der Entfernung der Milz die herabgesetzte Resistenz der Erythrocyten bestehen. Die Splenektomie ist hier also nur eine Palliativoperation. Weil die Milz das wichtigste Blutzerstörungsorgan ist, und die sonst vikariierend nach ihrer Entfernung einspringenden Organe nicht so intensiv den Zerstörungsprozeß des Blutes vollziehen können, kommt es nicht mehr zum erhöhten Blutkörperchenzerfall mit allen seinen Folgeerscheinungen. Es ist wichtig zu wissen, daß auch entmilzte Tiere die Einwirkung spezifischer Blutkörperchengifte besser vertragen als normale Tiere.

Therapie.

Die ganz leichten Fälle von hämolytischem Ikterus, die nur durch ihre gelbe Verfärbung auffallen, und bei denen der Milztumor nur gelegentlich zufälliger Untersuchungen entdeckt wird, bedürfen gar keiner Behandlung. Sie können ganz beschwerdefrei leben und voll leistungsfähig sein. Die mittelschweren Fälle, die häufige Koliken haben, und in welchen es in den Perioden gesteigerten Blutzerfalles, die häufig auch mit Fieber einhergehen, zu erheblicher Anämie und beträchtlicher Schwäche kommt, bedürfen natürlich der Behandlung Zunächst dürfen solche Individuen keine schweren Berufe ergreifen, sondern sind nur zu leichten Tätigkeiten fähig. Zur Zeit der Krisen müssen sie gewöhnlich für einige Zeit das Bett hüten und gegen die Schmerzen wird man in der üblichen Weise mit Wärmebehandlung und narkotischen Mitteln vorgehen. Zur Beschleunigung der Regeneration des Blutes wendet man Arsenkuren an. Eisen ist überflüssig, da ja der Organismus in den Organen, in welchen sich Hämosiderin ablagert, über genügende Eisendepots verfügt. Wo Verdacht auf Gallensteine vorliegt, werden auch Brunnenkuren, besonders solche mit Karlsbader Sprudel angezeigt sein.

In allen denjenigen Fällen aber, die sich dadurch als schwere dokumentieren, daß die Anämie und die Schwächezustände erhebliche werden, und die Anfälle sich häufen, so daß die Patienten zu jeder häuslichen oder beruflichen Tätigkeit unfähig sind, vor allen Dingen aber in denjenigen Fällen, in denen sich ein dem Krankheitsbild der progressiven perniziösen Anämie ähnlicher Zustand entwickelt, wird man unbedingt zur Splenektomie raten, die bereits in einer größeren Zahl von Fällen mit glänzendem Erfolg ausgeführt worden ist und zu einer praktischen Heilung geführt hat. Vorübergehende Erfolge hat man auch durch Röntgenbestrahlung der Milz gesehen.

9. Alimentäre Anämien.

Zu den alimentären Anämien kann man auch die bereits erwähnten Anämien bei chronischen Magendarmkatarrhen rechnen, da sie offenbar auf der Basis einer ungenügenden Ausnutzung der Nahrung, besonders ihres Eisengehaltes beruhen. Es gibt aber auch noch andere alimentäre Anämien, von denen die bekannteste diejenige Anämie der Säuglinge ist, die auf zu lange Darreichung ausschließlicher Milchkost zurückgeführt wird. Die Milch ist eins der eisenärmsten Nahrungsmittel, genügt aber für längere Zeit als ausschließliche Säuglingsnahrung deshalb, weil der Foetus bei der Geburt einen genügend großen Eisenvorrat in der Leber mitbekommt, der für einige Monate ausreicht. Wird dann nicht früh genug zu einer gemischten, eisenreicheren Kost übergegangen, so entwickelt sich eine Anämie, die allerdings nur selten höhere Grade erreicht. Meist genügt zu ihrer Beseitigung die Darreichung einer richtig zusammengesetzten Diät, selten ist man gezwungen, medikamentöses Eisen zu verordnen.

Nach Czerny ist der Eisenmangel bei einseitiger Milchernährung nicht die alleinige Ursache der Anämie, sondern eine schädliche Einwirkung des Milchfettes spielt dabei die Hauptrolle. Doch bedarf es noch der Annahme einer Konstitutionsanomalie, um das Auftreten der alimentären Anämie zu erklären. Auch gibt es eine alimentäre Anämie beim Mehlnährschaden. Ob es auch beim Erwachsenen alimentäre, auf zu eisenarmer Ernährung beruhende Anämien gibt, ist noch zweifelhaft.

II. Hyperchrome (perniziöse) Anämien.

1. Die Biermersche progressive perniziöse Anämie.

Die Biermersche progressive perniziöse Anämie ist von allen Bluterkrankungen wohl die wichtigste, weil sie viel häufiger ist, wie vielfach geglaubt wird, weil sie gar nicht so selten verkannt wird und eine besondere Therapie erfordert, die von der bei anderen Anämien üblichen abweicht.

Sie kommt bei Männern und Frauen vor und bei letzteren, wie es scheint, häufiger, im Kindesalter ist das Vorkommen sicherer Fälle noch zweifelhaft. Am häufigsten ist sie im mittleren Lebensalter, etwa von 30 bis 50 Jahren, kommt aber auch bei jüngeren und älteren Individuen gar nicht so selten vor. Sie scheint an einzelnen Orten besonders häufig zu sein. In den größeren Krankenhäusern Berlins liegen nach meinen Erfahrungen eigentlich immer einige Fälle.

Ihre Aetiologie ist völlig unbekannt. Sie befällt k e i n e s w e g s mit Vorliebe solche Leute, die schon immer etwas blutarm gewesen sind. Beim weiblichen Geschlecht spielt eine voraufgegangene Chlorose keine Rolle. Auch schwere Blutungen, besonders solche aus den weiblichen Genitalien, kommen ätiologisch kaum in Frage. Im allgemeinen befällt sie Individuen aller Konstitutionen, die bis dahin vollkommen kräftig und gesund waren. Familiäres Vorkommen ist außerordentlich selten. Voraufgegangene Vergiftungen, auch metallische, wie Blei, spielen nur in Ausnahmefällen eine Rolle. Auch voraufgegangene Infektionskrankheiten dürften nur für wenige Fälle ätiologisch in Frage kommen. Eine besondere, später noch zu besprechende Rolle spielt die Lues für seltene Fälle.

Der Beginn des Leidens scheint in den meisten Fällen ziemlich akut zu sein. Wenn die Patienten ärztlichen Rat aufsuchen, ist gewöhnlich das Krankheitsbild schon voll entwickelt. Vielleicht ist das Leiden häufig doch schon längere Zeit vorhanden und tritt nur deshalb nicht in die Erscheinung, weil der Hämoglobingehalt, wie wir später sehen werden, ein im Vergleich zur Blutkörperchenzahl relativ hoher ist und deshalb die anämischen Beschwerden erst verhältnismäßig spät erscheinen.

Die Kranken klagen gewöhnlich über eine seit längerer Zeit bestehende große Schwäche und Müdigkeit, über ein allmähliches Nachlassen der Körperkräfte, leichtes Auftreten von Herzklopfen und Atemnot, über Kopfschmerzen und Schwindelerscheinungen, über schlechten Appetit und andere Magenstörungen, bisweilen auch über häufige und hartnäckige Durchfälle.

Bei der Untersuchung der Kranken fällt in erster Linie eine auffällige Blässe in die Augen, die in allen einigermaßen vorgeschrittenen Fällen ein eigentümliches, gelbgrünliches Kolorit hat. Doch können alle Symptome des Leidens schon vorhanden sein, es kann vor allem der Blutbefund schon alle charakteristischen Eigentümlichkeiten aufweisen, ohne daß die Blässe eine sehr erhebliche ist. Immerhin sind das Ausnahmefälle.

Der Puls ist meistens beschleunigt, am Herzen hört man gewöhnlich systolische Geräusche über allen Ostien und meistens lassen sich auch leichte Dilatationen des Herzens nachweisen. Fast immer ist sehr deutliches Nonnensausen festzustellen. Viele Kranke klagen über ein sehr lästiges, dem Puls synchronisches Sausen im Kopf, das man vielfach auch auskultatorisch hören kann. Von Seiten der Lungen fehlen meistens Symptome und treten nur als Komplikationen in den letzten Stadien auf.

Sehr bemerkenswert und auch diagnostisch von Bedeutung sind die nicht in allen aber doch in sehr vielen Fällen auftretenden Symptome von Seiten der Mundhöhle. Solche Patienten klagen über Wundsein im Munde, das in hohem Maße infolge der dabei auftretenden Schmerzen das Kauen behindert. Es handelt sich dabei um entzündliche Veränderungen der gesamten Mundschleimhaut, verbunden mit einer Atrophie derselben, die besonders an der Zunge deutlich ist, die eine auffällige Glätte und ein Fehlen der normalen Runzeln und Falten sowie der Papillen aufweist. Diese Munderscheinungen können als Frühsymptom auftreten.

Ueber ein gänzliches Darniederliegen des Appetits und lästige Symptome bald nach der Nahrungsaufnahme, wie Gefühl von Vollsein und Magenschmerzen, sehr häufig auch über Erbrechen, wird fast immer geklagt. Die Untersuchung des Magensaftes ergibt in den meisten Fällen das Vorhandensein einer kompletten Achylie. Von Seiten des Darmes bestehen häufig schwer zu beeinflussende Durchfälle.

Symptome von Seiten der Nieren fehlen gewöhnlich, Albuminurie und Cylindrurie sind keine häufigen Komplikationen. Auffällig und ein regelmäßiges Symptom ist ein sehr starker Urobilingehalt des Urins.

Von Seiten des Genitalapparates besteht beim Manne gewöhnlich infolge der allgemeinen Schwäche des ganzen Organismus herabgesetzte oder fehlende Libido und Potenz. Beim Weibe bleibt gewöhnlich die Menstruation aus. Verstärkte Menorrhagien findet man meist nur in den Fällen mit hämorrhagischer Diathese. Gewöhnlich tritt auch im Laufe des Leidens eine deutliche Abmagerung auf, die aber nur selten hohe Grade erreicht. Oedeme können sich schon frühzeitig zeigen, treten aber in vorgeschrittenen Stadien fast regelmäßig auf. Sie sind wohl meist als Folgen der gesunkenen Herzkraft anzusehen. Die Temperatur verhält sich in vielen Fällen normal, in anderen tritt zeitweilig ein unregelmäßiges Fieber auf, das aber nur selten hohe Grade erreicht.

Von Seiten des Nervensystems finden sich in den meisten Fällen als Folgen der Anämie nur unbestimmte Allgemeinsymptome, wie Kopfschmerzen und Schwindel. In manchen Fällen treten aber auch gegen Ende des Lebens komatöse und deliröse Zustände auf.

Organische Veränderungen des Zentralnervensystems können bei vorhandener hämorrhagischer Diathese Hirnblutungen mit ihren bekannten Folgezuständen sein. Sehr bemerkenswert und interessant aber sind die durch Strangdegenerationen des Rückenmarks in manchen Fällen hervorgerufenen Symptomenkomplexe. Vorwiegend sind es die Erscheinungen der spastischen Parese der unteren Extremitäten, die auf einer Affektion der Seitenstränge beruhen, seltener auf Hinterstrangsdegenerationen zurückzuführende tabesähnliche Symptome, oder aber eine Kombination der genannten Rückenmarkserkrankungen.

Eine hämorrhagische Diathese wird bei der Sektion in geringem Umfange wohl immer gefunden, während des Lebens fehlt nur ein Symptom derselben, nämlich Augenhintergrundsblutungen, nur ausnahmsweise in vorgeschritteneren Stadien. Haut- und Schleimhautblutungen sind viel seltener, am häufigsten sind wohl Nasenblutungen und abnorm starke Menorrhagien. Viel seltener sind Magendarmblutungen, Gehirn- und Nierenblutungen.

Ein so gut wie niemals fehlendes Symptom ist eine sehr ausgesprochene Druckschmerzhaftigkeit des Sternums.

Spezieller Teil

Blutbefund.

Das für die Diagnose „perniziöse Anämie" ausschlaggebende Moment ist das Verhalten des Blutes. In den meisten Fällen, die zur Beobachtung kommen, findet man bereits eine stark ausgesprochene Anämie. Typisch für die Diagnose perniziöse Anämie ist nun die Tatsache, daß die Zahl der roten Blutkörperchen stärker herabgesetzt ist, als man nach dem Hämoglobingehalt erwarten sollte. Der Hämoglobingehalt des einzelnen roten Blutkörperchens ist also gegenüber der Norm erhöht, der Färbeindex ist größer als 1. Durch diesen abnorm hohen Hämoglobingehalt des einzelnen roten Blutkörperchens erklärt sich der hohe Gesamthämoglobingehalt des Blutes bei der sehr erheblich herabgesetzten Erythrocytenzahl. Außerdem besteht bei der perniziösen Anämie eine sehr ausgesprochene Anisocytose, die besonders dadurch ausgezeichnet ist, daß das Blut an abnorm großen Erythrocyten außerordentlich reich ist. Diese abnorm großen und abnorm hämoglobinreichen Erythrocyten sind das charakteristische Merkmal der perniziösen Anämie. Ihr Nachweis genügt völlig zur Sicherung der Diagnose. Außerdem besteht eine starke Poikilocytose, Polychromasie, basophile Punktierung wie auch bei anderen Anämien. Kernhaltige rote Elemente fehlen fast niemals. Doch sind dieselben in vielen Fällen sehr spärlich und erst nach langem Suchen zu finden. Sie bestehen sowohl aus Normoblasten, wie aus Megaloblasten. Typische Megaloblasten, d. h. abnorm große kernhaltige Erythrocyten, deren Kern relativ groß ist und ein zartes Chromatingerüst aufweist, kommen bei anderen Formen von Anämien nur ausnahmsweise vor. Deshalb ist ihr Nachweis von großer diagnostischer Bedeutung. Entgegen früheren, veralteten Anschauungen sei aber ausdrücklich hervorgehoben, daß ihr Nachweis für die Diagnose nicht u n u m g ä n g l i c h notwendig ist, da schon das Vorhandensein zahlreicher hämoglobinreicher Megalocyten allein für die Diagnose perniziöse Anämie vollständig ausreichend ist (Tafel IV, Fig. 5). Diese Zellen müssen nämlich von Megaloblasten des Markes abstammen, die nicht immer ausgeschwemmt zu werden brauchen. Man findet indessen fast bei jeder perniziösen Anämie bei Durchmusterung genügend zahlreicher Präparate, eventuell von verschiedenen Tagen, typische Megaloblasten. Nur ist ihr Aufsuchen oft mühsam und zeitraubend. Gelegentlich sieht man in ihnen Mitosen. Auf Tafel IV, Fig. 6 ist das Blutbild eines sehr schweren Falles von perniziöser Anämie abgebildet, der sehr reich an Megaloblasten war. Solche Befunde sind aber seltener wie der in Fig. 5 abgebildete, der den häufigeren Typ darstellt.

Außerdem kommen im Blute der perniziösen Anämie bisweilen auch Zellen mit Kernresten, sogenannten Jollykörpern, und Kernwandresten, sogenannten Cabotschen Ringen, vor (Tafel II, Fig. 31 bis 34). Mitunter kann man alle Phasen des Kernzerfalls (Tafel II, Fig. 26—29) im Blute beobachten.

Die Blutplättchenzahl ist meist auffallend herabgesetzt.

Die Leukocytenzahl ist fast immer deutlich vermindert, es besteht eine ausgesprochene Leukopenie von 4000, 3000 bis 2000 Leukocyten und weniger. Eine Auszählung der Leukocytenformel ergibt gewöhnlich eine Neutropenie und eine Lymphocytose. Auch die Eosinophilen fehlen gewöhnlich. Myelocyten findet man hin und wieder.

Verlauf.

Wenn es auch Fälle gibt, bei denen die Anämie von Beginn des Leidens an in fortschreitendem Verlauf nach Wochen oder Monaten zum Tode führt, so gilt das doch für die Mehrzahl der Fälle nicht, vielmehr gilt als charakteristisch und typisch für die Biermersche Anämie das Auftreten von periodisch alternierenden Remissionen und Rezidiven. Auch ohne therapeutisches Eingreifen erholen sich gelegentlich selbst Schwerkranke bisweilen sogar aus tiefstem Koma wieder und nachdem Hämoglobin und Blutkörperchenzahl tiefste, mit dem Leben noch gerade verträgliche Werte erreicht haben, beginnt dann langsam eine allmähliche Verbesserung der Blutzusammensetzung und des Allgemeinbefindens und die Kranken erholen sich wieder aus ihrem desolaten Zustand. Nach längerer oder kürzerer Zeit tritt dann aber wieder ein Rezidiv ein, an dem die Kranken entweder zu Grunde gehen, oder von dem sie sich abermals erholen. Solche Rezidive und Remissionen können sich mehrere Male wiederholen, so daß sich die Gesamtdauer des Leidens auf mehrere Jahre erstrecken kann. Stets aber verläuft das Leiden zuletzt doch unter zunehmender Anämie tödlich.

Prognose.

Wie aus diesem intermittierenden Verlauf des Leidens hervorgeht, ist die Prognose der Krankheit nicht absolut infaust, da selbst aus den schwersten Zuständen eine Remission möglich ist, die geraume Zeit anhalten kann. Besonders aber wird durch die modernen Fortschritte in der Therapie der perniziösen Anämie die Prognose des Leidens eine relativ günstige, da die Kranken nach dem ersten Anfall noch einige Jahre leben können, wenn sie richtig behandelt werden. Die längste bisher beobachtete Dauer der perniziösen Anämie beträgt 13 Jahre. Fälle von drei- bis fünfjähriger Dauer sind öfter beschrieben worden. Die Mehrzahl der perniziösen Anämien dürfte wohl bei Anwendung der modernen Behandlungsmethoden auf eine zwei- bis dreijährige Lebensdauer rechnen können.

Pathologische Anatomie.

Bei der Sektion von Leichen an perniziöser Anämie verstorbener Personen findet man als wichtigsten Befund eine schwere Anämie aller Organe. Sehr deutlich ist die Verringerung der Gesamtblutmenge, die stets festzustellen ist. Multiple kleinste Blutungen in den meisten Organen, besonders in den serösen Häuten, sind ein häufiger Befund. Das Herz ist schlaff, dilatiert und die Muskulatur befindet sich im Zustand der vorgeschrittenen Fettmetamorphose, durch welche ihr ein getigertes Aussehen verliehen wird. Für die Magenschleimhaut ist eine hochgradige Atrophie charakteristisch. Nicht so regelmäßig ist Atrophie der Darmschleimhaut festzustellen. An den Lungen, an den Blutgefäßen und am Urogenitalapparat vermißt man in unkomplizierten Fällen charakteristische Veränderungen. Die Lymphknoten sind nicht geschwollen. Die Milz ist fast immer deutlich, wenn auch nur mäßig vergrößert und blutreich. Das Knochenmark der langen Röhrenknochen, wie auch das der kurzen Knochen weist eine sehr charakteristische himbeergeléeartige Beschaffenheit auf. Gewöhnlich ist das Mark der ganzen Diaphyse von himbeergeléeartiger Beschaffenheit und die Spongiosabälkchen sind gänzlich resorbiert, so daß man das Mark mit dem Skalpell ohne Schwierigkeit aus der Knochenhöhle herausheben kann. Die Leber zeigt häufig schon makroskopisch Hämosiderose.

Am Nervensystem findet man im Gehirn bisweilen Blutungen auch größeren Umfanges, im Rückenmark gelegentlich strangförmige Degenerationen. Die mikroskopische Untersuchung ergibt in erster Linie im Knochenmark charakteristische Veränderungen. Dasselbe ist sehr reich an kernhaltigen roten Elementen, besonders an Megaloblasten, enthält aber außerdem auch zahlreiche Myeloblasten, Myelocyten, polymorphkernige Leukocyten und eosinophile Zellen aller Entwicklungsstadien, sowie Riesenzellen. In der Milz sind die Follikel gewöhnlich etwas verkleinert und die sehr blutreichen Pulpastränge sind verbreitert. Die Zahl der blutkörperchenhaltigen Zellen in der Pulpa ist nicht vermehrt, doch trifft man reichlich intra- und extrazelluläres Blutpigment. Außerdem besteht ein mäßiger Grad myeloider Umwandlung.

In der Leber findet man regelmäßig eine starke Hämosiderose. Das Blutpigment liegt sowohl in den Kupferschen Sternzellen, wie in den Leberzellen selbst. Auch in der Leber trifft man gelegentlich myeloide Herde an. Seltener findet man in den Lymphknoten myeloide Umwandlung.

Pathogenese.

Wenn auch die Aetiologie der perniziösen Anämie unbekannt ist, so ist doch ihre Pathogenese ziemlich geklärt. Die unbekannte

Noxe ruft offenbar primär einen abnormen Regenerationstypus der Erythroblasten im Knochenmark hervor, so daß vorwiegend hämoglobinreiche Megalocyten aus den Megaloblasten hervorgehen, während daneben der normale Regenerationstypus aus Normoblasten zurücktritt. Infolgedessen kommt es zu einer abnormen Beschaffenheit des roten Blutbildes, das vorwiegend aus hämoglobinreichen Megalocyten besteht. Diese abnormen roten Blutzellen verfallen nun den blutzerstörenden Kräften des Organismus viel leichter, als normale Erythrocyten und gehen in großen Mengen und schneller als solche zu Grunde. Diese verstärkte Blutzerstörung beweist der starke Urobilingehalt der Fäzes und des Urins und der starke Hämosideringehalt der Leber und anderer Organe. Dafür, daß etwa die blutzerstörenden Kräfte des Organismus als solche bei der perniziösen Anämie primär in erhöhtem Maße tätig sind, sprechen keine Tatsachen. Die perniziöse Anämie beruht also auf einer primären Knochenmarksschädigung. Ueber die Frage, in welchen Beziehungen die Atrophie der Magenschleimhaut zur Alteration der Blutbildung steht, ist viel diskutiert worden. Manche Autoren haben die Meinung ausgesprochen, daß das ganze Leiden auf der Basis der Magenschleimhautatrophie entstehe. Durch das Fehlen des normalen Magensaftes sollen durch Zersetzung der aufgenommenen Nahrung Gifte entstehen, welche die Blutbildung im Knochenmark in der geschilderten Weise stören. Andere Autoren aber haben die Ansicht verfochten, daß die Knochenmarksschädigung einerseits und die Magenschleimhautatrophie andererseits Koeffekte der gleichen Schädlichkeit sind. Diese ganze wichtige Frage ist bis heute noch nicht entschieden.

Therapie.

Jeder einigermaßen vorgeschrittene Fall von perniziöser Anämie bedarf in erster Linie der Bettruhe, aber auch leichtere Fälle steckt man am besten, wenigstens für einige Wochen, ins Bett. Die schwersten Fälle sind gewöhnlich sehr elend, so daß es keines besonders energischen Zuredens von Seiten des Arztes bedarf, um sie zum Liegen zu veranlassen, mittelschwere und leichte Fälle dagegen folgen häufig nur ungerne diesem ärztlichen Rat.

Dann kommt es vor allen Dingen darauf an, festzustellen, ob etwa nur eine sekundäre perniziöse Anämie vorliegt. Man wird also eine serologische Blutuntersuchung auf Syphilis vornehmen, den Stuhl auf Bandwurmeier untersuchen, feststellen, ob eine Gravidität vorliegt oder kurz vorausgegangen ist und ob etwa ein Karzinom nachzuweisen ist. Führen alle diese Untersuchungen zu einem negativen Resultat, so liegt eine echte Biermersche progressive Anämie vor.

Neben der Bettruhe ist eine Regelung der Diät von großer Bedeutung, da wegen der fast stets vorhandenen Achylie besondere Maßnahmen erforderlich sind. Man gebe stets Pepsinsalzsäuregemische (man kann bis zu dreimal täglich 20—30 Tropfen HCl geben) und sorge für eine leicht verdauliche Kost. In schweren Fällen mit starkem Erbrechen ist eventuell längere Zeit eine flüssigbreiige Diät notwendig. Gegen das Erbrechen gebe man Eisstückchen, Chloroformwasser, kleine Dosen Chloral, Anästhesin und ähnliche Medikamente. Selten nur wird man gezwungen sein, für einige Tage die rektale Ernährung durchzuführen. Die meisten Autoren empfehlen nur in diesen Fällen mit schweren Magensymptomen auch Magenspülungen anzuwenden, die von mancher Seite bei allen perniziösen Anämien für notwendig erachtet werden. Doch hat die Erfahrung gezeigt, daß man in unkomplizierten Fällen auch ohne dieselben auskommt und den meist doch sehr schwachen Kranken diese immerhin recht unangenehme Prozedur ersparen kann. Treten Symptome von Seiten des Darms in stärkerem Maße hervor, so wird man auch von Pankreontabletten günstige Wirkungen sehen können. In solchen Fällen sind auch regelmäßige Darmspülungen empfohlen worden.

Die Diät sei anfänglich eine rein lakto-vegetabile. Besonders Fruchtsäfte und, soweit angängig, frische pflanzliche Nahrung haben sich als günstig erwiesen. Allmählich kann man dann auch langsam anfangen Fleisch zu geben. Wein in mäßigen Mengen wird von manchen Patienten angenehm empfunden, von anderen nicht.

Dort, wo deutliche Zeichen von Herzschwäche bestehen, kommen die üblichen Cardiaca in Anwendung. Einer besonderen Behandlung bedürfen in vielen Fällen die oft sehr lästigen Munderscheinungen, besonders wegen ihrer Schmerzhaftigkeit. Man verordnet Spülungen mit Wasserstoffsuperoxyd und Pinselungen mit adstringierenden Substanzen. Sehr wichtig ist es, daß kariöse Zähne entfernt, bezw. in anderer Weise zweckmäßig behandelt werden. In solchen Fällen mit schmerzhaften Munderscheinungen ist es auch besonders wichtig, daß die Nahrung weich und breiig ist.

Das wichtigste Heilmittel der perniziösen Anämie ist das Arsen, das innerlich oder subkutan gegeben wird. In allen vorgeschritteneren Fällen, sowie dort, wo die innerliche Darreichung keinen rechten Erfolg hat, gebe man Arsen subkutan. Es kann auch intravenös verabfolgt werden, ohne daß aber diese Form der Medikation besondere Vorteile darbietet. Innerlich gibt man Arsen gewöhnlich in der Form der Solutio Fowleri, meistens mit gleichen Teilen Aqua Menthae gemischt. Man beginnt mit dreimal täglich 5 Tropfen auf ein Glas Wasser und steigt jeden dritten Tag um je einen Tropfen, bis man auf dreimal täglich 20 Tropfen angelangt ist. Diese Quantität gibt man etwa 8 bis 14 Tage lang, um dann allmählich in derselben Weise wieder mit der Tropfenzahl zurückzugehen. Bisweilen ist es auch notwendig, bis zu dreimal täglich 30 Tropfen zu steigen. Reagiert der Kranke auf diese Behandlung nicht günstig, so geht man zur subkutanen Injektion über. Man verordnet eine Lösung von Natrium arsenicosum 0,1 : 10,0 und läßt sie vom Apotheker exakt neutralisieren, da die Injektion sonst schmerzhaft ist. Man beginnt mit täglich 2 Teilstrichen und steigt jeden dritten Tag um einen Teilstrich, bis die auf einmal injizierte Menge 1 ccm erreicht hat. Hierbei bleibt man etwa 8 bis 14 Tage und geht dann langsam in derselben Weise zurück. Tritt keine genügende Reaktion ein, so kann man die tägliche Menge in vorsichtiger Weise auch noch auf mehr als 1 ccm steigern. Um nicht zu große Flüssigkeitsmengen zu injizieren, verschreibt man dann besser eine Lösung von 0,2 zu 10,0, von der man bloß bis zu 1 ccm im ganzen gehen darf. Treten Intoxikationserscheinungen ein — Kratzen im Hals, Konjunktivitis, Durchfälle —, so muß man die Arsenmedikation aussetzen. Indessen sind solche Fälle außerordentlich selten.

Gewöhnlich gelingt es, mit Hilfe einer Arsenkur den Blutbefund erheblich zu bessern, ja in vielen Fällen normale Hämoglobin- und Erythrocytenzahlen zu erzielen und fast normale morphologische Verhältnisse zu schaffen. Nur vereinzelte Megalocyten erinnern noch an das typische Blutbild. Auch die Leukocytenzahlen und die Leukocytenformel nähern sich wieder mehr oder weniger normalen Verhältnissen. Parallel der Besserung des Blutbefundes schwinden auch alle übrigen Symptome des Leidens, vor allem tritt eine erhebliche Besserung des gesunkenen Kräftezustandes ein und die Kranken werden wieder leistungsfähig. Dieses Remissionsstadium kann sich auf Wochen, Monate, in seltenen Fällen auch auf Jahre erstrecken. Die Kranken können dann für längere Zeit ihrem Berufe, wenn er nicht zu schwer ist, wieder nachgehen. Sie sind besonders davor zu warnen, daß sie ihre Kräfte über Gebühr anstrengen. Von großer Wichtigkeit ist es aber, in solchen Fällen das Blut regelmäßig zu untersuchen, da sich Rezidive zuerst in einer Verschlechterung des Blutbefundes äußern und durch eine neuerliche Einleitung einer Arsenkur aufgehalten werden können. Es ist gelungen, perniziöse Anämien auf diese Weise bis zu 13 Jahren am Leben zu erhalten. In einem einzigen Falle ist sogar eine Dauerheilung beschrieben worden.

Leider verhalten sich sehr viele Fälle nicht so günstig. Die Rezidive treten früher auf und sind nicht immer durch eine neue Arsenkur zu beseitigen.

Endlich gibt es Fälle, die nur wenig oder überhaupt nicht auf Arsen reagieren.

Eisen ist kein Heilmittel für die perniziöse Anämie, da der Körper in den Hämosiderindepots, besonders der Leber, genügende Mengen Reserveeisen besitzt.

Statt des Natrium arsenicosum kann man auch andere Arsenpräparate geben. Zur innerlichen Darreichung eignen sich auch die asiatischen Pillen. Zur subkutanen Applikation wird auch vielfach das Kakodyl und das Atoxyl in 10 proz. Lösung benutzt. Kakodyl erscheint mir etwas weniger wirksam zu sein als Natrium arsenicosum, das Atoxyl wirkt ebenso günstig. Auch Salvarsan in kleineren Mengen hat sich in manchen Fällen als wirksam erwiesen. Am besten gibt man alle Woche einmal intravenös bis 0,45 g Neosalvarsan bis zum Eintritt einer wesentlichen Besserung. In vielen Fällen von perniziöser Anämie, auch in solchen, die auf Arsen nicht mehr reagiert haben, ist es gelungen, mit Hilfe eines wasserlöslichen radioaktiven Mittels, nämlich des Thorium X, eine Remission herbeizuführen. Man verordnet es in Form einer Trinkkur und läßt vier bis sechs Wochen lang täglich 20 000 bis 30 000 Macheeinheiten (entsprechend 10 bis 20 elektrostatischen Einheiten) in Wasser verdünnt trinken.

Vielfach haben sich auch Bluttransfusionen als vorübergehend erfolgreich auch in arsenrefraktären Fällen gezeigt. Am bequemsten sind intraglutaeale Injektionen von etwa 10 ccm defibrinierten oder flüssigen, unmittelbar der Vene des Spenders entnommenen Blutes, die etwa wöchentlich zweimal gegeben werden. Technisch schwieriger sind die intravenösen Bluttransfusionen von 50 bis 100 ccm und mehr Blut. Zu diesem Zwecke muß das Blut des Spenders erst mit Glasperlen defibriniert und dann durch Gaze filtriert werden. Steht das Blut eines Blutsverwandten nicht zur Verfügung, so ist es notwendig, vorher festzustellen, ob das Serum des Spenders nicht die Blutkörperchen des Empfängers löst oder agglutiniert und umgekehrt. Sehr gerühmt wird auch die direkte Transfusion von Arterie zu Vene, bei der man viel größere Blutmengen den Kranken zuführen kann. Doch ist die Technik dieser Methode keine leichte und es wird gewöhnlich auch schwer fallen, jemand zu finden, der seine Arterien zu diesem Zweck hergibt. Wiederholt ist es jedenfalls gelungen, durch solche großen Transfusionen schon verloren geglaubte Fälle, wenigstens für längere Zeit zu bessern. Eine Heilung ist aber auch auf diesem Wege nicht zu erzielen. Nur in schwersten, auf andere Maßnahmen nicht mehr reagierenden Fällen wird man sich zu solchen Transfusionen größerer Blutmengen entschließen.

Neuerdings ist auch die Milzexstirpation als Heilmittel für die perniziöse Anämie empfohlen worden. Doch hat sich herausgestellt, daß auch auf diese Weise höchstens eine Remission zustande kommt und daß auch die Splenektomie im wesentlichen nur als ein Reizmittel auf das Knochenmark wirkt. Man wird sich wohl nur in solchen Fällen zu diesem operativen Eingriff entschließen, wo alle anderen therapeutischen Versuche versagt haben.

Trink- und Badekuren kommen für die perniziöse Anämie nur im Remissionsstadium in Betracht, niemals zur Zeit des Rezidivs. Das Hochgebirge ist für solche Kranken nicht geeignet, ebensowenig die See. Bei schweren Kranken sieht man manchmal von Sauerstoffeinatmungen eine gute Wirkung auf die sehr lästige Dyspnoe. Im beginnenden Rezidiv kann man einen Versuch mit der Kuhnschen Saugmaske machen.

2. Die perniziöse Anämie der Schwangerschaft.

Durch eine Reihe sicherer Beobachtungen ist festgestellt, daß es eine im Verlaufe der Schwangerschaft auftretende Form der perniziösen Anämie gibt, die nicht als eine zufällige Komplikation derselben aufzufassen ist, sondern in der Gravidität als solcher ihre Ursache hat, da sie nach Ablauf derselben, gerade so wie die Botriocephalusanämie nach Abtreibung des Wurms, vollständig und rezidivfrei heilen kann.

Diese Form der Biermerschen Anämie pflegt meist in der zweiten Hälfte der Schwangerschaft aufzutreten. Ihre allmähliche Entwicklung konnte bisher noch nicht beobachtet werden, sondern gerade wie bei den gewöhnlichen Formen der Perniciosa kommen die Kranken immer mit voll entwickeltem klinischen Symptomenbild in Beobachtung. Niemals ist es bisher gelungen, besondere Komplikationen der Schwangerschaft als auslösendes Moment festzustellen. Alle Fälle betrafen Mehrgebärende. Ob und in welchem Umfang bei diesen Fällen eine Achylia gastrica besteht, ist noch nicht klargestellt. Die oben erwähnten Hunterschen Stomatitiden scheinen zu fehlen. Im übrigen gleicht das klinische Bild völlig dem der gewöhnlichen perniziösen Anämie und ist durch allmählich zunehmende Blässe und allgemeine Schwäche, durch Auftreten leichterer Herz- und Atmungsstörungen, Schwindelgefühl, Ohrensausen, Oedeme, Sternalschmerzhaftigkeit und Urobilinurie gekennzeichnet. In den meisten Fällen gleicht der Blutbefund völlig dem der typischen Fälle, d. h. es besteht eine hyperchrome Anämie mit erhöhtem Färbeindex, zahlreichen hämoglobinreichen Megalocyten mit Megaloblasten und Normoblasten, Leukopenie, relativer Lymphocytose und herabgesetzten Blutplättchenzahlen. Bemerkenswerterweise sind auch einige Fälle bekannt geworden, die zeitweise oder dauernd einen Färbeindex hatten, der kleiner als 1 war, und die trotzdem den typischen Sektionsbefund dargeboten haben sollen.

Je weiter die Schwangerschaft vorschreitet, desto schwerer wird die Anämie, erreicht gewöhnlich kurz vor der Geburt, manchmal aber auch erst nach derselben ihren Höhepunkt. Wiederholt sind Temperatursteigerungen unregelmäßiger Natur beobachtet worden, Zeichen hämorrhagischer Diathese, wie Netzhautblutungen, können sich zeigen. Sehr häufig tritt Frühgeburt ein. Bemerkenswert ist, daß der Blutverlust während der Geburt ein auffallend geringer sein soll. In einer ganzen Reihe von Fällen ist der Tod eingetreten.

Die Prognose für das Leben des Kindes ist ziemlich ungünstig, da häufig Frühgeburten eintreten. Doch können die Kinder am Leben bleiben und sich normal entwickeln. Eine Uebertragung der Anämie von der Mutter auf das Kind scheint nicht vorzukommen.

In denjenigen Fällen, in welchen unter der Einwirkung der eingeleiteten Therapie Heilung eintrat, war dieselbe bemerkenswerter Weise eine dauernde und Rezidive scheinen außerordentlich selten zu sein. Gerade diese Tatsache spricht für die ätiologische Bedeutung der Gravidität als solcher. Wiederholt sind derartige Frauen später wieder schwanger geworden, ohne daß sich Zeichen einer Anämie gezeigt haben.

Die Therapie ist die gleiche, wie bei der gewöhnlichen Biermerschen perniziösen Anämie, doch wird man sich bei trotzdem progressivem Verlauf, und zwar nicht zu spät, zur Einleitung der künstlichen Frühgeburt entschließen, wobei man aber darauf gefaßt sein muß, daß trotzdem der tödliche Verlauf nicht mehr aufgehalten werden kann. Kommen die Fälle erst nach erfolgtem Partus zur Beobachtung, so ist trotzdem die Arsentherapie einzuleiten.

3. Die syphilitische perniziöse Anämie.

Es kann als sichergestellt gelten, daß in einigen seltenen Fällen die Syphilis in ihrem tertiären Stadium den Symptomenkomplex der perniziösen Anämie hervorrufen kann. Eine antisyphilitische Kur, die am zweckmäßigsten wohl mit Salvarsan durchgeführt wird, um durch den Arsengehalt gleichzeitig die Blutneubildung anzuregen, heilt meist die Krankheit, ohne daß Rezidive auftreten.

Man darf aber keineswegs glauben, daß jede perniziöse Anämie mit positiver Wassermannscher Reaktion deshalb auch syphilitischer Natur zu sein braucht. Vielmehr kann eine alte Lues neben der perniziösen Anämie stehen. Ich selbst habe wiederholt derartige Fälle gesehen, in denen antisyphilitische Kuren ohne jeden Erfolg waren. Die Frage nach der syphilitischen Aetiologie einer perniziösen Anämie entscheidet also nur der Erfolg der spezifischen Kur. Immerhin ist es möglich, daß die Anämie bereits soweit vorgeschritten sein kann, daß trotz Beseitigung der Syphilis ein normaler Regenerationstypus des Blutes nicht mehr zu erzielen ist. Hieran wird man besonders dann denken müssen, wenn durch die Kur zwar die Wassermannsche Reaktion negativ wird, der Blutbefund sich aber nicht bessert.

4. Die Bothriocephalusanämie.

Der breite Bandwurm, Bothriocephalus latus, kann das typische Bild der perniziösen Anämie hervorrufen. Da die Finne dieses Bandwurmes in Fischen lebt, so ist die Krankheit auf bestimmte Küstengegenden beschränkt. Sie tritt besonders häufig in Finnland und der Ostseeküste der russischen Ostseeprovinzen und auch noch in Ostpreußen auf, in Gegenden, wo Fische noch vielfach roh gegessen werden. Es ist nun sehr bemerkenswert, daß nicht alle Bothriocephalusträger eine perniziöse Anämie bekommen, sondern nur einige, so daß man entweder eine besondere Disposition, oder eine besondere Beschaffenheit des Bandwurms annehmen muß.

Der Symptomenkomplex gleicht völlig dem der kryptogenetischen perniziösen Anämie, auf dessen Schilderung verwiesen sei. Eine erhebliche Eosinophilie muß immer den Verdacht einer Bothriocephalusanämie erwecken, zumal bei der kryptogenetischen Form meist Aneosinophilie besteht. Entscheidend für die Diagnose ist der Nachweis von Gliedern oder Eiern im Stuhl. Die Therapie besteht in der Abtreibung des Wurms durch die üblichen Bandwurmmittel, wonach allmählich von selbst Heilung eintritt, die man aber in schwereren Fällen durch Arsenbehandlung unterstützen muß. Es gibt aber auch Fälle, in denen die Krankheit so weit vorgeschritten ist, daß sie trotz Abtreibung des Wurms nicht heilt.

5. Hyperchrome Anämien sonstiger Aetiologie.

In seltenen Fällen kommt es bisweilen auch bei hämolytischem Ikterus, bei Malaria, bei Bleiintoxikation, bei Arsenwasserstoffvergiftung und bei malignen Tumoren zum Blutbild und Symptomenkomplex der perniziösen Anämie.

III. Die aplastischen Anämien.

Die aplastischen Anämien stehen dadurch in einem scharfen Gegensatz zu den anderen regenerativen Anämien, daß bei ihnen die Regenerationsfähigkeit des Knochenmarks völlig erloschen ist. Es sind myelophthisische Anämien, bei denen jede Spur einer Blutneubildung vermißt wird und deshalb auch die für alle anderen Anämien charakteristischen jugendlichen Vorstufen der Erythrocyten nicht ins Blut übertreten können, da sie völlig oder fast völlig fehlen. Die Mehrzahl der Autoren steht jetzt auf dem Standpunkt, daß gelegentlich jede Form der Anämie als aplastische Anämie enden kann. Experimentell hat man auch durch fortgesetzte Blutentziehung bei Tieren aplastische Anämien hervorrufen können, die beim Menschen beobachteten Fälle scheinen aber, soweit es überhaupt möglich war, in den bekannt gewordenen Beobachtungen ätiologische Momente zu eruieren, meist infektiös-toxischer Natur gewesen zu sein. Besonders septische Infektionen können zu diesem eigenartigen Krankheitsbild führen. Prinzipiell gleichen auch die durch Röntgenstrahlen und andere radioaktive Substanzen hervorgerufenen atrophischen Prozesse der hämatopoetischen Organe der aplastischen Anämie, und auch der durch Benzolvergiftungen experimentell hervorgerufene und einigemal auch klinisch beobachtete Zustand ist im wesentlichen eine myelophthisische Anämie. Ferner kommen aplastische Anämien als Endzustand schwerer chronischer oder akuter Purpurafälle vor.

Der Verlauf des Leidens ist meist ein akuter bis subakuter, seltener ein chronischer. Meist scheinen Individuen im mittleren und jugendlichen Lebensalter betroffen zu werden. Die Anämie schließt sich entweder an eine voraufgegangene Krankheit an, oder entwickelt sich als scheinbar selbständiges Krankheitsbild.

Die ersten Anfänge des Leidens unterscheiden sich meist nicht von anderen chronischen Anämien, doch tritt alsbald eine so hochgradige Schwäche und Entkräftung ein, und die Anämie erreicht so schwere Grade, daß an eine perniziöse Anämie gedacht wird, die sich aber sehr leicht durch die Blutuntersuchung ausschließen läßt. In den meisten Fällen besteht auch eine ausgesprochene hämorrhagische Diathese, die vielfach so schwer ist, daß sie als führendes klinisches Symptom erscheint. Sowohl zahlreiche Hautblutungen, wie Blutungen aus den Schleimhäuten der oberen Luft- und Verdauungswege sowie auch Blutungen aus den weiblichen Genitalien sind besonders häufig. Bei Frauen kann sich auch das Leiden direkt an das Puerperium oder an einen Abort anschließen. Bemerkenswert ist, daß die für perniziöse Anämie so charakteristische Druckschmerzhaftigkeit des Sternums fehlt.

Die wesentlichsten Eigentümlichkeiten des Blutbefundes sind bereits oben besprochen, hier sei nur nochmals darauf hingewiesen, daß die typischen Charakteristica im Blute folgende sind: Eine äußerst schwere Anämie, bei der der Hämoglobingehalt bis auf 10 % und weniger, die Erythrocytenzahlen bis unter 1 Million sinken können, dabei Fehlen irgendwelcher nennenswerter morphologischer Veränderungen der roten Blutkörperchen, wenn es sich nicht gerade um das Endstadium einer Biermerschen Anämie handelt; besonders werden kernhaltige Rote, punktierte Erythrocyten und polychromatophile Elemente vermißt. Die Blutplättchen fehlen fast ganz, die Leukocytenzahlen betragen meist nur wenige Hundert, die meisten vorhandenen Leukocyten sind kleine Lymphocyten. Die Gerinnungsfähigkeit des Blutes ist eine stark verzögerte.

Die Untersuchung des Knochenmarks nach dem Tode ergibt in den langen Röhrenknochen lediglich das Vorhandensein von Fettmark oder gelatinösem Mark, das Mark der kurzen Knochen befindet sich in einem stark atrophischen Zustand, kenntlich daran, daß sich meist nur ein schwach rötlich gefärbter, dünnflüssiger Saft aus diesen Teilen gewinnen läßt, der äußerst zellarm ist. Vorwiegend findet man Lymphocyten und vereinzelte Plasmazellen, sowie gewöhnliche Erythrocyten in diesem Mark, gekörnte Leukocyten und kernhaltige rote Elemente werden nur in ganz vereinzelten Exemplaren oder gar nicht angetroffen. In der Leber vermißt man die Anzeichen einer Hämosiderose, da ja bei dieser Affektion gar kein vermehrter Blutzerfall stattgefunden hat.

Fälle von echter aplastischer Anämie führen immer zum Tode, und es gibt kein Mittel, eine einmal eingetretene wirkliche Knochenmarksatrophie rückgängig zu machen. Da aber zwischen wirklichen aplastischen Anämien und Anämien mit ungenügender torpider Regenerationsfähigkeit alle Uebergänge vorkommen, wäre es verfehlt, für solche Fälle einem therapeutischen Nihilismus das Wort zu reden, da man nie wissen kann, ob nicht in diesem oder jenem Falle doch noch hinreichende Mengen von Myeloidgewebe vorhanden sind, die sich noch regenerieren können. Man soll daher in allen derartigen Fällen mit Arsen und Bluttransfusionen therapeutische Versuche machen.

B. Die geschwulstartigen Systemerkrankungen des hämatopoetischen Apparates (Hämoblastosen).

Eine sehr große und wichtige Gruppe von Erkrankungen des Blutes geht mit Schwellungen des hämatopoetischen Apparates einher, die in den typischen Fällen so ausgeprägt sind, daß sie schon bei oberflächlicher Betrachtung auffallen und als Kardinalsymptom des Leidens erscheinen. Eine Mitbeteiligung des hämatopoetischen Apparates liegt natürlich bei allen Erkrankungen des Blutes vor und geringfügige Schwellungen desselben kann man gar nicht selten auch bei Anämien und Leukocytosen antreffen. Indessen beruht bei den Hämoblastosen, unter welchem Namen man mit Orth diese Affektionen zusammenfaßt, das Befallensein des hämatopoetischen Apparates auf einer primären Lokalisation der meist unbekannten Noxen in den Blutbildungsorganen, während bei Anämien und Infektionskrankheiten die Beteiligung und Hyperplasie der hämatopoetischen Organe sekundärer Natur ist.

Die geschwulstartigen Erkrankungen des hämatopoetischen Apparates zerfallen in zwei große Gruppen. Die eine derselben beruht auf einer Hyperplasie der Parenchymzellen, und zwar in bei weitem den meisten Fällen auf einer Hyperplasie des leukopoetischen Gewebes. Man nennt sie deshalb auch Leukosen. Viel seltener nehmen auch die roten Blutkörperchen an diesem Wucherungsprozeß teil.

Die zweite große Gruppe der Hämoblastosen geht vom interstitiellen Gewebe der Blutbildungsorgane aus. Es handelt sich um chronisch entzündliche Prozesse von geschwulstähnlichem Charakter teils bekannter, teils unbekannter Aetiologie. Alle diese Affektionen faßt man als Granulome zusammen.

Außer diesen beiden großen Gruppen gibt es aber auch noch echte Geschwülste des hämatopoetischen Apparates, die auch entweder von den Parenchymzellen, oder aber vom interstitiellen Gewebe ausgehen können.

Zu den Leukosen gehören die Leukämien und die sogenannten Aleukämien, Erkrankungen, bei denen wir in den Blutbildungsorganen die gleichen Veränderungen vorfinden wie bei den Leukämien, ohne daß aber im Blute eine Vermehrung der Leukocyten vorhanden wäre. Echte Geschwülste des hämatopoetischen Apparates, die von den Parenchymzellen desselben ausgehen, also echte Leukoblastome, sind die Lymphosarkome und die multiplen Myelome.

Zu den Granulomen gehört das Lymphogranulom sowie die tuberkulösen und syphilitischen Granulome. Echte Geschwulstbildungen, die vom interstitiellen Gewebe der Blutbildungsorgane ausgehen, sind die Sarkome, sowie die sehr seltenen Enchondrome und Endotheliome. Es gibt auch metastatische multipel verbreitete Geschwulstbildungen des hämatopoetischen Apparates, die den eigentlichen Hämoblastosen klinisch und anatomisch zum Verwechseln ähnlich sehen.

Die Bezeichnung „P s e u d o l e u k ä m i e" hat die moderne Hämatologie völlig fallen gelassen. Unter dieser Bezeichnung faßte man früher alle geschwulstartigen Systemerkrankungen zusammen, die ohne leukämischen Blutbefund verliefen, also, wie wir jetzt wissen, ihrem Wesen nach grundverschiedene Affektionen. Manche Autoren nannten nur diejenigen Erkrankungen „Pseudoleukämien", die wir jetzt als aleukämische Leukosen bezeichnen, vielfach rechnete man auch die so grundverschiedenen Formen der Splenomegalie zur Pseudoleukämie. Dadurch ist eine sehr große Verwirrung entstanden, die zu vielen Mißverständnissen geführt hat. Da die Differentialdiagnose aller dieser Erkrankungen oft recht schwierig ist, war allerdings die Bezeichnung „Pseudoleukämie" eine oft recht bequeme Verlegenheitsdiagnose, auf die man aber nunmehr verzichten sollte. Wenn wirklich mal die sichere Rubrizierung eines Falles nicht möglich sein sollte, so ist es ratsamer, ihn vorläufig als „Lymphomatose" zu führen, wenn es sich um multiple Lymphknotenschwellungen handelt, oder als „Splenomegalie", wenn nur ein Milztumor vorliegt. Auch die Bezeichnung „Hodgkinsche Krankheit", die meist, aber keineswegs immer, als Synonym für „Pseudoleukämie" gebraucht wurde, sollte endgültig aus der hämatologischen Nomenklatur verschwinden.

I. Hämoblastosen des leukoblastischen Apparates (Leukosen).

Je nach der Art der gewucherten Gewebsformation unterscheiden wir zwei Formen der Leukosen, die Lymphadenose und die Myelose. Bei der Lymphadenose ist eine hyperplastische Wucherung des Lymphadenoidgewebes, bei der Myelose eine solche des myeloischen Gewebes festgestellt. Wir werden also bei der Lymphadenose vorwiegend eine Vergrößerung der lymphatischen

Apparate, bei der Myelose eine solche des myeloischen Gewebes vorfinden. Tatsächlich pflegt bei den Lymphadenosen vorwiegend eine Schwellung der Lymphknoten, der übrigen lymphatischen Apparate und der Milz angetroffen zu werden. Da aber auch das Knochenmark normalerweise, wenn auch nur spärlich, Lymphadenoidgewebe enthält, ist so gut wie immer auch dieses Organ am Krankheitsprozeß mitbeteiligt. Bei den Myelosen sollte man zunächst nur eine Affektion des Knochenmarks erwarten, man findet aber auch in den Lymphknoten wie in der Milz Wucherungen von Myeloidgewebe vor, das in der Milz sogar zu einer ganz enormen Größenzunahme des Organs zu führen pflegt, offenbar deshalb, weil in diesem Organ ein abortives Myeloidgewebe in der Pulpa vorhanden ist. Sowohl die Myelosen, wie die Lymphadenosen können akut und chronisch, leukämisch und aleukämisch verlaufen. Häufiger sind auf jeden Fall die leukämischen Formen, die eigentlichen Leukämien.

Chronische Leukosen.

a) Die Lymphadenosen.

α) Die lymphatische Leukämie (die leukämische Lymphadenose).

Die leukämische Lymphadenose, gemeinhin als lymphatische Leukämie bezeichnet, kommt etwas seltener vor, als die myeloide Leukämie. Sie wird in allen Lebensaltern beobachtet, am häufigsten wohl im dritten und vierten Jahrzehnt, kommt aber auch ziemlich oft noch bei Leuten im Alter von 60 bis 70 Jahren und mehr vor. Ihre Aetiologie ist unbekannt.

Sie beginnt bisweilen schleichend, indem entweder an irgend einer Drüsenregion, am häufigsten am Hals, Unterkiefer oder Nacken mehrere gewöhnlich weiche und nicht schmerzhafte Lymphknotenschwellungen auftreten, die alsbald auch andere Drüsenregionen zu befallen pflegen. Meist tritt aber das Leiden von vornherein generalisiert auf. Die Milz ist so gut wie immer mitbefallen, erreicht aber nur selten so erhebliche Größen, wie bei der myeloiden Leukämie. Noch seltener kommt es vor, daß die Milz sehr stark befallen ist, während die Lymphknotenschwellungen gering entwickelt sind oder aber an den äußeren Regionen überhaupt nicht nachgewiesen werden können. Entweder sind die Lymphdrüsenschwellungen aller Regionen ungefähr gleich groß, oder aber sie sind an einer Stelle ganz besonders stark entwickelt. In manchen Fällen sind auch die lymphatischen Apparate der Schleimhäute, z. B. die des Rachenringes, sehr stark geschwollen. Besonders starkes Befallensein der Darmfollikel wird gewöhnlich erst bei der Sektion gefunden, kann sich aber während des Lebens durch starke

Durchfälle oder andere Darmstörungen bemerkbar machen. Auch starke Schwellungen an den Mesenterialdrüsen können sich durch Darmstörungen bemerkbar machen und lassen sich bisweilen auch durch Palpation feststellen. Wenn die mediastinalen Drüsen besonders stark geschwollen sind, kommt es zum Symptomenkomplex des Mediastinaltumors. Da sich, wie wir später noch ausführlich erörtern werden, in jedem Organ bald kleinere, bald größere lymphatische Neubildungen entwickeln können, kann es zu allen möglichen klinischen Symptomen kommen, die um so mehr hervortreten werden, wenn gerade funktionell wichtige Stellen Sitz dieser Infiltrate sind. Aus diesem Grunde sind die Erscheinungen von Seiten des inneren Ohres, in den seltenen Fällen, in denen sie zustande kommen, ganz besonders stürmische, weil hier auf einen sehr engen Raum Gebilde von größter funktioneller Wichtigkeit zusammengedrängt sind, und daher schon durch ganz kleine Infiltrate schwere Alterationen hervorgerufen werden müssen. Es ist der Menièresche Symptomenkomplex, der gelegentlich in solchen Fällen, auffälligerweise gar nicht selten beiderseits, auftritt. Es sind übrigens nicht nur Infiltrate, sondern vielfach auch kleinste Blutungen, die bei der Auslösung dieser Störungen hier, sowie auch gelegentlich in anderen Organen eine Rolle spielen, da sehr häufig Leukämien mit einer mehr oder weniger ausgesprochenen hämorrhagischen Diathese einhergehen.

Infiltrate und Blutungen am Augenhintergrund, die ziemlich häufig sind, machen nur selten subjektive Beschwerden und werden meist nur gelegentlich einer eigens daraufhin gerichteten Augenuntersuchung entdeckt. Selten sind Infiltrate der Nasen-, Rachen-, Kehlkopf- und Trachealschleimhaut. Doch können z. B. leukämische Affektionen im Larynx Erstickungsanfälle auslösen. Es sei ferner auf das sehr interessante Symptom des leukämischen Priapismus hingewiesen, das durch Infiltrate in die Corpora cavernosa mit nachfolgenden Blutungen und Thrombosen ausgelöst wird.

Ziemlich häufig ist auch die Haut Sitz leukämischer Neubildungen, die seltener diffus, häufiger in zirkumskripter und multipler Form auftreten. Ihr Lieblingssitz ist das Gesicht. Es sind meistens ziemlich stark gerötete, rundliche, prall elastische Erhebungen, die sich meist erst nach längerem Bestehen der Krankheit entwickeln, seltener schon im Beginn des Leidens auftreten oder gar Frühsymptom sind. Im Gesicht können sie auch recht schmerzhaft sein. Die Nase pflegt gewöhnlich diffus befallen zu sein. Umstehende Abbildungen (Fig. 21 u. 22) sind Reproduktionen selbstbeobachteter Fälle dieser Art. Diese leukämischen Neubildungen der Haut haben keine Neigung zur Ulzeration. Außerdem kommen bei lymphatischer Leukämie auch nicht spezifische Affektionen der

Haut vor, bestehend in Pruritus, Prurigo, Urtikaria und ekzematösen und exfoliativen Erythrodermien. Endlich kommen auch multiple Hautblutungen zur Beobachtung.

Das Allgemeinbefinden kann gerade bei der lymphatischen Leukämie ziemlich lange ein recht gutes sein, und die Patienten empfinden die Drüsenschwellungen mehr als Schönheitsfehler, denn als Krankheit. Allmählich stellt sich aber eine zunehmende Schwäche

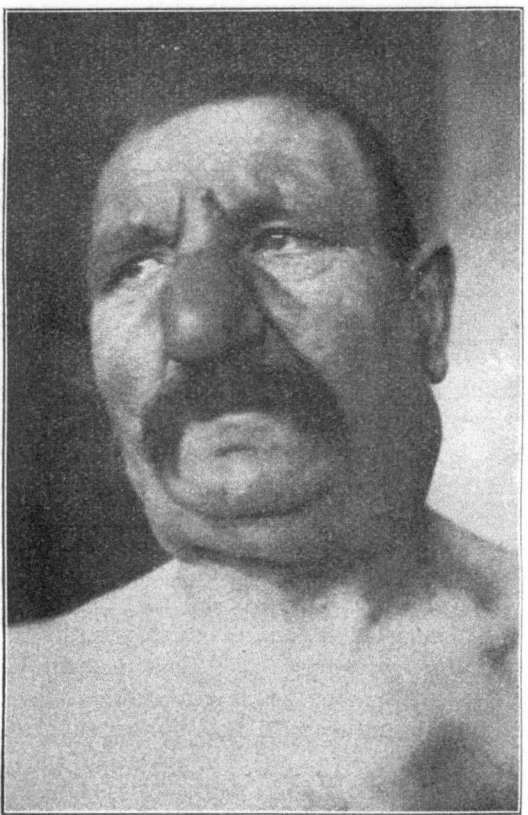

Fig. 21. Hautveränderungen einer lymphatischen Leukämie, bestehend in Infiltration der Haut der Stirn, der Nase und der Nasolabialfalten.

und Abmagerung ein und es entwickelt sich ein ausgesprochenes Krankheitsgefühl, zumal auch Störungen des Appetits oder der Verdauung, Zeichen von Insuffizienz des Herzens, Kopfschmerzen, Schwindelerscheinungen und manche andere Störungen des Allgemeinbefindens nach und nach auftreten, ganz abgesehen von den bereits oben erwähnten Fällen, wo besonders lokalisierte Neubildungen zu ganz schweren und lebensbedrohenden Erscheinungen führen.

Fieber fehlt in den meisten Fällen, wenigstens in den Anfangsstadien, ganz. Nach längerem Bestehen des Leidens treten gelegentlich Fiebererscheinungen von unregelmäßigem Typus auf, die aber wieder Perioden normaler Temperatur weichen. Erhebliche Temperatursteigerungen trifft man außer bei besonderen Komplikationen gewöhnlich nur in den letzten Stadien der Krankheit oder bei akuten Exazerbationen an.

Der Urin kann bis zum Ende des Lebens frei von krankhaften Bestandteilen sein. Das Auftreten des Bence-Jonesschen Eiweißkörpers ist eine große Seltenheit, gewöhnliches Eiweiß findet man

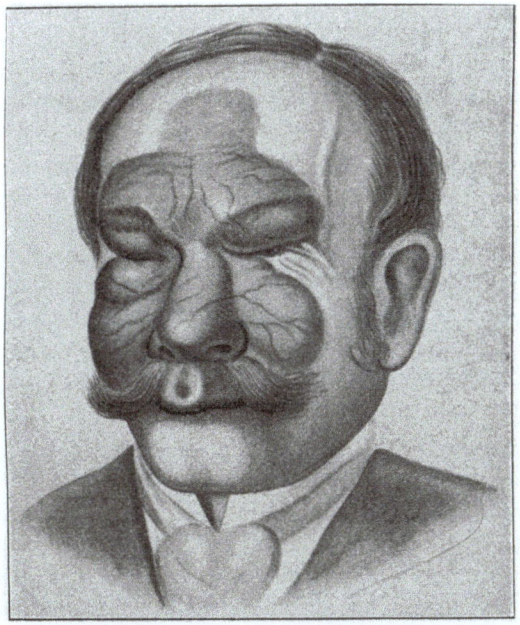

Fig. 22. Hautveränderungen einer aleukämischen Lymphadenose.
Ausgedehnte Infiltration der Gesichtshaut.

nur bei komplizierender Nephritis. Bekannt ist die Ausscheidung abnorm großer Harnsäuremengen und anderer Produkte der regressiven Eiweißmetamorphose.

Die wichtigsten Veränderungen betreffen natürlich das Blut. Die Zahl der roten Blutkörperchen und der Hämoglobingehalt können lange Zeit hindurch normale Werte aufweisen. Nach längerem Bestehen der Krankheit aber stellt sich fast stets ein mittlerer Grad von Anämie ein, während ausgesprochen schwere Anämien mit zahlreichen Normoblasten oder gar Megaloblasten sehr selten und meist erst gegen Ende des Lebens aufzutreten pflegen.

Die Zahl der Leukocyten ist in den meisten Fällen nicht sehr erheblich erhöht. Am häufigsten trifft man wohl Zahlen von 20 000 bis 80 000. Aber auch Fälle von 100 000 und mehr Leukocyten kommen vor, ohne daß die Leukocytenzahl etwa mit der Größe der Lymphknotenschwellungen in gesetzmäßigen Beziehungen stände. Die höchste von mir beobachtete Zahl beträgt 1 000 000.

Das prozentuale Verhältnis der verschiedenen Leukocytenarten ist in dem Sinne verschoben, daß vorwiegend, gewöhnlich bis zu 90 %, kleine Lymphocyten vorhanden sind, während die Menge aller übrigen Zellen entsprechend reduziert ist. Gelegentlich trifft man auch mal neutrophile Myelocyten in vereinzelten Exemplaren an.

Seltener als kleine Lymphocyten sind große Lymphocyten, die aber doch bisweilen überwiegen. Mitosen in diesen Elementen sind sehr selten. Wechselnd ist das Verhalten der Azurgranula, die aber in den meisten Fällen zu fehlen scheinen. Es muß noch erwähnt werden, daß die Kernstruktur der Lymphocyten bei der lymphatischen Leukämie gewöhnlich eine andere ist, als die normaler kleiner Lymphocyten. Das Chromatingerüst weist größere Lücken auf und man wird bisweilen an eine Radkernstruktur erinnert (Tafel V, Fig. 1).

Gerade bei der lymphatischen Leukämie pflegt während des Verlaufes des Leidens die Leukocytenzahl sehr zu schwanken, und zeitweise kann man fast normale oder subnormale Leukocytenwerte antreffen, ohne daß therapeutische Anwendungen dafür verantwortlich zu machen wären. Auch die relative Menge der Lymphocyten kann schwanken.

Es wurde bereits erwähnt, daß gelegentlich der lymphatischen Leukämie sich eine hämorrhagische Diathese hinzugesellen kann, deren häufigste Manifestationen wohl Nasenblutungen sind. Seltener sind Blutungen aus anderen Organen, recht häufig dagegen kleine Augenhintergrundsblutungen. Sehr selten sind dagegen größere Blutungen im Zentralnervensystem mit schweren Lähmungserscheinungen, während kleinste Blutaustritte im Nervensystem und in den meisten anderen Organen bei Sektionen vielfach gefunden werden. Es handelt sich hier aber höchstwahrscheinlich um terminale Erscheinungen.

Pathologische Anatomie.

Die pathologisch-anatomische Grundlage der lymphatischen Leukämie ist eine generalisierte Wucherung des im ganzen Organismus ubiquitär verbreiteten Lymphadenoidgewebes. Es besteht also nicht nur eine Schwellung der eigentlichen lymphatischen Apparate, sondern man findet in allen Organen verstreut kleinere und größere, im Stroma lokalisierte Lymphocytenansammlungen.

Während in den eigentlichen lymphatischen Apparaten die präformierten Lymphocyten wuchern, muß man für die lymphatischen Herde in den verschiedensten Organen annehmen, daß die Neubildung der Lymphocyten von gewissen Elementen des Bindegewebes ihren Ausgang genommen hat. Vorwiegend sind diese kleinsten Infiltrate perivaskulär angeordnet und man leitet sie von einer Wucherung der adventitiellen Zellen der Gefäßwände her. Die nicht in unmittelbarem Zusammenhang mit den Gefäßen stehenden Infiltrate leitet man von den Ribbertschen kleinsten Lymph-

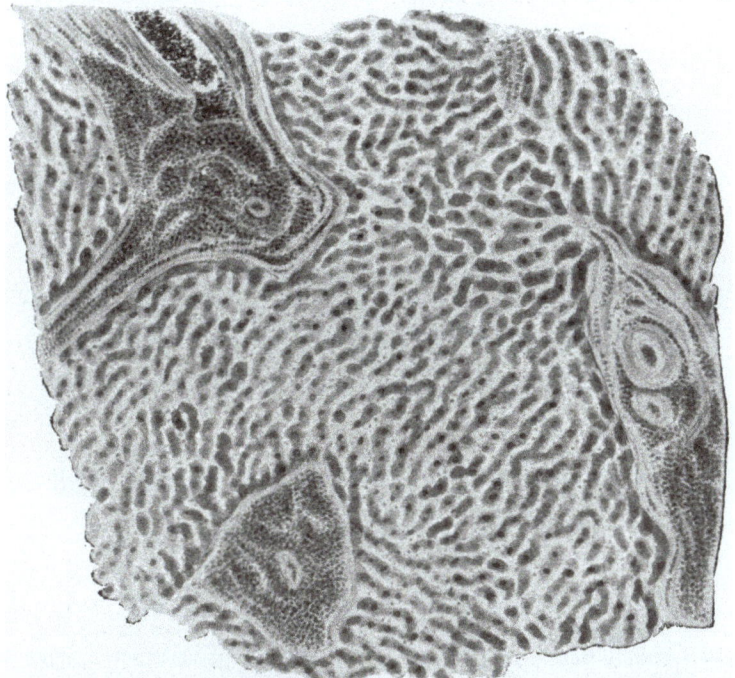

Fig. 23. Schnitt durch die Leber einer lymphatischen Leukämie.

follikeln des Bindegewebes oder aber von den histiocytären Wanderzellen ab.

Die Struktur der Lymphknoten ist vollständig verwischt, sie gleichen einem regellosen Lymphocytenhaufen, eine Differenzierung von Mark und Rinde und Lymphsinus ist nicht mehr möglich. In der Milz geht, wie Untersuchungen an beginnenden Fällen gezeigt haben, die Wucherung von den Follikeln aus, und die Pulpa wird allmählich verdrängt. Im Knochenmark muß man die lymphadenoide Umwandlung von den normalerweise hier vorhandenen kleinsten Lymphocytenherden ableiten. Kleine Herde echten myeloiden Gewebes sind meistens noch anzutreffen. Ein regelmäßiger Sitz lymphatischer Neubildungen ist die Leber, wo sie sich im periportalen Gewebe interazinös entwickeln und gelegentlich zu großen, makroskopisch sichtbaren weißen Herden ausbilden können (Fig. 23). In der Haut sind die lymphatischen Neubildungen, soweit sie nicht subkutan sitzen, im Corium zu finden, dringen aber niemals bis an das Epithel vor, sondern enden in der subpapillären Schicht (Fig. 24). Auch in der Niere sind Infiltrate häufig (Fig. 25).

Die lymphatischen Neubildungen sind im allgemeinen anatomisch gutartiger Natur; wenn sie größere Dimensionen erreichen,

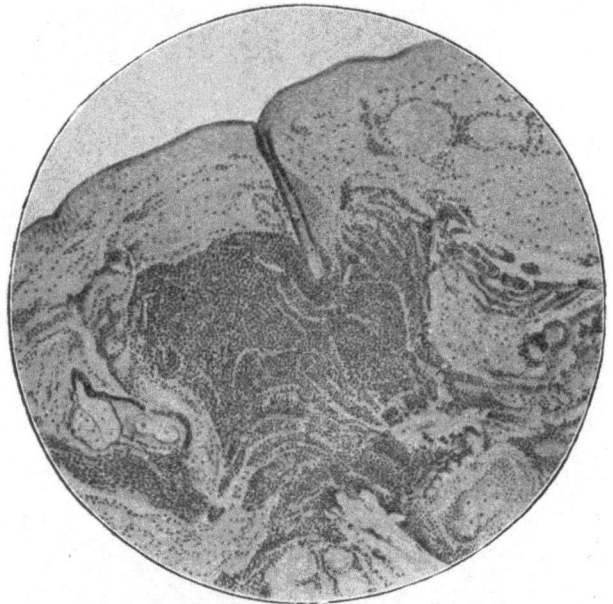

Fig. 24. Schnitt durch ein Infiltrat der Haut bei aleukämischer Lymphadenose.

komprimieren sie wohl die Nachbarorgane, pflegen sie aber im allgemeinen nicht zu infiltrieren und zu durchwachsen, wie es bei der Ausbreitung echter maligner Tumoren die Regel ist. Doch gibt es Ausnahmen von dieser Regel, indem gelegentlich auch bei der gewöhnlichen lymphatischen Leukämie lokal aggressives Wachstum beobachtet wird, das dann gewöhnlich zu schweren Funktionsstörungen benachbarter Organe führt.

Prognose.

Die lymphatische Leukämie ist zwar eine unheilbare Krankheit, und insofern ist die Prognose quoad vitam absolut infaust, bezüglich der Dauer des Leidens aber, die sich gar nicht selten bis zu 8 und

10 Jahren erstrecken kann, in manchen Fällen relativ günstig. Viele dieser Kranken können Jahre lang sich leidlich wohl befinden und ihrem Berufe nachgehen. Besonders auf Grund der Erfolge der modernen therapeutischen Maßnahmen hat sich die Prognose der lymphatischen Leukämie nach dieser Richtung hin erheblich gebessert. Fälle mit nicht zu großen Lymphknotengeschwülsten, ohne lokal besonders ausgesprochenes Wachstum, ohne Befallensein innerer

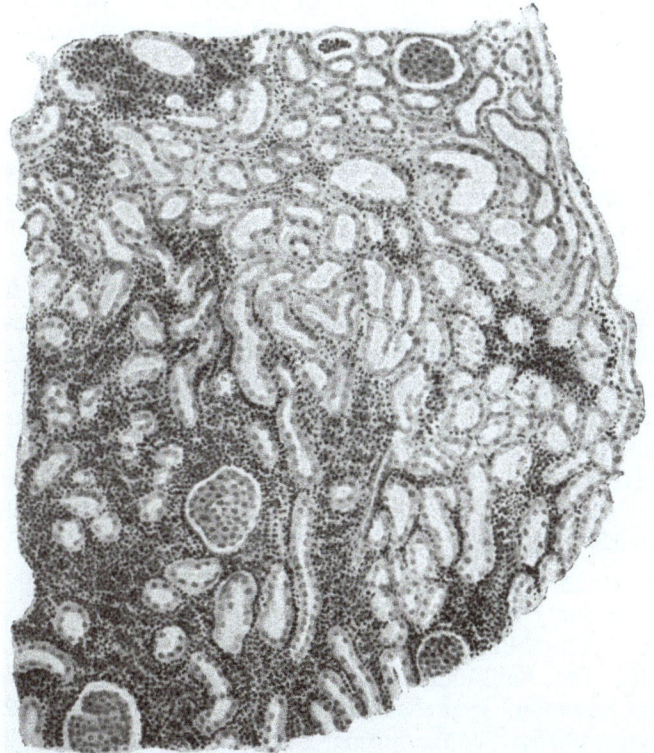

Fig. 25. Schnitt durch die Niere einer lymphatischen Leukämie.

Organe und ohne nennenswerte Anämie und Fieber geben eine relativ günstige Prognose. Auch pflegen Fälle mit niedrigen Leukocytenzahlen langsamer und benigner sich zu entwickeln, als solche mit hohen. Bei sehr großen Drüsentumoren, bei ausgesprochener Anämie, bei hohen Leukocytenzahlen, bei besonders stark entwickelten Drüsentumoren in einer Region ist die Prognose weit ungünstiger und ein schneller Verlauf des Leidens zu erwarten. Auch eine vorhandene hämorrhagische Diathese und häufige Fiebererscheinungen trüben die Prognose.

β) Die aleukämische Lymphadenose.

Die aleukämische Lymphadenose, die lange Zeit hindurch nach dem Vorschlage von Cohnheim auch als „Pseudoleukämie" bezeichnet wurde, gleicht in ihrem klinischen Bild und ihrem Verlauf fast in allen Stücken bis auf den nicht leukämischen Blutbefund der lymphatischen Leukämie. Sie ist übrigens viel seltener als diese, kommt aber auch in allen Lebensaltern vor und zeigt gerade wie die lymphatische Leukämie bezüglich ihrer Verbreitung, soweit bekannt, keine geographischen Besonderheiten.

Die anatomische Grundlage der aleukämischen Lymphadenose ist genau die gleiche, wie die der leukämischen Lymphadenose, der eben besprochenen lymphatischen Leukämie. Auch hier handelt es sich um eine starke Wucherung des gesamten Lymphadenoidgewebes des Körpers mit vorzugsweisem Befallensein der Lymphknoten, der lymphatischen Apparate und der Milz. Das Knochenmark pflegt in den meisten Fällen nicht in so starkem Grade lymphadenoid umgewandelt zu sein, wie bei der lymphatischen Leukämie. Die lymphatischen Herde in den übrigen Organen pflegen lange Zeit hindurch nicht so umfangreich zu sein, wie bei der genannten Krankheit, in schweren Fällen aber gelegentlich auch durch ganz besonders starke Entwicklung aufzufallen. Ebenso können die Schwellungen der Lymphknoten und der Milz ganz erhebliche Dimensionen erreichen.

Was den Blutbefund anlangt, so können die roten Blutkörperchen und das Hämoglobin lange Zeit hindurch normale Werte aufweisen. Allmählich entwickelt sich aber eine ausgesprochene Anämie. Die Zahl der weißen Blutkörperchen ist normal, leicht erhöht, bisweilen sogar subnormal. In seltenen Fällen kann die Leukocytenformel völlig normal sein, in den meisten Fällen aber besteht eine ausgesprochene relative Lymphocytose, die dort, wo sie vorhanden ist, von großer differentialdiagnostischer Bedeutung ist. Nicht immer erreicht dieselbe so hohe Werte, wie bei der lymphatischen Leukämie, aber doch oft. Vielfach ist die Erhöhung der relativen Werte der Lymphocyten aber nur eine die Norm wenig überschreitende. Der pathologische Charakter des Blutbildes äußert sich manchmal dadurch, daß vorwiegend große Lymphocyten vermehrt sind. Myelocyten werden wohl fast immer vermißt, können aber gelegentlich in kleinen Mengen gleichfalls angetroffen werden. Im Verlaufe des Leidens schwanken sowohl die absoluten wie die relativen Leukocytenzahlen nicht selten ganz beträchtlich, ja es kommen Verlaufsarten vor, wo zeitweise infolge starker Leukocytenvermehrung das Blutbild der lymphatischen Leukämie vorhanden sein kann. Gelegentlich geht gegen Ende des Lebens infolge plötzlicher Leukocytenvermehrung die aleukämische Lymphadenose ganz akut in eine lymphatische Leukämie über, wobei gewöhnlich eine auffällige Verschlechterung des Allgemeinbefindens und erhebliche Fiebererscheinungen sich einzustellen pflegen.

Die übrigen klinischen Symptome sind, wie bereits erwähnt, absolut identisch mit denen der lymphatischen Leukämie, so daß nur das Ergebnis der Blutuntersuchung gegenüber dieser Krankheit differentialdiagnostisch den Ausschlag gibt.

Im allgemeinen pflegt aber der Verlauf der aleukämischen Lymphadenose ein langsamerer und gutartigerer zu sein, wie der der lymphatischen Leukämie. Nur auf eine Differenz gegenüber dem klinischen Bild der lymphatischen Leukämie soll hingewiesen sein. Häufiger als bei dieser Affektion, bei der im allgemeinen die Lymphknotenhyperplasie in allen Regionen eine mehr gleichmäßige ist, findet man bei der aleukämischen Lymphadenose eine ganz besonders starke Tumorbildung nur in einer einzigen Region. Gar nicht selten ist das Mitbefallensein der übrigen lymphatischen Organe so geringfügig, daß es nur durch die spätere histologische Untersuchung nachzuweisen ist. Auch finden sich gerade bei der aleukämischen Lymphadenose ganz besonders häufig Hautinfiltrate.

Diagnose.

Die Differentialdiagnose ist in allen denjenigen Fällen leicht, in welchen eine relative Lymphocytose nachweisbar ist. Fehlt eine solche aber, so kann das ausschließliche oder vorwiegende Vorhandensein großer Lymphocyten auch noch für die Diagnose aleukämische Lymphadenose maßgebend sein. Wo aber bei normalen oder subnormalen Leukocytenzahlen keine Verschiebung der Leukocytenformel vorhanden ist, kann die Differentialdiagnose gegenüber anderen multiplen Lymphomatosen, wie der Lymphogranulomatose, der tuberkulösen und syphilitischen Lymphomatose, sowie gegenüber echten Tumorbildungen der Lymphknoten primärer oder metastatischer Natur außerordentlich schwierig werden. In solchen Fällen ist eine Probeexzision notwendig, deren histologische Untersuchung im allgemeinen die Diagnose schnell klären wird. Bei zweifelhaftem Ausfall derselben entschließe man sich zu einer zweiten Probeexzision aus einer anderen Lymphknotenregion. Manchmal kann auch schon das Resultat der histologischen Untersuchung einer Probepunktion die Diagnose klären, wenn man z. B. im aspirierten Lymphdrüsensaft Tuberkelbazillen, Spirochäten, Geschwulstelemente oder Zellformen findet, wie sie für die Lymphogranulomatose charakteristisch sind. Mit großer Vorsicht muß man natürlich den positiven Ausfall der Wassermannschen Reaktion beurteilen; er beweist keineswegs das Vorliegen einer syphilitischen

Lymphomatose mit Sicherheit, da auch ein Individuum mit einer Lymphdrüsenerkrankung ganz anderer Aetiologie gleichzeitig einmal syphilitisch infiziert gewesen sein kann. Völlig im Stich lassen bei den tuberkulösen Lymphomatosen die verschiedenen Tuberkulinreaktionen, die auch bei sicher tuberkulösen Fällen dieser Art negativ sein können.

Die Prognose ist günstiger als bei der lymphatischen Leukämie, da die Krankheit meist gutartiger verläuft und länger dauert.

Die Behandlung der aleukämischen Lymphadenose unterscheidet sich in keiner Weise von der der übrigen leukämischen Affektionen.

b) Die Myelosen.

α) Die myeloide Leukämie.

Die myeloide Leukämie, die leukämische Myelose, beruht auf einer Wucherung des Myeloidgewebes. Da normalerweise nur das Knochenmark reifes Myeloidgewebe enthält, so finden wir in erster Linie stets eine Erkrankung dieses Organs. Bemerkenswerterweise tritt aber sowohl im klinischen Bilde, wie im anatomischen Befund die Affektion der Milz in viel stärkerem Grade in den Mittelpunkt, da es in diesem Organ zu einer ganz besonders starken Wucherung von Myeloidgewebe kommt, weshalb auch das Leiden lange Jahre hindurch als lienale Leukämie bezeichnet worden ist. Aber auch die Lymphknoten sind, wenn auch meist in geringerem Maße, infolge ihrer myeloiden Metaplasie am Krankheitsprozeß mitbeteiligt und schließlich findet man in allen Organen größere und kleinere myeloide Herde, die nicht mehr, wie früher, als Folge einer Metastase aus dem Knochenmark ausgeschwemmter Elemente aufgefaßt werden, sondern als Produkte einer autochthonen Umwandlung gewisser indifferenter Elemente in myeloides Gewebe.

Die myeloide Leukämie ist die häufigste Form aller Leukämien, sie ist ungefähr viermal so häufig als die lymphatische Leukämie. Sie ist vorwiegend eine Erkrankung der besten Mannesjahre und kommt bei älteren Leuten nur selten, bei ganz alten so gut wie nie zur Beobachtung, selten auch bei Kindern. Oertliche Differenzen bezüglich ihres Auftretens sind nicht bekannt. Wie bei allen Leukämien ist das männliche Geschlecht häufiger befallen.

Das Leiden beginnt gewöhnlich mit ganz uncharakteristischen Allgemeinsymptomen, Erscheinungen von leichter Ermüdbarkeit und Schlaffheit, Kopfschmerzen, Schwindelerscheinungen, Appetitlosigkeit und Magendarmstörungen anderer Art. Was dann in den meisten Fällen die Kranken zum Arzt treibt, ist ein höchst unangenehmes Druck- und Spannungsgefühl im Leib, herrührend von dem allmählich wachsenden Milztumor. Daher kommt es auch, daß die Kranken fast immer im Zustand des vollausgebildeten Symptomenkomplexes zur Beobachtung kommen. Sie fühlen sich erst dann wirklich krank, wenn die unangenehmen Sensationen im Bauche einen hohen Grad erreicht haben. Die lymphatischen Leukämien kommen deshalb meist früher in Behandlung und Beobachtung, weil sich Vergrößerungen der Lymphknoten den Patienten als auffälliges sichtbares Symptom sehr bald bemerkbar machen. Dagegen kann ein langsam wachsender Milztumor lange Zeit hindurch gar nicht vom Patienten selbst bemerkt werden. Vielfach wird daher die geschwollene Milz erst gelegentlich einer zufälligen Untersuchung des Abdomens vom Arzte festgestellt, weil manche Kranken gar nicht von der großen Milz belästigt werden.

Meistens ist also der Milztumor das wichtigste klinische Symptom, das dem Kranken die größten Beschwerden macht. Durch Druck auf Magen und Darm führt er zu Verdauungsstörungen, durch perisplenitische Prozesse können sehr heftige Schmerzen ausgelöst werden, und ein zunächst direkt beängstigendes Symptomenbild können plötzlich auftretende Infarkte der Milz hervorrufen. In seltenen Fällen kommt es zur Wandermilz. Bei mageren Individuen, besonders bei solchen, bei denen es schon zur Kachexie gekommen ist, ist die Hervorwölbung des Leibes sehr auffällig, und vielfach auf der linken Seite des Leibes viel deutlicher ausgesprochen als auf der rechten. In solchen Fällen kann man die Konturen des Organs bei tiefer Atmung sich deutlich verschieben sehen. Der Milztumor ist hart, bei Fehlen von Perisplenitis und Infarkten nicht schmerzhaft, und die Inzisur der Milz kann man in der Nähe der Linea alba sehen oder fühlen. Bei Perisplenitis fühlt und hört man Krepitieren. Bisweilen hört man über der Milz Gefäßgeräusche. Demgegenüber treten die Lymphknotenschwellungen bei der myeloiden Leukämie ganz in den Hintergrund, sind nur selten von erheblicher Größe und nur in Ausnahmefällen so groß, wie bei der lymphatischen Leukämie. Auch Mediastinaltumoren und größere Geschwülste der mesenterialen und retroperitonealen Drüsen kommen so gut wie niemals vor.

Die Haut ist weit seltener wie bei der lymphatischen Leukämie Sitz von Infiltraten oder unspezifischen Affektionen. Ebenso fehlen gewöhnlich in den Schleimhäuten des Mundes, des Respirations- und des Digestionstraktus leukämische Infiltrate. Hin und wieder sind stärkere Schwellungen mit nachfolgender Ulzeration an den lymphatischen Apparaten der Darmschleimhaut beobachtet worden und haben dann zu starken Durchfällen geführt.

Im Urin wurde nur selten der Bence-Jonessche Eiweißkörper gefunden. Gewöhnliches Eiweiß bedeutet eine komplizierende Nephritis. Ebenso wie bei der lymphatischen Leukämie ist die Harnsäureausscheidung stark vermehrt. Leukämischer Priapismus ist wiederholt beobachtet worden.

Von Seiten der Sinnesorgane findet man am Augenhintergrund sehr oft Infiltrate und Blutungen. Der Menièresche Symptomenkomplex ein- oder doppelseitig ist oft beschrieben worden.

Nicht selten ist eine hämorrhagische Diathese, gewöhnlich aber erst im Endstadium der Krankheit. Eins ihrer häufigsten Symptome ist starkes und häufiges Nasenbluten.

Im Blut (Tafel VI, Fig. 2; näheres siehe Tafelerklärung) pflegt man normale Werte für rote Blutkörperchen und Hämoglobin nur im Anfang des Leidens zu finden. Gewöhnlich stellt sich sehr schnell eine deutliche Anämie ein. Kernhaltige Rote findet man oft in recht erheblichen Mengen schon zu einer Zeit, wo noch keine Anämie vorhanden ist, und in späteren Stadien immer in viel größeren Mengen, als dem Grade der Anämie entspricht. Auch Megaloblasten kommen vor. In den Spätstadien kann die Anämie einen sehr erheblichen Grad erreichen. Die Zahl der Leukocyten weist fast immer sehr hohe Werte auf, gewöhnlich Zahlen von 200 000 bis 300 000 und mehr. Prozentualiter überwiegen gewöhnlich die polymorphkernigen neutrophilen Elemente (50 bis 70 %). In zweiter Linie kommen dann die neutrophilen Myelocyten (10 bis 20 und mehr Prozent), von denen sich alle Uebergänge zu Myeloblasten finden. Die relativen Werte für die Myeloblasten sind in den meisten Fällen relativ gering (2 bis 5 %), können aber auch bisweilen stark vermehrt sein. Prozentualiter brauchen die eosinophilen Zellen und die Mastzellen nicht vermehrt zu sein, ihre absolute Zahl aber ist immer beträchtlich erhöht. Auch eosinophile Myelocyten und Mastmyelocyten kommen vor. Die Mastzellen sind gewöhnlich aber auch prozentualiter vermehrt, bis zu 5 % und höher. Monocyten und kleine Lymphocyten sind gewöhnlich nur in geringer Anzahl vorhanden. Kleine Lymphocyten können manchmal fast ganz fehlen, manche Formen der Monocyten sind oft schwierig von den Myeloblasten zu unterscheiden. Außerdem findet man bisweilen vereinzelt im strömenden Blute Riesenzellen vom Typus der Megakaryocyten. Auch ganz pathologische Zellformen werden gefunden, wie Riesenformen von polymorphkernigen neutrophilen Elementen, granulationslose polymorphkernige Zellen und Zellformen, die eosinophile und Mastzellengranula zusammen enthalten. Mitosen findet man sowohl in Myelocyten, wie in Myeloblasten. Die Zahl der Blutplättchen pflegt vermehrt zu sein. Mit Hilfe der Reagentien für die Oxydasereaktion kann man die Diagnose „myeloische Leukämie" auch makroskopisch am Blut stellen. Fängt man einige Tropfen desselben in destilliertem Wasser auf, so gibt es nicht wie bei normalem Blut eine durchsichtige, sondern eine trübe Lösung, herrührend von den in Wasser unlöslichen und quellenden zahlreichen Leukocyten. Ueberschichtet man nun diese Blutlösung mit einem Gemisch gleicher Teile 1 proz. wäßriger

Lösung von Dimethylparaphenylendiamin und 1 proz. Lösung von α-Naphthol in 70 proz. Alkohol, so entsteht ein stark blauer Ring. Lymphatische Leukämien geben diese Blaufärbung nicht, wohl aber stärkere neutrophile Leukocytosen.

Der Verlauf der myeloiden Leukämie pflegt sich über ein bis drei Jahre zu erstrecken und nur in Ausnahmefällen vier oder fünf Jahre zu dauern. Ohne therapeutische Eingriffe sind Remissionen selten. Es entwickelt sich allmählich ein schwer kachektischer Zustand, die Patienten werden sehr blaß und kraftlos der große Milztumor macht starke lokale Beschwerden, es tritt Kurzatmigkeit und Herzklopfen schon bei leichten Anstrengungen auf, Nahrungsaufnahme und Schlaf werden sehr schlecht und gewöhnlich treten gegen Ende des Lebens die verschiedensten Komplikationen auf, wie Pleuritiden, Pneumonien, Tuberkulose, profuse Durchfälle und unter zunehmender Erschöpfung erfolgt der Tod.*)

Pathologische Anatomie.

Bei der Sektion fällt in erster Linie der große Milztumor auf, der häufig Infarkte aufweist. Die Lymphknotenschwellungen, besonders an den inneren Drüsenregionen sind meist größer als man während des Lebens annahm. Makroskopische Herde findet man am häufigsten in Leber und Nieren. Das Blut in den Herzhöhlen zeichnet sich gewöhnlich durch große grünlich gelbe Speckgerinnsel aus. Das Knochenmark ist von grünlich gelber, meist sogenannter pyoider Beschaffenheit und meist weich zerfließlich. Seltener ist es rot.

Die mikroskopische Untersuchung ergibt, daß nicht nur das Knochenmark, sondern auch die Milz und die Lymphknoten aus myeloidem Gewebe bestehen und daß alle lymphatischen Anteile völlig verloren gegangen oder nur noch in spärlichen Resten vorhanden sind. Von der normalen Struktur ist gewöhnlich nichts mehr zu erkennen. Während bei der lymphatischen Leukämie in der Leber einzelne interazinöse Herde bestehen, ist die Leber bei der myeloiden Leukämie gewöhnlich diffus infiltriert und die Kapillaren sind prall mit Leukocyten gefüllt (Fig. 26). Verhältnismäßig selten und spärlich sind die myeloiden Neubildungen im periportalen Gewebe, gewöhnlich sind sie von Wucherungsprozessen im Innern der Kapillaren ausgegangen. Auch in allen übrigen Organen findet man größere und kleinere myeloide Wucherungen. In den meisten derselben entstehen nach dem Tode bei längerem Liegen die Char-

---

*) Unter dem Einfluß interkurrenter Infektionen kann das Blutbild bei myeloischer Leukämie ein ganz normales werden und die Organschwellungen können zurückgehen. Nach Ueberstehen der Infektion schwellen aber die Organe wieder und der Blutbefund wird wieder leukämisch. Aehnliches beobachtet man auch bei der lymphatischen Leukämie.

cot-Leydenschen Kristalle, die sich von eosinophilen Granulis herleiten.

Prognose.

Da auch die myeloide Leukämie eine stets tödlich verlaufende Krankheit ist, so ist die Prognose quoad vitam absolut infaust, die Prognose quoad longitudinem im allgemeinen ungünstiger wie bei der lymphatischen Leukämie, da ein schnellerer Verlauf die Regel ist und die Kachexie meist frühzeitiger einzutreten pflegt.

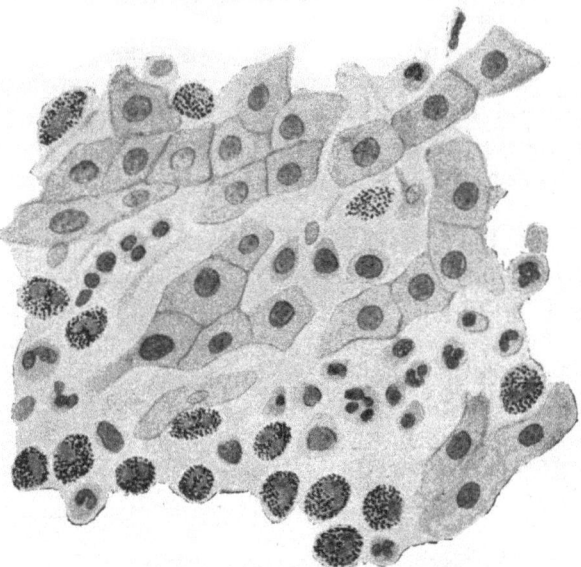

Fig. 26. Schnitt durch die Leber bei myeloider Leukämie. Leukämische Wucherungen in den Kapillaren.

β) Die aleukämische Myelose.

Die aleukämische Myelose, die man nach der alten Nomenklatur myeloide Pseudoleukämie nennen müßte, ein erst in den letzten Jahren bekannt gewordenes Krankheitsbild, ist das myeloische Seitenstück der aleukämischen Lymphadenose, der ehemaligen Cohnheimschen lymphatischen Pseudoleukämie.

Wir finden bei dieser Krankheit einen gewaltigen Milztumor, der, wie Sektionsbefunde gezeigt haben, ganz aus myeloischem Gewebe besteht, trotzdem aber nicht den Blutbefund der myeloiden Leukämie.

Die Krankheit entwickelt sich allmählich mit unbestimmten Allgemeinsymptomen, zunehmender Blässe und Schwäche und häufig auch mit lokalen Beschwerden im linken Hypochondrium, welche auf die wachsende Zunahme der Milz zu beziehen sind. Soweit die bisher vorliegenden kasuistischen Mitteilungen einen Rückschluß gestatten, erstreckt sich gewöhnlich die Krankheit über einen längeren Zeitraum wie die myeloide Leukämie. 5 bis 6 Jahre scheint die Durchschnittsdauer zu sein. Diese längere Dauer ist zweifellos dadurch bedingt, daß das Blut eine annähernd normale Beschaffenheit besitzt und infolgedessen die Störungen im Gesamtorganismus nicht so tiefgreifende sind, wie bei der myeloischen Leukämie.

Von den lokalen durch den Milztumor bedingten Beschwerden abgesehen, können außer der vielfach nur leichten Störung des Allgemeinbefindens und einer nur sehr langsam zunehmenden Kachexie Symptome von Seiten der andern Organe lange Zeit hindurch fehlen. Die Patienten sind in ihrer Leistungsfähigkeit beeinträchtigt, ermüden körperlich und geistig sehr leicht, können an leichten Störungen der Digestionsorgane und des Herzens, sowie an leichteren nervösen Störungen laborieren. Eine stärkere Störung des Allgemeinbefindens tritt erst später ein, wenn die Anämie zunimmt. Leukämische Erkrankungen der einzelnen Organe können natürlich vorkommen, sind aber selten und meistens Späterscheinungen.

Was den Blutbefund anbetrifft, so pflegt sich sehr bald ein mittlerer Grad von Anämie einzustellen. Häufig besteht eine ziemlich ausgesprochene Anisocytose und Poikilocytose, die gewisse Anklänge an die der perniziösen Anämie zeigen kann, ohne aber dieselbe Intensität zu erreichen. In vielen bekannt gewordenen Fällen konnte auch eine Erhöhung des Färbeindex, wenn auch meist nur mäßigen Grades, festgestellt werden. Auffällig häufig sind kernhaltige Rote, vereinzelt auch Megaloblasten im Blute. Ebenso findet man Polychromasie, basophile Punktierung und gelegentlich Jollykörper und Cabotsche Ringe.

Die Leukocytenzahl zeigt normale, subnormale oder leicht erhöhte Werte. Vereinzelte Myelocyten werden fast nie vermißt, ebenso kommen auch gelegentlich Myeloblasten in geringen Prozentzahlen vor. Seltener ist eine Vermehrung der Eosinophilen und Mastzellen konstatiert worden. Besonders charakteristisch ist das Blutbild in denjenigen Fällen, in welchen die Leukocytenzahl niedrig ist, durch die genannten Anomalien der Leukocytenformel.

Eine hämorrhagische Diathese kann besonders gegen Ende des Lebens vorkommen.

Der Tod erfolgt nach gewöhnlich jahrelanger Dauer des Leidens unter den Erscheinungen einer zunehmenden Anämie und Kachexie, wenn nicht besondere Komplikationen hinzutreten.

Differentialdiagnose.

Die Differentialdiagnose gegenüber der myeloiden Leukämie ist auf Grund des Blutbefundes leicht, schwer dagegen gegenüber dem großen Heer der nicht leukämischen Splenomegalien, bei denen gelegentlich auch stärkere anämische Veränderungen des Blutes und vereinzelte Myelocyten vorkommen können. Differentialdiagnostisch spielt das Ergebnis der Milzpunktion eine wichtige Rolle. Dieselbe ergibt eine myeloide Umwandlung der Milz. Wenn man von akuten Infektionskrankheiten absieht, die hier gar nicht in Frage kommen, findet man nur bei einer einzigen Form der Splenomegalie häufig eine myeloide Umwandlung der Milz, nämlich beim hämolytischen Ikterus. Doch läßt sich dieser sowohl durch das Ergebnis der Blutuntersuchung (herabgesetzte Erythrocytenresistenz) wie durch die Anamnese und viele andere seiner charakteristischen Symptome leicht ausschließen. Bisweilen kommt noch bei multiplen Knochenmarkstumoren, die auch einen ähnlichen Blutbefund haben können, eine myeloide Umwandlung der Milz vor, weshalb man auch immer an die Möglichkeit dieser Erkrankung denken muß. Hier gibt aber gewöhnlich eine Röntgenaufnahme des Skeletts differentialdiagnostisch Klarheit. Beim Banti findet man nie eine myeloid umgewandelte Milz, niemals so schwere anämische Veränderungen und wohl auch nur in Ausnahmefällen Myelocyten. Echte Tumoren der Milz, sowie die Splenomegalie Typus Gaucher lassen sich wohl auch auf Grund einer histologischen Untersuchung des Milzpunktates oft diagnostizieren.

Pathologische Anatomie.

Der Milztumor gleicht in vielen Stücken dem der myeloischen Leukämie, sowohl mikroskopisch, wie makroskopisch. An den Lymphknoten findet man nur selten stärkere Veränderungen, gewöhnlich nur leichtere Schwellungen, bei der mikroskopischen Untersuchung aber gewöhnlich gleichfalls myeloische Metaplasie. Das Knochenmark hat in auffällig vielen Fällen der Literatur das himbeergeléerote Aussehen, das wir von der perniziösen Anämie her kennen, und wies dementsprechend mikroskopisch einen großen Reichtum an allen Formen kernhaltiger roter Elemente auf. Auch in der Leber ist mehrfach myeloide Umwandlung gefunden worden, meist gepaart mit starker Hämosiderose. Dagegen sind myeloide Herde in anderen Organen selten. Wiederholt hat man eine glatte Atrophie der Magenschleimhaut gefunden, ganz wie bei der perniziösen Anämie, indessen ist der gleiche Befund auch schon bei gewöhnlichen myeloischen Leukämien erhoben worden. Es ist aber nicht zu leugnen, daß diese glatte Atrophie der Magenschleimhaut im Verein mit der oft himbeergeléeartigen Beschaffenheit des Knochenmarks größere Anklänge an den Befund bei der perniziösen Anämie zeigt. Indessen gibt es auch Fälle ohne diese Eigentümlichkeiten, die sich mehr dem typischen Organbefund bei der myeloiden

Leukämie nähern. Offenbar ist die aleukämische Myelose häufiger als die leukämische Myelose mit schwereren perniziosaartigen anämischen Veränderungen kombiniert.

Die Behandlung der chronischen Leukämie.

Die medikamentöse Behandlung der chronischen Leukämien hat keine nennenswerten Erfolge aufzuweisen. Das einzige Mittel, welches gelegentlich zu vorübergehenden Remissionen führen kann, ist das Arsen, das sowohl innerlich, wie subkutan in den üblichen Dosen verabreicht werden kann. Eine günstige Wirkung auf das Allgemeinbefinden tritt sehr häufig ein, eine Verkleinerung der Milz bezw. Lymphknotenschwellungen nur sehr selten. Auch eine Herabsetzung der Leukocytenzahl nennenswerten Grades wird nur ausnahmsweise erzielt.

Recht bemerkenswerte Erfolge dagegen hat die Strahlentherapie aufzuweisen, die bis heute noch vorwiegend in Form der Röntgenbestrahlung Anwendung findet. Sie sollte in keinem Fall unterlassen werden, da sie zu weitgehenden Remissionen führen kann, die in der ersten Zeit ihrer Anwendung sogar die Hoffnung aufkommen ließen, daß es mit Hilfe dieser Methode gelingen müsse, die Leukämie zu heilen.

Am schnellsten wirken die Röntgenstrahlen gewöhnlich bei der myeloiden Leukämie, bei der man meistens mit einer Bestrahlung der Milz auskommt. Man soll mit möglichst harten Strahlen arbeiten und muß natürlich alle Vorsichtsmaßregeln anwenden, um Schädigungen der Haut zu verhüten. Es genügt aber nicht die Beherrschung der Röntgentechnik, um eine Leukämie erfolgreich zu behandeln, sondern es ist auch eine ständige Kontrolle des Blutes notwendig, da sehr leicht Schädigungen des hämatopoetischen Apparates irreparabler Natur eintreten können. Dieselben sind zweierlei Art: Entweder kommt es unter dem Einfluß der Röntgenstrahlen hier und da zu einer hochgradigen Leukopenie und Anämie, die schnell zum Tode führt, oder aber es tritt umgekehrt eine starke Vermehrung der Gesamtleukocytenzahl ein, während gleichzeitig die meisten Leukocyten Myeloblasten sind, also der Uebergang einer chronischen myeloiden Leukämie in eine akute Myeloblastenleukämie. Durch ständige sachgemäße Beobachtung des Blutbefundes während der Röntgenbehandlung, kann man diese üblen Ereignisse vermeiden. Wenn die Leukocytenzahl den normalen sich nähernde Werte zeigt, soll man die Bestrahlungen seltener vornehmen. Ebenso hat man auf eine Vermehrung der Myeloblasten zu achten, um den Ausbruch einer Myeloblastenleukämie rechtzeitig durch Aussetzen der Bestrahlung verhüten zu können. Besonders muß man in refraktären Fällen vorsichtig sein, in denen eine nennenswerte Beeinflussung der Schwellungen und des Blutbefundes nicht gleich gelingt. Gerade unter solchen Umständen kann eine zu intensive Röntgenbehandlung oft sehr schnell die geschilderten üblen Folgeerscheinungen eintreten lassen. Man bestrahlt die Knochen, wenn die Milzbestrahlung sich als unwirksam erweist.

Bei der lymphatischen Leukämie wird eine Drüsenregion nach der anderen bestrahlt und auch die Milz kommt, wenn sie nennenswert vergrößert ist, allmählich an die Reihe, eventuell auch die Leber. Hier hat man bei zu intensiver Bestrahlung nur mit schweren Anämien und Leukopenien zu rechnen.

Der günstige Einfluß der Röntgentherapie macht sich bei der myeloiden Leukämie gewöhnlich sehr bald durch einen allmählichen Rückgang des Milztumors bemerkbar. Im Laufe der Zeit kann die Milz schließlich so klein werden, daß sie sich dem Nachweis entzieht. Ungefähr parallel dem Rückgang des Milztumors sinkt auch die Leukocytenzahl, während gleichzeitig die Zahl der roten Blutkörperchen und der Hämoglobingehalt steigen. Aber auch eine qualitative Besserung des Blutbildes tritt ein, indem allmählich die pathologischen Leukocytenformen bis auf Reste verschwinden. Meist findet man auch bei schließlich erreichter normaler Leukocytenzahl immer noch einige Myelocyten und eine Vermehrung der Mastzellen. Nicht in allen Fällen gelingt es, eine so weitgehende Beeinflussung des Milztumors und des Blutbefundes herbeizuführen. Aber auch in diesen Fällen tritt gewöhnlich eine weitgehende Besserung des Allgemeinbefindens und des Kräftezustandes ein und die Patienten können wieder ihren gewohnten Beschäftigungen nachgehen. Auch lokale Störungen, wie z. B. die leukämische Taubheit und Priapismus können durch Röntgenstrahlen beseitigt werden. Nur wenige Fälle, meist sind es weit vorgeschrittene, verhalten sich völlig refraktär gegen Röntgenstrahlen.

Die Remission kann monatelang dauern, ein Rezidiv tritt aber leider immer wieder ein, bald nach kürzerer, bald nach längerer Zeit. Auch dieses Rezidiv kann durch Röntgenstrahlen wieder günstig beeinflußt werden. Doch kommt schließlich in jedem Fall ein Rezidiv, das sich jeder weiteren Behandlung gegenüber völlig refraktär verhält.

Bei der lymphatischen Leukämie gelingt es gewöhnlich nur in beginnenden Fällen, weitgehende Remissionen zu erzielen, die Lymphknoten zum Verschwinden zu bringen und den Blutbefund annähernd normal zu gestalten. In den meisten Fällen tritt nur eine sehr weitgehende Verkleinerung der Lymphknoten ein und eine Besserung des Blutbefundes, ohne daß die lymphatische Natur desselben ganz beseitigt würde.

Man kann mit der Röntgenbehandlung die Arsendarreichung kombinieren, am besten so, daß man es nach Abschluß der Röntgentherapie gibt, besonders dann, wenn keine völlige Remission erzielt ist.

Die Behandlung der aleukämischen Lymphadenose und Myelose mit Röntgenstrahlen geschieht nach denselben Grundsätzen. Nur ist hier eine besonders sorgfältige Beobachtung des Blutbefundes wichtig, um nicht zu starke Leukopenien hervorzurufen und dadurch die Gefahr einer Schädigung heraufzubeschwören. Die Erfolge bei der aleukämischen Lymphadenose sind recht günstige, über die sehr seltene und erst neuerdings bekannt gewordene aleukämische Myelose liegen noch zu wenig Erfahrungen vor.

Auch mit Radium- und Mesothoriumstrahlen hat man in letzter Zeit die Leukämien zu beeinflussen versucht. Man bedarf zur Erreichung einer wirksamen Dose größerer Mengen dieser Substanzen, durchschnittlich etwa 50 bis 100 Milligramm. Zur Vermeidung von Schädigungen der Haut muß man natürlich die üblichen Filter anwenden. Bei der myeloiden Leukämie wird die Milz bestrahlt, bei der lymphatischen Leukämie werden allmählich die einzelnen Lymphknotenregionen in Angriff genommen. Es ist bereits über recht günstige Erfolge berichtet worden, besonders bei der myeloiden Leukämie, die den Ergebnissen der Röntgentherapie nicht nachstehen. Umfassendere Erfahrungen sind aber noch nicht gesammelt worden.

Endlich hat man auch versucht, durch Einführung löslicher radioaktiver Substanzen ins Blut den leukämischen Prozeß zu beeinflussen. Solche wasserlöslichen radioaktiven Substanzen sind das Thorium X und das weniger leicht erhältliche Aktinium X. Diese Substanzen werden am besten intravenös injiziert, und zwar in Mengen von etwa 1500 elektrostatischen Einheiten. Die Präparate kommen in kleinen Ampullen steril in den Handel (Auergesellschaft in Berlin). In manchen Fällen von myeloider Leukämie genügte eine einmalige Verabreichung der genannten Dosen, um eine langdauernde Remission mit weitgehendem Rückgang des Milztumors und der Leukocytenzahl zu erzielen. Bisweilen muß man aber häufiger injizieren. Zweckmäßigerweise wählt man aber größere Abstände von ein bis zwei Wochen unter ständiger Kontrolle des Blutbefundes, da auch unter Anwendung dieser Mittel leicht schwere Schädigungen des hämatopoetischen Apparates vorkommen können, bestehend entweder in starken Leukopenien oder in dem Uebergang in eine Myeloblastenleukämie. Auch können diese Substanzen unter Umständen schwere hämorrhagische Entzündungen des Darms hervorrufen, weshalb man zweckmäßig in den ersten Tagen nach ihrer Anwendung für die Darreichung einer schleimig breiigen Diät und für regelmäßige Stuhlentleerungen sorgt. Eine dauernde Beeinflussung der Leukämie durch diese wasserlöslichen radioaktiven Körper ist aber ebensowenig möglich, wie mit Hilfe der gewöhnlichen Strahlentherapie, ja es scheint sogar, daß sich häufiger als bei dieser mehr oder weniger refraktäre Fälle finden. Umgekehrt aber kommt es auch vor, daß eine auf Röntgenstrahlen nicht reagierende Leukämie auf Thorium X günstig reagiert.

Die Benzoltherapie.

Das in die Behandlung der Leukämien vor einigen Jahren eingeführte Benzol hat in einer ganzen Reihe von Fällen recht günstige Erfolge erzielt, die sich mit den von der Strahlentherapie erreichten wohl messen können. Benzol ist eine leukotoxische Substanz. Erst bei höheren Dosen werden auch die roten Blutkörperchen und andere Organe geschädigt. Man gibt bei der Leukämie von der Mischung: Benzol (chemisch rein) und Olivenöl $\overline{aa}$ 0,5 g in Gelatine- oder besser Geloduratkapseln anfänglich auf vollen Magen 2 mal 2, später 3 mal 2, dann 4 mal 2 und schließlich 5 mal 2 Kapseln pro die. Vielfach kommt man aber auch mit kleineren Dosen aus. Der Blutbefund ist ständig zu kontrollieren, damit nicht subnormale Leukocytenwerte erreicht werden. Auch beim Eintreten anämischer Veränderungen schwererer Art muß man aufhören. Ferner ist eine ständige Kontrolle des Urins von Wichtigkeit. Viele Patienten können Benzol nicht vertragen, da sie übles Aufstoßen danach bekommen.

Im allgemeinen ist die Strahlentherapie der Benzoldarreichung vorzuziehen und es empfiehlt sich, letztere nur dort anzuwenden, wo die Strahlentherapie versagt oder aus äußeren Gründen nicht vorgenommen werden kann.

Die akuten Leukosen.

Von den chronischen Leukämien unterscheiden sich die akuten Leukämien in erster Linie durch ihren schnellen, oft foudroyanten Verlauf und gleichen in ihrem klinischen Bild, zumal sie gewöhnlich mit erheblicheren Temperatursteigerungen einhergehen, ganz akuten Infektionskrankheiten. Die Frage, ob die akuten Leukämien nichts anderes als gewöhnliche Leukämien sind, die sich nur durch ihren schnellen Verlauf auszeichnen, also zu den chronischen Leukämien im selben Verhältnis stehen, wie die akute Tuberkulose zur chronischen, ist noch umstritten. Glauben doch manche Autoren, daß nur spezifische Noxen, andere aber, daß Infektionen der verschiedensten Art eine Reaktion des hämatopoetischen Apparates auslösen können, die unter dem Bilde der akuten Leukämie verläuft.

Histologisch sind jedenfalls die akuten Leukämien durchaus Parallelerkrankungen der chronischen. Man unterscheidet also auch hier akute Lymphadenosen und akute Myelosen und kennt bei beiden Untergruppen leukämische wie aleukämische Formen. Grob anatomisch besteht nur insofern ein Unterschied, als die Schwellungen der Blutbildungsorgane gewöhnlich nur geringfügige sind, ja in manchen Fällen, wenigstens soweit die Milz und die lymphatischen Apparate in Frage kommen, ganz fehlen können. Mikroskopisch findet man aber auch in solchen Fällen die typischen Veränderungen.

Ein Unterschied im klinischen Bild läßt sich zwischen den akuten Myelosen und den akuten Lymphadenosen, soweit aus dem bisher vorliegenden kasuistischen Material hervorgeht, im allgemeinen nicht feststellen. Erst die mikroskopische Untersuchung des Blutes und der Organe zeigt, welche Form der Leukämie jeweilig vorliegt. Auch die aleukämischen Formen unterscheiden sich in ihrem klinischen Bilde nicht von den akuten leukämischen Verlaufstypen. Wir verzichten deshalb auf eine getrennte Besprechung der einzelnen Formen und erörtern erst bei der Schilderung des Blutbefundes und der Organveränderungen die einzelnen histologischen Varietäten.

1. Klinik der akuten Leukosen.

Der Beginn der akuten Leukosen ist bisweilen ein allmählicher, auf einige Wochen bis Tage sich erstreckender. Man kann in solchen Fällen von einem Prodromalstadium sprechen. Die Kranken fühlen sich unbehaglich und bemerken eine zunehmende Schwäche und andere Störungen des Allgemeinbefindens. Der Umgebung fällt auch eine zunehmende Blässe gewöhnlich auf. Dann erst beginnen die weiter unten noch genauer zu schildernden charakteristischen Symptome der akuten Leukämie, die Zeichen der hämorrhagischen Diathese, entzündliche Prozesse in der Mundhöhle und eventuell Schwellungen der Milz und der lymphatischen Organe. Viel häufiger aber ist ein plötzliches akutes Einsetzen dieser Erscheinungen mit meist hohem Fieber, das von einem Schüttelfrost eingeleitet werden kann. In solchen Fällen besteht von vornherein ein bedrohliches Krankheitsbild.

Im allgemeinen dauern die akuten Leukämien nur einige Wochen, längstens pflegt nach etwa drei Monaten der Tod einzutreten. Eine scharfe Grenze zwischen akuter und chronischer Leukämie läßt sich aber nicht ziehen und maßgebend für die Diagnose sind gewöhnlich das schnelle Einsetzen des vollentwickelten Krankheitsbildes, die Erscheinungen von Seiten der Mundhöhle, die hämorrhagische Diathese und das hohe Fieber.

Die schwere hämorrhagische Diathese fehlt wohl in keinem Falle von akuter Leukämie und äußert sich in den verschiedensten Formen. Multiple Hautblutungen schwererer Art sind nur in einem Teil der Fälle vorhanden, am häufigsten ist Nasenbluten sowie Bluten aus dem Zahnfleisch. Seltenere Erscheinungen sind Magen-Darm-Blutungen,

Nieren- und Blasenblutungen, sowie schwere Blutungen in innere Organe, wie Gehirn- und Rückenmarkshämorrhagien. Augenhintergrundsblutungen sind noch häufiger wie bei der chronischen Leukämie. Besonders Nasenblutungen können einen lebensbedrohenden Charakter annehmen. Gewöhnlich dauert die hämorrhagische Diathese bis zum Tode an, bisweilen aber macht sie sich nur im Beginn des Leidens besonders stark bemerkbar und geht dann wieder zurück oder erscheint erst kurz vor dem Tode.

Von Seiten der Mundhöhle sind die Zahnfleischblutungen bereits erwähnt. Sie können zu so schweren Veränderungen führen, daß das Zahnfleisch einen skorbutartigen Charakter annimmt. Auf dem Boden solcher Blutungen entstehen dann Entzündungen und Ulzerationen. Viel häufiger aber sind die im Bereich der Mundhöhle vorkommenden Ulzerationen, entstanden auf der Basis kleinerer leukämischer Infiltrate der Schleimhaut. Sie sitzen nicht nur am Zahnfleisch, sondern auch auf der Wangenschleimhaut, auf der Zunge, an den Tonsillen, am harten und weichen Gaumen und an der hinteren Rachenwand. Sie können oft eine außerordentliche Größe erreichen, gehen mit starkem Fötor ex ore einher und erschweren das Kauen und Schlucken außerordentlich infolge ihrer Schmerzhaftigkeit. Auch aus ihnen können starke Blutungen ihren Ursprung nehmen. Auch Periostitiden an den Kiefern, sowie am harten Gaumen sind nicht selten und können gleichfalls zu Ulzerationen führen. Selten sind akute Leukämien ohne die geschilderten Symptome von Seiten der Mundschleimhaut.

Lymphknotenschwellungen findet man am häufigsten am Halse und an den Kiefern, doch erreichen sie meist nur eine geringe Größe. In manchen Fällen sind sie echt leukämischer Natur, in anderen aber auch nichts weiter als regionäre Lymphadenitiden infolge der entzündlichen Erkrankung der Mundschleimhaut. Viel seltener sind fühlbare Lymphdrüsenschwellungen in anderen Regionen des Körpers. Nur in Ausnahmefällen erreichen sie eine solche Größe, daß sie, wie bei den chronischen Leukämien, direkt sichtbar sind und verunstaltend wirken. Der Milztumor, der sich bisweilen dem Nachweise entziehen kann, erreicht meist auch nur geringe Größen, geht nur selten bis zum Nabel und erreicht nur in Ausnahmefällen Dimensionen wie bei chronischen Leukämien.

Was die Knochen anbelangt, so ist fast immer eine deutliche Druckschmerzhaftigkeit des Sternums nachweisbar. Schwellungen des Periosts, auf leukämischer Infiltration desselben beruhend, wie sie oben in der Mundhöhle beschrieben sind, können sich manchmal auch an anderen Knochen zeigen, so z. B. an den Tibien, an den Klavikeln, an den Schädelknochen.

Die Symptome von Seiten der inneren Organe sind sehr wechselnde. Sie können einmal durch leukämische Infiltrate, zweitens durch Blutungen, drittens durch allgemeine Intoxikation und viertens durch komplizierende Erkrankungen bedingt sein. Leukämische Infiltrate kommen, ganz wie bei den chronischen Leukämien, in allen Organen gelegentlich vor, brauchen aber nicht immer Symptome zu machen.

Die Erscheinungen von Seiten des Magens sind meist Folge der allgemeinen Intoxikation und bestehen in Appetitlosigkeit und Brechneigung. Magenblutungen sind Folge der hämorrhagischen Diathese. Von Seiten des Darms können Durchfälle vorkommen, die in manchen Fällen auf Ulzeration geschwollener Follikel zurückzuführen sind. Die hämorrhagische Diathese kann auch zu Darmblutungen führen. Die Leber kann durch leukämische Infiltration geschwollen sein.

Der Urin enthält meist vermehrte Harnsäuremengen und auch die anderen Produkte des Nukleinzerfalls pflegen vermehrt zu sein. Bisweilen findet man Albuminurie, die teils Folge einer sekundären Nierenentzündung, teils Folge leukämischer Infiltrate sein kann. Nierenblutungen sind nicht selten, ebenso Blasenblutungen.

Bei Frauen sind Störungen der Menses sowie Abort wiederholt beobachtet.

Bronchitiden, Pleuritiden, Pneumonien kommen vor und sind wohl meist Folgen einer Sekundärinfektion. Pleuritiden entstehen auch auf der Basis leukämischer Infiltrate der Pleura, aber selten. Hämoptoe ist die Folge der hämorrhagischen Diathese.

Erscheinungen von Seiten des Nervensystems, wie Kopfschmerzen, Schwindel, Neuralgien, Parästhesien sind meist Folgen der allgemeinen Entkräftung, des Fiebers und der Anämie, seltener, wie Lähmungen, Folgen von Hämorrhagien oder Infiltraten.

Häufig sind die Sinnesorgane befallen; am Auge überwiegen Netzhautblutungen, die nur selten fehlen, von Seiten der Ohren können Infiltrate und Blutungen den Menièreschen Symptomenkomplex auslösen, eine Beteiligung der Nase macht sich wohl nur durch die bereits erwähnten Blutungen bemerkbar. Leukämische Infiltrate der Nasen- und Kehlkopfschleimhaut sind wohl sehr selten. Auf der Haut kommen am häufigsten multiple Blutungen vor, Infiltrate sind sehr selten, häufiger sieht man unspezifische Exantheme, wie Urticaria, Eryrtheme, Ekzeme usw.

Therapie.

Die Therapie der akuten Leukosen ist die gleiche wie bei den chronischen Leukämien. Aber weder die Strahlentherapie noch die medikamentöse Behandlung vermögen mehr als nur unerhebliche, schnell wieder vorübergehende Besserungen zu erzielen und können den schnellen tödlichen Verlauf nur unwesentlich abkürzen.

Während alle akuten, leukämischen und aleukämischen Lymphadenosen und Myelosen in ihrem klinischen Verlauf und ihrer Symptomatologie miteinander übereinstimmen, bestehen bezüglich des Blutbefundes und der pathologischen Histologie weitgehende Differenzen.

2. Blutbefunde.

Das rote Blutbild zeigt bei allen akuten Leukosen die gleichen Veränderungen. Fälle ohne anämische Veränderungen dürften außerordentlich selten sein, und nur in den Anfangsstadien kann man mitunter normale Verhältnisse für die numerischen Werte des Hämoglobins und der Erythrocyten antreffen. Meistens besteht schon im ersten Stadium eine deutliche Anämie, die während des weiteren Verlaufes rasch zunimmt, und gewöhnlich sehr hohe Grade erreicht. Man findet in wechselndem Grade ausgeprägt alle bekannten morphologischen Veränderungen, wie sie für Anämie charakteristisch sind, also Anisocytose, Poikilocytose, Mikrocytose, Makrocytose, Hämoglobinarmut der einzelnen Erythrocyten, Pessarformen, Polychromatophilie, basophile Punktierung und kernhaltige Rote. Bisweilen nimmt das rote Blutbild auch einen hyperchromen Charakter an, wie bei der perniziösen Anämie und es können zahlreiche Megaloblasten auftreten. Ueberhaupt findet man bei den akuten Leukämien wohl die größten Mengen kernhaltiger Roter im strömenden Blute, die bekannt sind.

Ueber das Verhalten der Blutplättchen bei den akuten Leukämien ist noch wenig Sicheres bekannt, systematische Untersuchungen darüber mit modernen Methoden sind noch nicht ausgeführt worden.

Grundlegende Unterschiede bietet das weiße Blutbild bei den verschiedenen Formen der akuten Leukosen dar. Beruht doch die Einteilung derselben auf dem Leukocytenbefund.

1. Akute Myelosen.

a) Die akute myeloische (gemischtzellige) Leukämie.

Bei dieser Form findet man nur sehr selten einen Blutbefund wie bei der chronischen myeloischen Leukämie. Immerhin sind auch solche Fälle bekannt und meistens auch durch einen nicht unerheblichen Milztumor ausgezeichnet, so daß das ganze Krankheitsbild auch bei oberflächlicher Betrachtung als eine gewöhnliche myeloide Leukämie erscheint, die zufällig schneller verläuft.

In den meisten Fällen aber fehlen bei der akuten myeloischen Leukämie zwei sehr typische Blutveränderungen der chronischen Form, nämlich die Vermehrung der eosinophilen Zellen und der Mastzellen. Bisweilen ist nur eine von beiden Zellarten vermehrt, manchmal aber sind sie nur in geringen Mengen vorhanden oder fehlen auch gänzlich. Man findet dann also neben vereinzelten Lymphocyten und Monocyten vorwiegend im Blute neutrophile Myelocyten und einige Myeloblasten in wechselnder Zahl. Im ganzen scheint diese Form der akuten myeloiden Leukämie mit oder ohne Beteiligung der eosinophilen oder Mastzellen recht selten zu sein.

b) Die akute Myeloblastenleukämie (Tafel V, Fig. 2).

Auffällig häufig findet man bei akuten Myelosen, daß die große Mehrzahl aller vermehrten Leukocytenformen Myeloblasten sind, die Vorstufen der Myelocyten. Vielfach findet man daneben immer noch in mehr oder weniger großer Menge auch Myelocyten und alle Uebergänge von diesen zu Myeloblasten. Meist aber sind nur Myeloblasten vorhanden, alle übrigen Formen der Leukocyten pflegen mehr oder weniger gänzlich zu fehlen. Gar nicht so selten zeigen viele Myeloblasten Mitosen. Am häufigsten sind große Myeloblasten vermehrt, viel seltener kleine. Man spricht dann von Mikromyeloblastenleukämie. Gewöhnlich gelingt es mit Hilfe der Oxydasereaktion, die Myeloblasten als solche zu identifizieren. Das trifft aber keineswegs für alle Fälle zu, da es auch Myeloblastenleukämien gibt, bei welchen die Oxydasereaktion negativ ausfällt. Die Diagnose läßt sich dann nur auf Grund der charakteristischen feinnetzigen Kernstruktur mit meist zahlreichen Nukleolen stellen. Besonders die Differentialdiagnose der Mikromyeloblastenleukämien mit negativer Oxydasereaktion ist recht schwierig und erfordert große Uebung und völlige Beherrschung der Färbetechnik. Leider sieht man nicht selten Fälle, in denen eine sichere Entscheidung, ob man es mit Myeloblasten oder Lymphocyten zu tun hat, nicht möglich ist.

Meist besteht von vornherein das Blutbild der Myeloblastenleukämie, doch kann sich dasselbe auch aus einer gewöhnlichen gemischtzelligen akuten Leukämie entwickeln. Daß auch aus einer chronisch myeloiden Leukämie plötzlich eine Myeloblastenleukämie entstehen kann, wurde bereits oben besprochen.

Nach P a p p e n h e i m muß man Myeloblasten- und Lymphoidocytenleukämien unterscheiden. Doch hat diese feine Differenzierung bisher keinen praktischen Wert erlangt.

c) Die akuten aleukämischen Myelosen.

Die akuten aleukämischen Myelosen zeichnen sich durch das Fehlen einer Vermehrung der Gesamtleukocytenzahl aus und können gelegentlich sogar mit Leukopenie verlaufen. Auch hier unterscheidet man zwei Formen, bei deren einer noch zahlreiche Myelocyten vorhanden sind, während bei der anderen die Mehrzahl der vermehrten farblosen Blutelemente Myeloblasten sind. Besonders die letztgenannten Formen sind oft schwer zu diagnostizieren, namentlich in solchen Fällen, in denen die Schwellungen der Lymphknoten und der Milz fehlen. Es wird behauptet, daß septische Prozesse ganz identische Reaktionen des hämatopoetischen Apparates auslösen können, eine Frage, die noch der endgültigen Entscheidung harrt. Gerade solche Fälle sind es, die Veranlassung dazu gegeben haben, die akute myeloische Leukämie überhaupt für eine bloße, auf Grund einer Sepsis entstehende eigenartige Reaktion des hämatopoetischen Apparates zu erklären.

2. Die akuten Lymphadenosen.

a) Die akuten leukämischen Lymphadenosen.

Die akuten leukämischen Lymphadenosen, die akuten lymphatischen Leukämien, die sonst in ihrem klinischen Bilde von der akuten myeloischen Form nicht zu unterscheiden sind, gehen mit einer starken Vermehrung echter Lymphocyten einher. Es sind bald ausschließlich große Lymphocyten, seltener kleine, vielfach auch ein Gemisch beider, die im Blute vermehrt sind. Der negative Ausfall der Oxydasereaktion ist allein nicht ausschlaggebend für die Diagnose, da wir gesehen haben, daß gelegentlich auch Myeloblasten einen negativen Ausfall dieser Reaktion geben können. Daher ist nur die charakteristische, grobbalkige Kernstruktur der Lymphocyten, die keinen oder gewöhnlich nur einen Nukleolus führen, ausschlaggebend für die Diagnose.

Myelocyten trifft man nur selten, besonders hervorzuheben ist, daß Uebergänge zwischen Myelocyten und granulafreien Lymphocyten fehlen.

b) Die akute aleukämische Lymphadenose.

Bei der akuten aleukämischen Lymphadenose findet man bei normaler oder herabgesetzter Gesamtleukocytenzahl fast ausschließlich kleine Lymphocyten. Differentialdiagnostisch außerordentlich schwer zu trennen von dieser Form sind septische Erkrankungen mit Verkümmerung des Granulocytenapparates. Gewöhnlich ist erst durch die histologische Untersuchung der Blutbildungsorgane nach dem Tode eine Entscheidung möglich, da man bei leukämischen Erkrankungen eine Hyperplasie der lymphatischen Apparate wenigstens mikroskopisch finden muß, während man bei der Verkümmerung des Granulocytenapparates nur einen Schwund desselben, aber nicht eine Wucherung von Lymphocyten findet. Letztere sind vielmehr nur die einzigen Elemente der farblosen Blutzellen, welche übrig geblieben sind.

3. Pathologische Anatomie und Histologie der akuten Leukämie.

a) Die akuten Lymphadenosen.

Bei den akuten Lymphadenosen, mögen sie leukämischer oder aleukämischer Natur sein, findet man die gleichen histologischen Veränderungen, die von denen der chronischen Lymphadenosen prinzipiell nicht verschieden sind. Makroskopisch besteht nur insofern ein Unterschied, als die Schwellungen der Milz und der Lymphknoten hinsichtlich ihres Umfanges weit geringere sind. Histologisch besteht eine diffuse Hyperplasie des gesamten Lymphadenoidgewebes im Körper von wechselnder Intensität. Die Struktur der Lymphfollikel ist völlig verwischt und ein Unterschied zwischen Keimzentren und Marksträngen ist meist nicht mehr zu erkennen. In den meisten Fällen sind es große Lymphocyten, die gewuchert sind. Das Knochenmark ist gewöhnlich rot und besteht mikroskopisch fast nur noch aus Lymphocyten, Erythroblasten und Erythrocyten. Die Zahl der Riesenzellen ist stark vermindert und bisweilen fehlen diese Elemente ganz. In der Milz kann man in beginnenden Fällen noch erkennen, daß der Prozeß mit einer Hyperplasie der Follikel beginnt, durch welche die Pulpa zum Schwund gebracht wird. In allen inneren Organen findet man größere und kleinere Herde von Lymphocyten, am häufigsten in der Leber, wo sie fast immer im periportalen Gewebe, ganz wie bei der chronischen lymphatischen Leukämie in Form ziemlich scharfer zirkumskripter Wucherungen angeordnet sind. Die hämorrhagische Diathese fehlt so gut wie nie und ist immer weit stärker ausgesprochen, wie bei den chronischen Leukämien. Die histologische Untersuchung zeigt auch, daß die ulzerativen Prozesse in der Mundhöhle und auf anderen Schleimhäuten fast immer auf der Basis von lymphatischen Neubildungen sich entwickelt haben.

b) Die akuten Myelosen.

Bei den akuten Myelosen besteht eine generalisierte Hyperplasie myeloischen Gewebes, die sich von der der chronischen myeloiden Leukämie, abgesehen von ihrer geringeren Ausdehnung, wenigstens in der Milz, dadurch unterscheidet, daß eosinophile und Mastzellen fehlen. Doch findet man bisweilen diese Elemente in gar nicht so geringer Anzahl, obwohl sie im Blute während des ganzen Verlaufs vermißt worden sind. Sie sind also aus unbekannten Gründen nur nicht zur Ausschwemmung gelangt. Die Histogenese der myeloischen Neubildungen ist am leichtesten in der Milz zu erkennen, wo der Ausgangspunkt von der Pulpa und die allmähliche Atrophie der Follikel gewöhnlich leicht sichtbar sind

Bei den akuten Myeloblastenleukämien kann man gleichfalls

auf Grund dieser Histogenese, nämlich des Ausgehens von der Milzpulpa und dem interfollikulären Gewebe der Lymphknoten die Diagnose stellen, wenn es im Leben auf Grund der Kernstruktur und des Ausfalls der Oxydasereaktion nicht möglich war. Es sei aber ausdrücklich hervorgehoben, daß es Fälle gibt, in denen die Milz so wenig verändert ist, daß man trotz genauester Untersuchung nicht sagen kann, ob die Wucherung ihren Ausgang von der Pulpa oder von den Follikeln genommen hat.

Da also in manchen Fällen weder die subtilste Blutuntersuchung noch das histologische Studium eine sichere Differentialdiagnose zwischen akuten myeloischen und lymphatischen Leukosen ermöglicht, muß vielfach die sichere Rubrizierung einer akuten Leukose vor der Hand unentschieden gelassen werden.

Leukosen mit geschwulstartigem Wachstum (Sarkoleukosen).

Obwohl alle leukämischen Prozesse insofern einen geschwulstartigen Charakter tragen, als sie zu einer beträchtlichen Vergrößerung der Milz und der lymphatischen Apparate führen, und auch in anderen Organen tumorähnliche Neubildungen entstehen lassen, so fehlt doch allen leukämischen Produkten im allgemeinen die Malignität und Aggressivität des Wachstums, wie sie die echten bösartigen Geschwülste auszeichnet. Allerdings läßt die mikroskopische Untersuchung bei der lymphatischen Leukämie nicht selten bereits eine Infiltration der Lymphknotenkapseln erkennen.

Es gibt aber auch Leukosen aleukämischer und leukämischer Natur, chronischen und akuten Verlaufes, in denen hier oder da die leukämischen Neubildungen ein ausgesprochen malignes Wachstum erkennen lassen, indem sie erstens eine sehr beträchtliche Größe erreichen, zweitens rücksichtslos benachbarte Organe infiltrieren und verdrängen und drittens auch in die Gefäße hineinwuchern. Man unterscheidet zwei große Gruppen dieser sogenannten Sarkoleukosen, eine ungefärbte und eine grüngefärbte Abart, das Chlorom.

a) Ungefärbte Sarkoleukosen.

Bei den ungefärbten Sarkoleukosen, die meistens Lymphadenosen sind, findet man an irgend einer Stelle des lymphatischen Apparates eine ganz beträchtliche Größenzunahme, die meistens entstellend wirkt und zu Kompressions- und Verdrängungserscheinungen führt. So kann es bei Lymphknotengeschwülsten der Achselhöhle oder der Supraklavikulargrube (Fig. 27) zu starken Oedemen und Paresen der oberen Extremität kommen. Mediastinaltumoren rufen den bekannten Symptomenkomplex hervor. Dabei halten sich die übrigen Lymphknotenregionen in mäßigen Grenzen und der bald akute, bald chronische Verlauf, der bald leukämische, häufiger aleukämische Blutbefund zeigt keine Besonderheiten gegenüber Fällen ohne geschwulstartigen Charakter. Besondere Lokalisationen, so namentlich im Mediastinum, werden natürlich infolge der Nachbarschaft lebenswichtiger Organe den Verlauf des Leidens beschleunigen. Die Figuren 28 und 29 stammen von einem subakut verlaufenen Fall von Lymphoidocytenleukämie, in welchem zahlreiche infiltrativ wachsende Tumoren der Haut und der inneren Organe bestanden hatten, so daß die normale Struktur zum Teil daran nicht zu erkennen war.

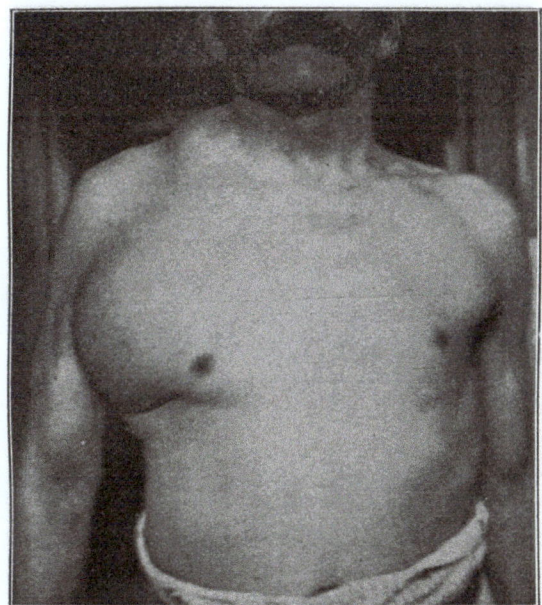

Fig. 27. Lymphatische Leukämie mit geschwulstartig wuchernden Lymphknotenschwellungen (Sarkoleukose).

In manchen dieser Fälle kommt auch eine vorzugsweise periostale Form der Tumorbildungen vor, namentlich am Schädel, so daß Krankheitsbilder entstehen, die völlig dem der gleich zu schildernden Chlorome entsprechen. Man hat diese Fälle auch vielfach als ungefärbte Chlorome bezeichnet.

Wir fassen also die ungefärbten Sarkoleukosen nur als eine Abart, eine besondere atypische Wucherungsart gewöhnlicher Leukosen auf.

b) Gefärbte Sarkoleukosen. — Chlorome.

Die als Chlorome bezeichneten, durch ihre grüne Färbung ausgezeichneten Leukosen, die meistens leukämisch und akut verlaufen, sind bald myeloischer, bald lymphatischer Natur. Das klinische

Bild ist aber bei beiden Formen genau das gleiche. Am bekanntesten und häufigsten ist das sogenannte Schädelchlorom, bei dem periostale Wucherungen an den platten Schädelknochen das Krankheitsbild beherrschen. Am häufigsten entstehen an den Schläfenbeinen oder an den Orbitae flache, ausgebreitete periostale Infiltrate, die allmäh-

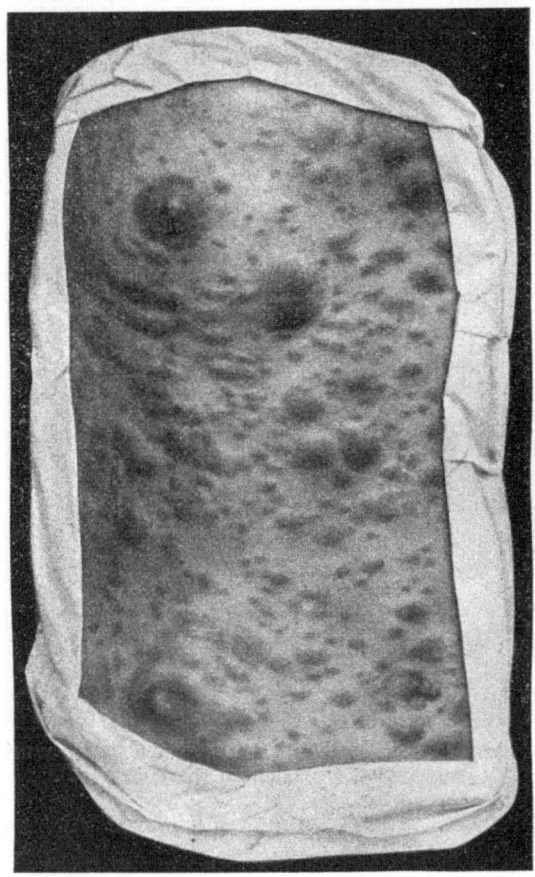

Fig. 28. Infiltrate der Rumpfhaut eines subakut verlaufenen Falles von Myeloblastenleukämie.

lich wachsen und zu einer Verunstaltung des Schädels führen. Entwickeln sie sich in den Orbitae, so führen sie zu einer Protrusio bulbi und durch Schädigung des Sehnerven kommt es zur völligen Erblindung. Die an den Schläfenbeinen entstehenden Chlorome können zur Taubheit führen. Auch an dem Jochbein und an dem harten Gaumen lokalisieren sich bisweilen die Schädelchlorome. Daneben findet man meist in mäßigem Grade entwickelte Lymphknotenschwellungen am Hals und am übrigen Körper, sowie einen Milztumor.

Der Blutbefund ist entweder myeloisch oder lymphatisch, vielfach auch myeloblastisch, seltener aleukämisch.

Bisweilen sind auch die periostalen Infiltrate an anderen Knochen lokalisiert, so z. B. an der Wirbelsäule, wo sie, im Wirbelkanal zur Entwicklung gekommen, das Bild der Kompressionsmyelitis hervorrufen können.

Es gibt aber auch Chlorome, bei denen periostale Infiltrate vollständig fehlen, die ganz wie eine gewöhnliche akute Leukämie verlaufen und wo erst die Sektion die Grünfärbung aller Blutbildungsorgane aufdeckt.

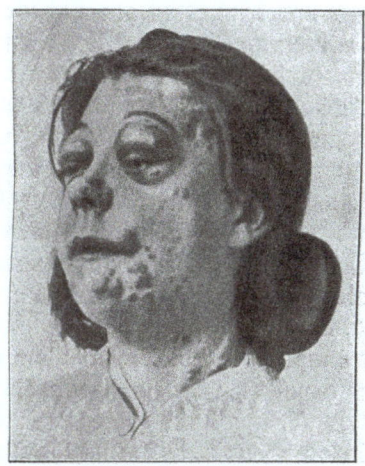

Fig. 29. Gesichtsinfiltrate eines subakut verlaufenen Falles von Myeloblastenleukämie.

Blutbefund.

Der Blutbefund der Chlorome ist bald leukämisch, bald aleukämisch, lymphatisch oder myeloisch, und auch Myeloblastenchlorome kommen vor. In den myeloischen Fällen mit gemischtzelligem Blutbefund pflegen die eosinophilen und Mastzellen zu fehlen, ganz wie bei der entsprechenden Form der akuten myeloischen Leukämie. Es gibt demnach keinen für das Chlorom absolut spezifischen Blutbefund. Auf Grund des morphologischen Verhaltens des Blutes allein läßt sich niemals die Diagnose Chlorom stellen.

Pathologische Anatomie und Histologie.

Pathologisch-anatomisch sind die Chlorome dadurch ausgezeichnet, daß man in den typischen Fällen neben den Schwellungen der Milz und des lymphatischen Apparates, die sich meist in bescheidenen Grenzen halten, periostale leukämische Infiltrate findet, die meistens an den platten Schädelknochen lokalisiert zu sein pflegen. Das Wachstum dieser periostalen Lokalisationen ist meistens ein malignes infiltratives. Blutgefäße und Nerven, Muskulatur und andere Organe in der Nachbarschaft derselben werden rücksichtslos verdrängt oder durchwachsen. Dagegen scheinen keine echten Metastasen auf dem Blutwege zustande zu kommen, vielmehr ist das Chlorom als eine generalisierte Systemerkrankung aufzufassen, die den gesamten hämatopoetischen Apparat ergreift, sei es, daß die Wucherung gleichzeitig überall beginnt, oder daß sich die ersten Anzeichen derselben an denjenigen Stellen zeigen, in welchen die Wucherung später besonders starke Ausdehnung zeigt, wie es am häufigsten am Schädel der Fall ist.

Die Farbe der Chlorome ist grün, doch ist Näheres über die Natur dieses grünen Farbstoffes nicht bekannt. Es kommt auch vor, daß einzelne Wucherungen grün, andere ungefärbt sind, so daß ein fließender Uebergang zwischen eigentlichen Chloromen und den periostal lokalisierten ungefärbten Sarkoleukosen besteht.

Zwischen myeloischen und lymphatischen Chloromen besteht nur insofern ein Unterschied, als im allgemeinen bei den lymphatischen Formen die Schwellungen der Lymphknoten stärkere zu sein pflegen, während sie bei den myeloischen Formen meist geringfügiger sind oder ganz zu fehlen scheinen.

Daß es auch grüngefärbte Leukämien ohne periostale Infiltrate gibt, wurde bereits erwähnt. Solche Beobachtungen zeigen also, daß histologisch kein Wesensunterschied zwischen gewöhnlichen Leukämien und Chloromen aufzustellen ist, da fließende Uebergänge zwischen beiden vorkommen. Das beweist auch das mikroskopische Verhalten. Weder die myeloischen noch die lymphatischen Chlorome unterscheiden sich von den myeloischen und lymphatischen akuten Leukämien. Es ist nicht möglich, auf Grund der cytologischen Untersuchung allein die Diagnose Chlorom zu stellen.

Therapie.

Die Behandlung der Chlorome ist dieselbe wie der übrigen Leukämien aber im allgemeinen ziemlich aussichtslos. Arsen und Röntgenstrahlen spielen die Hauptrolle. Es empfiehlt sich, die Röntgenstrahlen dort einwirken zu lassen, wo die Neubildungen vorzugsweise entwickelt sind, zumal dieselben namentlich am Schädel durch Beeinträchtigung der Augen und der Gehörorgane sehr schwere funktionelle Schädigungen hervorrufen können. Gelegentlich hat man ganz erhebliche Rückgänge solcher Geschwülste gesehen. Selbstverständlich ist eine dauernde günstige Beeinflussung nicht möglich und schließlich enden alle Fälle ausnahmslos tödlich.

Anhang: **Ueber leukämoide Erkrankungen.**

Es gibt eine Reihe von Erkrankungen bekannter Aetiologie, bei denen gelegentlich der hämatopoetische Apparat so intensiv reagiert, daß leukämieähnliche Blutbilder zustande kommen, die gewöhnlich auch mit einer besonders schweren Anämie vergesellschaftet sind. Die Aehnlichkeit mit der Leukämie, und zwar teils mit der myeloischen, teils mit der lymphatischen Form, wird durch das Auftreten besonders zahlreicher unreifer Leukocytenformen, wie Myelocyten, Myeloblasten und granulafreier polymorphkerniger Leukocyten bedingt, sowie durch das Auftreten zahlreicher kernhaltiger roter Elemente. Eine Reihe von Infektionen, besonders septische, können bisweilen solche myelämie- oder lymphämieähnlichen Blutveränderungen veranlassen, ebenso bisweilen die kongenitale Lues im Säuglingsalter. Der Ausgang in Heilung beweist in solchen Fällen, daß keine wahre Leukämie vorgelegen haben kann. Namentlich können auch Intoxikationen mit Blutgiften, ferner metastatische Tumoren im Skelettsystem zu solchen Blutbildern Veranlassung geben. Als sogenannte fötale Leukämie wurde früher ein bei meistens tot zur Welt kommenden Neugeborenen beobachtetes Krankheitsbild bezeichnet, welches jetzt „angeborene Wassersucht" genannt wird. Das eigentümliche Leiden betraf in den meisten bekannt gewordenen Fällen die Kinder nephritischer Mütter. Die Haut solcher gewöhnlich tot geborener Kinder ist ödematös, der Bauch hochgradig aufgetrieben, Hals und Kopf infolge der starken Größenzunahme sind unförmig und auch die Extremitäten gewöhnlich stark geschwollen und verunstaltet. Man findet eine sehr starke Milz- und Leberschwellung, dagegen meistens keine Vergrößerung der Lymphknoten. Es besteht Ascites, Hydrothorax und Hydroperikard. Mikroskopisch findet man eine hochgradige myeloide Umwandlung in Milz und Leber und gelegentlich auch myeloische Herde in anderen Organen. Im Blute fällt besonders die enorm große Menge von Erythroblasten auf, daneben auch zahlreiche unreife Leukocytenformen. Hierher gehört auch die als Status lymphaticus bezeichnete Konstitutionsanomalie, bei der man eine Hyperplasie des lymphatischen Apparates, gewöhnlich auch eine solche des Thymus findet. Ueber das Verhalten des Blutes schwanken die Angaben, doch besteht nach den meisten Autoren eine relative Lymphocytose. Pathologisch-anatomisch gleicht der Befund bis zum Verwechseln dem der aleukämischen Lymphadenose. Die Grundlage des Leidens sieht man jetzt in endokrinen Störungen.

Zu den leukämoiden Erkrankungen muß man endlich auch die sogenannte Anaemia pseudoleucaemica infantum rechnen, die wegen ihrer klinischen Bedeutung und praktischen Wichtigkeit einer ausführlicheren Besprechung bedarf.

Die Anaemia pseudoleucaemica infantum (von Jacksch).

(Anaemia splenica infantum, Anaemia gravis cum leucocytosi, Anaemia pseudoperniciosa infantum.)

Die Anaemia pseudoleucaemica infantum wird jetzt von den meisten Autoren nicht mehr als ein selbständiges Krankheitsbild mit einheitlicher Aetiologie angesehen, sondern als ein Symptomenkomplex, der durch verschiedene Schädlichkeiten hervorgerufen werden kann. Bei weitem die meisten dieser Kinder leiden an schwerer Rachitis, der wohl ätiologisch die wichtigste Rolle zukommt. Aber auch Lues, Ernährungs- und gastro-intestinale Störungen, und vielleicht auch eine Reihe verschiedenartiger Infektionen können diese eigentümliche Reaktion des kindlichen hämatopoetischen Apparates hervorrufen.

Das Leiden ist eine dem frühesten Kindesalter eigentümliche Affektion und kommt eigentlich nach dem dritten Lebensjahr nicht mehr vor. Heredität spielt keine Rolle, doch kommt die Krankheit auffällig häufig bei Geschwistern vor, namentlich auch bei Zwillingen. Nach einer langsam zunehmenden Störung des Allgemeinbefindens entwickelt sich eine starke Blässe und ein zunehmender Umfang des Leibes, der auf eine starke Schwellung der Milz zurückzuführen ist. Die meisten Kinder bekommen allmählich das bekannte blaßgelbliche Kolorit der perniziösen Anämie. Nennenswerte Drüsenschwellungen fehlen gewöhnlich. In den meisten Fällen sind, wie bereits erwähnt, die rachitischen Symptome sehr auffällig. Im Blute besteht eine meist recht schwere Anämie, mit bald erhöhtem, bald erniedrigtem Färbeindex. Die Poikilocytose ist sehr ausgesprochen und oft findet man besonders zahlreich abnorm hämoglobinhaltige Megalocyten. In reichlichen Mengen pflegen Normoblasten und Megaloblasten aufzutreten. Die Gesamtleukocytenzahl ist meist stark vermehrt und es treten zahlreiche Myelocyten, bisweilen auch Myeloblasten auf. Eine Vermehrung der eosinophilen Elemente und der Mastzellen wird vermißt.

Die Veränderungen von Seiten der übrigen Organe richten sich gewöhnlich nach der Schwere der Anämie, so besonders Geräusche und Größenveränderungen am Herzen. Vielfach besteht Fieber, in schweren Fällen auch eine hämorrhagische Diathese, und es können die mannigfachsten Komplikationen von Seiten der anderen Organe sich einstellen. Auch ohne solche Komplikationen machen die Kinder, wenn die Anämie sehr hochgradig ist, einen schwerkranken

Eindruck. In vielen Fällen endet das Leiden nach Monaten tödlich, doch kommen auch Heilungen vor.

Pathologisch-anatomisch findet man Veränderungen, die denen der myeloiden Leukämie außerordentlich gleichen, weshalb auch manche Autoren diese Affektion als die kindliche Form der myeloiden Leukämie aufgefaßt haben. Die wichtigste histologische Veränderung ist die myeloide Umwandlung der Milz und der Leber, sowie bisweilen auch myeloische Herde in anderen Organen. Doch fehlt immer die Vermehrung der eosinophilen und der Mastzellen.

Die Prognose der Krankheit ist nicht ungünstig, da manche Fälle heilen können.

Die Differentialdiagnose gegenüber anderen Splenomegalien des Kindesalters ist nicht allzu schwierig, wenn der Blutbefund sehr charakteristisch ist. Durch Lues veranlaßte Splenomegalien gehören ja eigentlich zur Anaemia pseudoleucaemica infantum. Die Bantische Krankheit kommt in diesem Alter nicht vor, ebensowenig wie Geschwülste und Milztuberkulose. Einen sehr ähnlichen Symptomenkomplex löst die Kala-Azar aus, die in gewissen subtropischen Gegenden Europas endemisch ist, und infolge Einwanderung auch gelegentlich in unseren Breiten beobachtet wurde. Eine Milzpunktion, die in solchen Fällen das Vorhandensein der typischen Parasiten erkennen läßt, wird wohl immer zum Ziele führen. Die Gauchersche Splenomegalie, die schon in diesem frühen Alter beginnen kann, wird gewöhnlich durch den Nachweis des familiären Vorkommens diagnostiziert. Auch bei ihr kann die Milzpunktion durch Nachweis der eigenartigen großen endothelioiden Zellen Aufklärung bringen. Am schwierigsten ist die Differentialdiagnose gegenüber solchen Formen der myeloiden Leukämie, die ohne Vermehrung der eosinophilen und Mastzellen verlaufen. Sie kann selbst bei der Sektion noch unmöglich sein. Doch bestreiten die meisten Autoren das Vorkommen echter myeloischer Leukämie in diesem Lebensalter.

Die Therapie richtet sich im wesentlichen nach der Aetiologie, wird also bei vorhandener Rachitis eine antirachitische, bei Lues eine antisyphilitische sein und bei Ernährungsstörungen in einer Regelung der Diät (Einschränkung bezw. Entziehung der Milch, Darreichung gemischter Kost) vorzugsweise bestehen. Doch bedarf in allen schweren Fällen die Blutbildung einer Anregung, was am besten durch Arsen geschehen wird. Auch die Röntgenbestrahlung der Milz, ja sogar die Splenektomie ist mit Erfolg angewandt worden.

Leukanämie.

Man hat versucht, unter der Bezeichnung „Leukanämie" ein eigenes Krankheitsbild aufzustellen, das dadurch ausgezeichnet ist, daß die Blut- und Organveränderungen der Leukämie und perniziösen Anämie gleichzeitig bestehen. Es hat sich aber herausgestellt, daß solche leukanämischen Blutbilder bei durchaus wesensverschiedenen Affektionen vorkommen. Jede Form der Leukämie kann gelegentlich gleichzeitig schwere anämische Veränderungen im Blut und in den Blutbildungsorganen aufweisen, und auch Infektionen wie Anämien verschiedener Art können zu leukanämischen Blutbildern führen, so besonders die eben besprochene Anaemia pseudoleucaemica infantum und die angeborene Wassersucht. Eine Krankheit „Leukanämie" gibt es also nicht.

II. Hämoblastosen des erythroblastischen Apparates.
Die Erythrämie.

Im Gegensatz zu den sekundären Polycythämien oder Erythrocytosen bezeichnet man als Erythrämie ein selbständiges, durch Vermehrung der Gesamtblutmenge und der Erythrocytenzahl und des Hämoglobingehaltes in der Raumeinheit Blut charakterisiertes Krankheitsbild unbekannter Aetiologie.

Die Mehrzahl dieser Kranken zeigt eine eigenartige, bald hellrote, bald mehr cyanotische Färbung der Gesichtshaut und selten auch anderer Teile der Körperhaut. Die Färbung der Schleimhäute ist gewöhnlich eine purpur- bis kirschrote. Oft fällt auch die strotzende Füllung der Temporalarterien auf. Die Gefäße des Augenhintergrundes sind gewöhnlich deutlich erweitert. Die Ursache dieser starken Gefäßfüllung ist die allgemeine Plethora, und es ist infolgedessen verständlich, daß es leicht zu Blutungen kommen kann. So beobachtet man außer purpuraähnlichen Hauthämorrhagien Nasenblutungen, Zahnfleischblutungen und Bluterbrechen. Starke Blutungen in die Milz, in die Pleura, in den Magendarmkanal, sowie ins Gehirn haben wiederholt zum Tode geführt. Auch Lungen-, Uterus- und Urethralblutungen kommen vor.

Die Patienten werden im Verlauf des Leidens gewöhnlich kachektisch. Fieber gehört nicht zum Krankheitsbild, im Gegenteil werden auffällig oft sehr niedrige Temperaturwerte, etwa um 36 Grad herum, erwähnt. Die Symptome von Seiten der meisten anderen Organe beruhen zum Teil auf der Neigung zu Blutungen, zum Teil auf den durch die vermehrte Blutmenge und die erhöhte Viskosität bedingten Zirkulationsstörungen.

Von Seiten des Digestionsapparates sind funktionelle Störungen häufiger, das Vorkommen von Blutungen wurde bereits oben erwähnt. Ziemlich häufig kommen Bronchitiden vor, die vielleicht auf die Hyperämie der Bronchialschleimhäute zurückzuführen sind. Oft wird über Kopfschmerzen und Schwindelanfälle geklagt, sowie über Blutandrang nach dem Kopfe. Gelegentlich sind auch psychische

Störungen beobachtet worden, die wohl auch auf Zirkulationsstörungen zurückzuführen sind. Größere Hirnblutungen mit hemiplegischen Erscheinungen sind keine Seltenheiten. Ferner sind zu erwähnen, daß auch von Seiten der Sinnesorgane Störungen vorkommen, wie z. B. typische Menièresche Anfälle, Geruchsstörungen, Augenhintergrundsblutungen und Nasenbluten.

In den meisten Fällen ist die Milz beträchtlich geschwollen und die durch die Milzvergrößerung hervorgerufenen unangenehmen Sensationen im Leibe können ein Frühsymptom darstellen. Ihre Größe schwankt in den einzelnen Fällen beträchtlich, indem sie bei manchen Individuen gerade fühlbar ist, bei anderen in ihren Dimensionen der leukämischen Milz nicht nachsteht. Heftige Schmerzen in der Milz können auf Infarkten oder Perisplenitis beruhen.

Es gibt aber auch eine Form der Erythrämie, bei welcher der Milztumor während des ganzen Leidens fehlt. Da bei dieser Form gewöhnlich ein stark erhöhter Blutdruck gefunden wird, während bei der megalosplenischen Form der Blutdruck meist normale Werte zeigt, haben manche Autoren in dieser Form ein eigenes Krankheitsbild, die Erythraemia hypertonica, gesehen. Andere Beobachtungen sprechen aber dafür, daß Uebergänge zwischen beiden Abarten vorkommen, so daß es zweifelhaft ist, ob nicht vielleicht doch ein und dasselbe Krankheitsbild bald mit, bald ohne Milztumor, bald mit, bald ohne erhöhten Blutdruck verlaufen kann. In den meisten Fällen wird eine Leberschwellung erwähnt.

Im Urin fehlen gewöhnlich pathologische Bestandteile, doch scheint ein vermehrter Eisengehalt häufiger vorzukommen.

Nicht selten sind langwierige, schwer heilende Venenentzündungen an den unteren Extremitäten, die wohl auf Zirkulationsstörungen zurückzuführen sind. Auch Trommelschlegelfinger und Trommelschlegelzehen werden erwähnt.

Als Komplikationen, die allerdings häufig vorkommen, sind Arteriosklerose, Hypertrophie und Dilatation des Herzens sowie Nephritis zu betrachten.

Die wichtigsten Veränderungen ergibt die Blutuntersuchung. Das aus einer Stichwunde hervorquellende Blut ist durch seine tief dunkelrote Farbe auffällig und weist eine stark erhöhte Viskosität auf. Die Gesamtblutmenge ist beträchtlich erhöht, wie neuere Untersuchungen am Lebenden ergeben haben. Die Zahl der roten Blutkörperchen kann bis auf über 13 Millionen, der Hämoglobingehalt bis zu 240% steigen. Man rechnet im allgemeinen Fälle mit über 6 Millionen zur Polycythämie. Der Färbeindex ist gewöhnlich herabgesetzt. In manchen Fällen findet man keine morphologische Veränderung an den roten Blutkörperchen, in anderen finden sich bemerkenswerterweise Andeutungen anämischer Symptome, sowie

Normoblasten. Die Leukocytenzahlen sind bisweilen normal, oft aber auch beträchtlich erhöht, bis zu 54 000. Meist besteht eine neutrophile Leukocytose, vereinzelt werden auch Myelocyten und Eosinophilie und Mastzellenvermehrung angetroffen. In einigen wenigen Fällen ist ein direkt an myeloide Leukämie erinnernder Blutbefund festgestellt worden. Für die Auffassung der Blutveränderungen ist wichtig, daß der Trockenrückstand des Blutserums normale oder leicht erniedrigte Werte aufweist, so daß also nicht etwa eine Eindickung des Blutes vorhanden ist. Die Gerinnungszeit des Blutes ist gewöhnlich verkürzt, vielfach aber auch als verlängert festgestellt worden.

Das Leiden kommt beim männlichen Geschlecht häufiger vor als beim weiblichen und ist bei Individuen von 20 bis 60 Jahren beobachtet worden. Es erstreckt sich meist über viele Jahre und der Tod erfolgt gewöhnlich durch Komplikationen. Vielfach ist aber die Plethora selbst insofern Todesursache, als auffallend häufig schwere Blutungen ins Gehirn, in die Pleurahöhlen, in den Magendarmkanal oder in das Milzparenchym das Ende herbeigeführt haben.

Pathologische Anatomie und Pathogenese.

In allen bisher zu Autopsie gekommenen Fällen von Erythrämie wurde als auffälligste Erscheinung eine ganz offensichtliche Vermehrung der Gesamtblutmenge festgestellt, kenntlich an der strotzenden Blutfülle aller Organe. Die zweite für die Auffassung des ganzen Krankheitsbildes wichtige und regelmäßige Veränderung ist das Vorhandensein roten Markes in allen Knochen, das häufig ähnlich himbeergeléerot aussieht, wie das der perniziösen Anämie. Die mikroskopische Untersuchung ergibt, daß es sich um wirklich funktionierendes echtes Vollmark mit zahlreichen kernhaltigen roten Blutkörperchen handelt. Die Größenzunahme der Milz beruht nach den bisher vorliegenden Untersuchungen zum größten Teil auf Hyperämie, die überhaupt in allen Organen auch mikroskopisch in höchst auffälliger Weise festzustellen ist. Daß sie gerade in der Milz zu einer so erheblichen Vergrößerung des ganzen Organes führt, liegt an dem eigentümlichen Bau und der Dehnbarkeit desselben. Bisweilen ist auch myeloide Umwandlung in der Milz beschrieben worden. Alle übrigen Organe zeigen in unkomplizierten Fällen nur eine starke Hyperämie und häufig auch kleine, seltener größere Blutungen. Das Vorhandensein roten Vollmarkes in allen Knochen beweist, daß die anatomische Grundlage der Erythrämie eine das normale Maß weit übersteigende erythroplastische Tätigkeit des Knochenmarks ist. Hierfür sprechen ja auch einige Blutbefunde, wie das Vorkommen von kernhaltigen Roten und von Myelocyten. Aus diesem Grunde kann man die Krankheit als ein Seitenstück der Leukämie auffassen, als eine Erythrämie. Die Leukämie beruht auf einer generalisierten Hyperplasie des Leukoblastenapparates, die Erythrämie auf einer Hyperplasie des Erythroblastenapparates. Allerdings ist uns die eigentliche Ursache dieses Reizzustandes des Knochenmarkes gänzlich unbekannt, und keine der verschiedenen hierüber aufgestellten Hypothesen hat sich Anerkennung verschaffen können. Mit dieser erhöhten erythroblastischen Tätigkeit hängt sicherlich auch die Plethora zusammen, denn es ist einleuchtend, daß bei einer vermehrten Neubildung von roten Blutkörperchen auch die Blutflüssigkeit, die doch wohl zum Teil als ein Sekret der Blutzellen aufzufassen ist, vermehrt sein muß.

Therapie.

Die in einigen wenigen Fällen ausgeführte Milzexstirpation gilt' jetzt als kontraindiziert, da wiederholt die Splenektomie, die wegen Erkrankung der Milz oder einer traumatischen Ruptur der gesunden Milz ausgeführt worden ist, zu einer Polycythämie geführt hat, die auf Wegfall der die Knochenmarkstätigkeit regulierenden Funktionen der Milz zurückzuführen ist.

Am zweckmäßigsten haben sich bei der Behandlung der Erythrämie in regelmäßigen Zwischenräumen ausgeführte reichliche Aderlässe bewährt, die natürlich auch nur eine Linderung der Beschwerden herbeizuführen imstande sein können. Weniger zweckmäßig sind andere Maßnahmen, die auf eine Verringerung der Blutneubildung hinzielen, wie eisenarme Kost und Blutgifte, wie z. B. Benzol.

Die Röntgenbestrahlung der Milz soll in einigen Fällen zu erheblicher Verkleinerung geführt haben, dürfte aber auch unter Umständen eher zu einer Anregung der Blutbildung durch Lahmlegung der knochenmarkregulierenden Funktionen der Milz führen. Immerhin könnte sie in solchen Fällen am Platze sein, wo die durch die Größe des Milztumors selbst bedingten lokalen Beschwerden sehr erhebliche sind. Dagegen sind Röntgenbestrahlungen der Knochen als eine rationelle Therapie anzusehen und haben bereits zu guten symptomatischen Erfolgen geführt.

III. Die echten Geschwülste des hämatopoetischen Apparates.

Die Leukosen sind nicht echte Geschwülste, sondern im allgemeinen von vornherein generalisierte Systemerkrankungen, die sich nicht metastatisch verbreiten. Selbst wenn sie nicht von vornherein generalisiert sind, entstehen sie nach moderner Auffassung auch an anderen Stellen des Körpers unter dem Einfluß einer ubiquitären Noxe. Sie können nur durch lokal aggressives Wachstum gelegentlich einen geschwulst a r t i g e n Charakter annehmen (Sarkoleukosen).

Es gibt aber auch e c h t e G e s c h w ü l s t e des hämatopoetischen Apparates, die man als L e u k o b l a s t o m e oder, da sie gelegentlich auch rote Blutkörperchen enthalten können, als H ä - m o b l a s t o m e bezeichnen sollte.

Sie gehen genau wie die Leukosen von den Parenchymzellen der Blutbildungsorgane aus; ihre Wucherung beginnt entweder an einer einzigen Stelle in zirkumskripter Form oder von vornherein primär multipel. Von hier aus wuchern sie aus sich selbst heraus und die benachbarten Parenchymzellen des hämatopoetischen Apparates verdrängend. Ihre Weiterverbreitung erfolgt auf metastatischem Wege.

Diese echten autonomen Geschwülste nennt man, wenn sie vom lymphatischen Apparat ausgehen und aus Lymphadenoidgewebe bestehen, L y m p h o s a r k o m e, wenn sie vom Knochenmark ihren Ausgangspunkt nehmen, M y e l o m e.

Eine andere Gruppe von echten Geschwülsten des hämatopoetischen Apparates nimmt dagegen ihren Ausgangspunkt vom Stroma. Es sind echte Sarkome der Lymphknoten, der Milz oder des Knochenmarks, um die es sich hier handelt, bisweilen auch seltenere Geschwulstformen wie Endotheliome, Enchondrome, Angiosarkome.

a) Das Lymphosarkom.

Das Lymphosarkom, das primär von den Lymphknoten, seltener von der Milz, häufig dagegen von den lymphatischen Apparaten der Schleimhäute ausgeht, beginnt, wie neuere Untersuchungen gezeigt haben, an irgend einer Stelle des Lymphadenoidgewebes, wo alsbald eine Gruppe von Lymphocyten auffällt, die sich sofort von ihrer Nachbarschaft unterscheiden. Es tritt nicht etwa eine diffuse Wucherung von Lymphocyten eines Lymphknotens, wie bei der lymphatischen Leukämie auf, sondern einige wenige Lymphocyten, meist durch beträchtliche Größe ausgezeichnet, wuchern aus sich selbst heraus und verdrängen die benachbarten durch ihren Habitus bald von ihnen zu unterscheidenden Lymphocyten. Nacheinander erkranken alle Drüsen einer Lymphknotenregion und dann pflegt, auf dem Lymphwege infiziert, eine andere benachbarte Lymphdrüsenregion befallen zu werden. Man kann die Verschleppung der Zellen und ihre Ansiedlung, sowie ihr Wachstum in den neu befallenen Lymphknoten leicht verfolgen. In manchen Fällen können allmählich fast alle Lymphknotenregionen des Körpers befallen werden, und in solchen Fällen bestehen offenbar enge Beziehungen zu den generalisierten Leukosen. Meist bleibt aber das Leiden auf eine oder wenige Regionen beschränkt, da das Wachstum ein sehr stark aggressives ist und sehr schnell benachbarte lebenswichtige Organe befallen werden können. Die Milz bleibt sehr häufig frei und weist, wenn sie befallen wird, nur einige oder wenige Knoten auf, die, wie auch manche anderen Lokalisationen, metastatisch auf dem Blutwege entstanden sind. Auch das Knochenmark bleibt gewöhnlich frei.

Symptome.

Das Leiden beginnt, wie eben geschildert, an irgend einer Stelle des lymphatischen Apparates. Infolgedessen kann, je nach dem Ausgangspunkt der Affektion, ein sehr mannigfaltiger Symptomenkomplex entstehen.

Die Lymphosarkome der äußeren Lymphdrüsen führen gewöhnlich sehr bald zu sehr starken Schwellungen. Im Gegensatz zu den leukämischen Erkrankungen ist es vielfach schon nach kurzer Zeit des Bestehens nicht mehr möglich, die einzelnen Lymphknoten an einer einzigen Region getrennt zu fühlen, da sie miteinander verbacken sind. Die Verdrängung der benachbarten Teile macht sich sehr bald bemerkbar, indem starke Oedeme der Extremitäten, heftige neuralgische Schmerzen, vasomotorische Störungen, Paresen und Lähmungen sich einstellen. Die von inneren Lymphknoten ausgehenden Lymphosarkome führen besonders dann sehr schnell zu bedrohlichen Erscheinungen, wenn sie von den mediastinalen Drüsen oder der Thymus ausgehen. Dann können sie nämlich gleich das Herz und die großen Gefäße umwachsen und die Bronchien und die Lungen komprimieren. Auch Lymphosarkome der peritonealen und retroperitonealen Drüsen können durch Störungen der Funktionen des Magendarmtraktus zu schweren Störungen führen.

Die von den lymphatischen Apparaten der Schleimhäute ausgehenden Lymphosarkome führen zu einem sehr bunten Heer von klinischen Erscheinungen. Lymphosarkome der Tonsillen, des Zungengrundes, der Rachenmandeln führen zu starker Behinderung des Schluckens und der Atmungstätigkeit. Auch ulzerieren sie sehr schnell. Von den Rachenmandeln aus können sie in die Ohren hineinwuchern und Taubheit erzeugen oder in den Schädel hineinwachsen und schwere zerebrale Erscheinungen zur Folge haben. Es gibt auch isolierte Lymphosarkome des Magens, sowie der einzelnen Abschnitte des Darmkanals. Sie lassen sich meist während des Lebens kaum von Karzinomen unterscheiden. Meistens pflegen sie größere Abschnitte des Magens oder Darms zu infiltrieren und in starre Röhren umzuwandeln; sie führen häufiger zur Erweiterung als zur Verengerung des Lumens.

Blutbefund.

Der Blutbefund des Lymphosarkoms ist von dem der Leukämien grundverschieden. Auch das Lymphosarkom pflegt gewöhnlich sehr bald zur Anämie zu führen und mit einer Vermehrung der Leukocyten einherzugehen, doch haben neuere Untersuchungen gezeigt, daß diese Leukocytenvermehrungen auf einer neutrophilen Leukocytose beruhen. Ein leukämischer Blutbefund besteht bei echten Lymphosarkomen nicht.

Therapie.

Die Lymphosarkome sind außerordentlich bösartige und schnell zum Tode führende Krankheiten, deren Verlauf sich nur schwer aufhalten läßt. Es verdient aber hervorgehoben zu werden, daß es schon wiederholt gelungen ist, durch frühzeitiges operatives Eingreifen Lymphosarkome, besonders solche des Magendarmtraktus, zu heilen.

Die Arsenbehandlung hat sich in manchen Fällen recht gut palliativ bewährt, vorübergehend sogar zeitweilige recht erhebliche Rückgänge hervorgerufen. In den meisten Fällen wird man neben Arsen eine Röntgenbehandlung versuchen, die auch bereits häufig sehr günstige Erfolge gezeitigt hat.

b) Die multiplen Myelome.

Die multiplen Myelome sind eine Erkrankung, die ihren Ausgangspunkt vom Knochenmark nimmt. Vielleicht entstehen sie manchmal an einer einzigen Stelle primär und breiten sich von hier aus über das ganze Skelettsystem aus. In vielen Fällen aber muß man annehmen, daß sie ebenso wie z. B. die multiplen Neurofibrome und multiplen Lipome von vornherein primär multipel sich entwickeln. Trotzdem sind sie zweifellos echte Geschwülste, denn erstens verdrängen sie die umgebenden normalen Knochenmarkzellen, zweitens durchbrechen sie die Kompakta und das Periost und können auch das benachbarte Gewebe infiltrieren und drittens endlich machen sie bisweilen echte Metastasen auf dem Blutwege in entfernte Organe.

Die Intensität ihres Wachstums ist eine sehr verschiedene. In manchen Fällen findet man sämtliche Markhöhlen des Skeletts von Knoten durchsetzt, doch ist die kompakte Knochensubstanz dabei intakt geblieben. In anderen Fällen dagegen kommt es zu einer weitgehenden Resorption der kompakten Knochensubstanz, die papierdünn werden kann, so daß die Knochen biegsam sind und leicht brechen. Schließlich wachsen die Tumoren aus den Knochen heraus, indem sie das Periost weit hervorwölben und es bisweilen durchbrechen und die benachbarten Organe infiltrieren.

Histologisch unterscheidet man nach der Art der sie zusammensetzenden Zellen folgende Formen der multiplen Myelome: 1. gemischtzellige Myelome, an deren Aufbau sich sämtliche Elemente des Knochenmarkes, einschließlich der kernhaltigen roten Zellen beteiligen. 2. Myeloblastenmyelome. 3. Myelocytenmyelome. 4. Plasmazellenmyelome. 5. Lymphocytenmyelome.

Symptomalogie.

In seltenen Fällen können multiple Myelome symptomlos verlaufen und sind ein zufälliger Sektionsbefund. Es sind das wohl vornehmlich diejenigen Fälle, in welchen die Tumoren auf die Marksubstanz streng beschränkt sind und nicht zu einer Verdünnung der Rindensubstanz geführt haben. In allen anderen Fällen aber entsteht ein sehr charakteristischer Symptomenkomplex (Kahlerscher Symptomenkomplex). Das Leiden beginnt mit Schmerzen in einigen Teilen des Skelettsystems oder im ganzen Körper, die vielfach lange Zeit als rheumatische aufgefaßt werden. Sie zeichnen sich aber durch besondere Hartnäckigkeit aus und sind durch die üblichen medikamentösen Mittel nur schwer zu beeinflussen. Da besonders häufig die Knochen des Thorax Sitz der multiplen Myelome sind, und hier die schon an sich verhältnismäßig dünne Kortikalis leicht geschädigt wird, tritt die Druckempfindlichkeit des Sternums und der Rippen gewöhnlich zuerst in die Erscheinung. Es kann auch sehr bald zu äußerlich sichtbaren Deformitäten der Knochen kommen, wenn die Tumoren anfangen Kortikalis und Periost zu verdrängen (Fig. 30). Wenn solche sich allmählich hervorwölbenden Tumoren sich an der inneren Fläche der platten Schädelknochen oder im Rückgratskanal entwickeln, kommt es zu Erscheinungen von Kompression von Hirnnerven oder anderer Teile des Hirns, sowie zu Rückenmarkserscheinungen, besonders häufig zu neuralgischen Schmerzen und den Symptomen der Kompressionsmyelitis. In noch weiter vorgeschrittenen Stadien des Leidens können dann Spontanfrakturen der Knochen auftreten. Hierzu bedarf es keineswegs besonderer Gewalteinwirkungen. Schon das Unterlegen eines Stechbeckens, eine mäßig kräftige Perkussion oder Palpation der Rippen, ein geringer Fehltritt, ein Stolpern können zu Frakturen führen. Schließlich kommt es zu einer schweren Kachexie. In manchen Fällen besteht leichtes Fieber, andere verlaufen fieberlos. Nicht alle, aber der größte Teil der Fälle von multiplen Myelomen ist durch einen sehr charakteristischen Urinbefund ausgezeichnet, nämlich das Auftreten des Bence-Jonesschen Eiweißkörpers. Wenn man den sauren Urin erhitzt, so tritt bei etwa 60 Grad eine Trübung auf, die sich beim Kochen auflöst, beim Erkalten aber wieder eintritt. Trotzdem gewöhnlich fast das gesamte Knochenmark des

Skeletts befallen zu sein pflegt, sind doch die Blutveränderungen verhältnismäßig geringfügig. Die Anämie erreicht nur höchstens mittlere Grade und der Leukocytenbefund kann ein ganz normaler sein. In den meisten neueren Fällen aber hat man doch Anomalien des weißen Blutbildes beobachtet, die meist in dem Auftreten einiger Myelocyten und Myeloblasten, sowie kernhaltiger roter und Plasmazellen bestehen. In einigen Fällen ist auch ein ausgesprochen leuk-

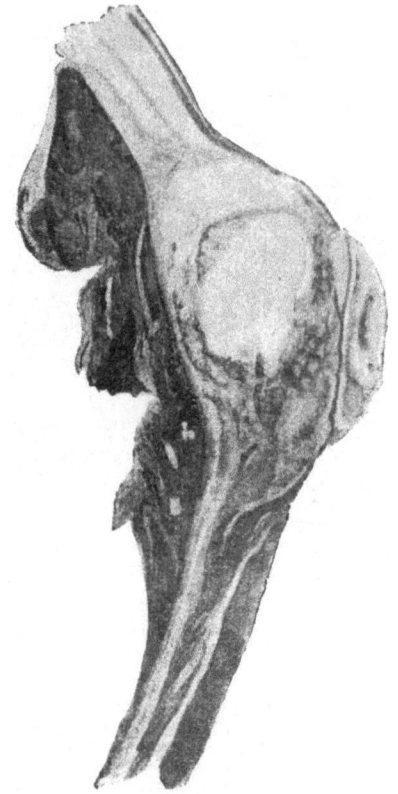

Fig. 30. Längsschnitt durch die Rippe eines Falles von multiplem Myelom.

ämischer oder subleukämischer Blutbefund festgestellt worden. Eine Röntgenaufnahme des Skeletts gibt ein sehr charakteristisches Bild.

Therapie.

Die Behandlung der multiplen Myelome hat bisher noch keine nennenswerten Erfolge aufzuweisen. Gerade bei diesem Leiden pflegt Arsen ziemlich wirkungslos zu sein. Was Röntgenstrahlen und die anderen radiotherapeutischen Methoden leisten können, bleibt abzuwarten. Wichtig ist in allen diesen Fällen die Prophylaxe der Spontanfrakturen und überhaupt die Pflege der besonders in letzten Stadien außergewöhnlich elenden und sehr schonungsbedürftigen Kranken.

c) Die Bindesubstanzgeschwülste des hämatopoetischen Apparates.

Die soeben besprochenen echten Geschwülste der Parenchymzellen der Blutbildungsorgane, die Lymphosarkome und die multiplen Myelome haben mit den Leukosen gemeinsam den gleichen Mutterboden. Es gibt auch Fälle, die durch die diffuse Art ihrer Verbreitung und den gelegentlich leukämischen Blutbefund Uebergangsformen zwischen Leukosen und Leukoblastomen sind. Dagegen haben die von der Gerüstsubstanz des hämatopoetischen Apparates ausgehenden Geschwülste nur grob anatomisch bisweilen Aehnlichkeit mit den von dem Parenchym ihren Ursprung nehmenden Wucherungen, nämlich dann, wenn sie multipel sind.

Sarkome der Lymphdrüsen.

Die echten Sarkome der Lymphknoten sind meistens isolierte Geschwülste eines einzigen Lymphknotens, in sehr seltenen Fällen aber kommen auch multiple Sarkomatosen des lymphatischen Apparates zur Beobachtung, die offenbar primär multipel entstandene Tumoren sind.

Die Diagnose ist gewöhnlich nur mit Hilfe einer Probeexzision zu stellen. Im Blute muß man in solchen Fällen neben einer Anämie wie bei multiplen Sarkomen anderer Lokalisation eine neutrophile Leukocytose erwarten. Im Gegensatz zu den leukämischen Neubildungen und den Lymphosarkomen haben die echten Sarkome der Lymphdrüsen die Neigung zum Zerfall und zu Geschwürsbildungen.

Endotheliome der Lymphknoten.

Ueber die multiplen Endotheliome der Lymphdrüsen, die das Bild einer leukämischen Systemerkrankung vortäuschen können, existieren nur wenig klinisch genau beobachtete Schilderungen. Nur durch eine Probeexzision kann während des Lebens eine Diagnose gestellt werden. Ueber den Blutbefund ist nichts Genaues bekannt.

Multiple metastatische Geschwulstbildungen der Lymphknoten.

In sehr seltenen Fällen kann auch das Bild einer generalisierten Lymphomatose durch die Lokalisation von Metastasen irgend eines Karzinoms oder Sarkoms in mehreren Lymphknotenregionen hervorgerufen werden. Die Diagnose kann dann außerordentlich schwierig sein, wenn der Primärtumor klein ist, und in einem der direkten Untersuchung nicht zugänglichen Organ seinen Sitz hat. Solche Fälle sind außerordentlich selten. Im Blut wird man neben einer Anämie eine neutrophile Leukocytose erwarten dürfen.

Die Bindesubstanzgeschwülste des Knochenmarkes.

Sarkome, Endotheliome und Enchondrome, vom Stroma des Knochenmarks ausgehend, sind vielfach nur in einem einzigen Knochen lokalisierte Geschwülste von rein chirurgischem Interesse. Es gibt aber auch primär multipel auftretende Tumoren dieser Art, die in ihrem klinischen Symptomenkomplex völlig dem der echten multiplen Myelome gleichen. Wir finden also auch in diesen Fällen Knochenschmerzen, multiple Tumoren des Skeletts, stark ausgesprochene Knochenbrüchigkeit und Spontanfrakturen, Kachexie, sowie gelegentlich das Auftreten des Bence-Jonesschen Eiweißkörpers im Urin.

Multiple metastatische Geschwulstbildungen des Knochenmarks.

Viel häufiger als im lymphatischen Apparat siedeln sich im Knochenmark metastatische Tumoren an, und rufen dann den Symptomenkomplex des multiplen Myeloms hervor. Besonders häufig kommen beim Mammakarzinom und beim Karzinom der Prostata solche multiplen Metastasierungen vor. Aber auch bei Karzinomen und Sarkomen anderer Organe finden sich gelegentlich multiple metastatische Tumoren im Skelettsystem. Oft ist in solchen Fällen der Primärtumor so klein, daß er erst bei der Sektion gefunden wird. Auch kann das Knochenmark bei Rezidiven nach Operationen das einzige oder vorzugsweise befallene Organsystem sein. Bemerkenswert ist, daß solche Erkrankungen des Skelettsystems bisweilen erst viele Jahre nach Entfernung des Primärtumors auftreten können.

In manchen dieser Fälle zeigt das Blut nur geringfügige Veränderungen, in den meisten aber sind sie recht charakteristisch. Es entwickelt sich nämlich eine sehr schwere Anämie, die durch das Auftreten zahlreicher Normoblasten und Megaloblasten sowie die Ausschwemmung von Myelocyten charakterisiert ist. Die Gesamtleukocytenzahl ist in manchen Fällen normal, subnormal oder leicht erhöht, oft aber auch exzessiv hoch, über 100 000 betragend, so daß ein leukämieähnliches Blutbild zustande kommt. In der Milz trifft man häufig myeloide Umwandlung an, die offenbar vikariierend für zerstörtes Markparenchym eintritt.

Für die Diagnose ist das Ergebnis einer Röntgenaufnahme sehr wichtig. Die Frage, ob primäre oder metastatische Geschwulstbildung vorliegt, ist nur dann zu entscheiden, wenn ein Primärtumor nachweisbar ist. Der Bence-Jonessche Eiweißkörper wird, wie es scheint, seltener als bei primären multiplen Myelosen gefunden.

IV. Die infektiösen granulierenden Lymphomatosen.

Es gibt sehr zahlreiche Formen generalisierter Lymphknotenschwellungen, deren anatomische Grundlage nicht, wie bei den leukämischen und aleukämischen Formen eine Hyperplasie des lymphadenoiden Gewebes, speziell der Lymphocyten ist, sondern bei denen infolge der Anwesenheit eines Infektionserregers eine granulierende Entzündung des Stromas vorhanden ist, durch dessen Proliferation allein die Größenzunahme bedingt ist. Viel häufiger als diese generalisierte sind ja lokale Lymphadenitiden akuter und chronischer Natur. Aber dieselben Erkrankungen, die sehr häufig mit lokalen Lymphknotenschwellungen einhergehen, führen seltener auch zu multiplen Lymphomatosen.

Multiple Lymphknotenschwellungen, allerdings meist geringeren Umfanges, findet man bei manchen Fällen von Scharlach, Röteln und Masern, ferner bei sogenanntem Pfeifferschen Drüsenfieber. Ferner sind bei generalisierten Ekzemen und anderen Hautkrankheiten multiple Lymphdrüsenschwellungen, bisweilen recht beträchtlichen Umfangs, keine seltene Erscheinung.

Die Diagnose ist in allen diesen Fällen leicht und nur bei der letztgenannten bisweilen schwierig, weil Hautaffektionen auch im Verlaufe gewisser primärer Lymphomatosen auftreten, wie bei der Leukämie und der Lymphogranulomatose.

Im Gegensatz zu diesen eben besprochenen sekundären Lymphomatosen, die gewöhnlich zugleich mit dem Grundleiden heilen, stehen nun die jetzt zu besprechenden Formen, bei denen die Lymphknotenschwellungen als solche das ganze Krankheitsbild beherrschen. Es sind das die tuberkulösen und syphilitischen Lymphomatosen, sowie die sogenannte Lymphgranulomatose.

a) Die tuberkulösen Lymphomatosen.

Tuberkulöse Drüsenschwellungen in einer Körperregion, z. B. am Halse, an den Bronchialdrüsen oder den Mesenterialdrüsen, sind keine seltenen Erkrankungen. Nicht häufig dagegen sind generalisierte tuberkulöse Drüsenschwellungen. In manchen Fällen sind sie die einzige Lokalisation einer Tuberkulose, in anderen, aber selteneren Fällen sitzt der primäre Herd in einem anderen Organ. Unter solchen Umständen wird man fast immer vorhandene Drüsenschwellungen als tuberkulöser Natur ansehen. Besteht aber keine tuberkulöse Organerkrankung, so spricht für die tuberkulöse Natur einer generalisierten Lymphknotenschwellung die Neigung zur Erweichung, Vereiterung und Perforation, die aber in seltenen, histologisch eigenartigen Fällen auch fehlen kann.

Der Blutbefund allein ist nicht ausschlaggebend für die Diagnose, denn die häufige Herabsetzung der Lymphocytenzahl, die Lymphopenie, bedingt durch die Zerstörung des lymphadenoiden Gewebes, findet man auch bei anderen Lymphomatosen, bei denen dasselbe zu Grunde geht. Die Leukocytenzahlen sind gewöhnlich normal und nur bei sekundären Infektionen erhöht.

Fieber kann, wie bei allen tuberkulösen Affektionen, bestehen oder fehlen. Nachtschweiße können vorhanden sein, auch die Diazoreaktion kann positiv ausfallen. Der positive Ausfall der verschiedenen Tuberkulinreaktionen allein beweist nicht die tuberkulöse Natur der Lymphknotenschwellungen, da ja auch andere tuberkulöse Herde im Körper vorhanden sein können, die eine positive Reaktion auf Tuberkulin bewirken, auch wenn die Lymphknotenerkrankung anderer Aetiologie ist.

Ausgedehnte tuberkulöse Lymphombildungen führen im Gegensatz zu lokalen tuberkulösen Drüsenschwellungen fast immer zum Tode und heilen nur selten aus. Das Ende erfolgt entweder unter Entwicklung einer schweren allgemeinen Kachexie, durch Uebergang der Tuberkulose auf ein lebenswichtiges Organ oder durch eine allgemeine terminale Aussaat der Tuberkulose.

Die anatomisch - histologische Untersuchung der erkrankten Drüsen ergibt in den meisten Fällen das Vorhandensein der bekannten, zur totalen Verkäsung führenden skrophulösen Form der tuberkulösen Lymphadenitis. Sehr selten sind Fälle, in denen makroskopisch jede Verkäsung fehlt und erst die mikroskopische Untersuchung die tuberkulöse Natur des Leidens aufdeckt (sog. tuberkulöse Pseudoleukämie). Bei dieser Form kommt es überhaupt nicht zu einer eigentlichen Verkäsung, sondern zu einer Art hyaliner Nekrose. Ferner gibt es sogenannte körnige oder granuläre tuberkulöse Lymphome, bei denen an der Schnittfläche Körnchen hervortreten, welche mit den Tuberkeln identisch sind, und schließlich ein induzierendes tuberkulöses Lymphom, das durch die Neigung zur fibrösen Metamorphose mit zurücktretender Verkäsung charakterisiert ist.

Die Therapie der tuberkulösen Lymphomatose ist identisch mit der der Tuberkulose überhaupt, es kommen aber neben allgemein roborierenden Maßnahmen, der Verordnung von Lebertran, Eisen, Arsen, Tuberkulinkuren, Solbädern, Sonnenlicht- und Quarzlampenbehandlung, neuerdings besonders auch Röntgenbestrahlungen in Anwendung.

b) Die syphilitischen Lymphomatosen.

Die Lymphknotenschwellungen, die im Sekundärstadium der Syphilis auftreten, sind bekanntlich in der überwiegenden Mehrzahl der Fälle streng regionärer Natur, in seltenen Fällen aber auch multipel verbreitet, jedoch nur von sehr geringem Umfang. Sie schwinden gewöhnlich sehr bald wieder nach Einleitung einer spezifischen Kur. In den regionären Lymphdrüsen, die vielfach anatomisch untersucht sind, findet man eine Hyperplasie des Lymphadenoidgewebes und eine Vermehrung der Plasmazellen. Später erst tritt die Beteiligung des Stromas in die Erscheinung. Die nach Ablauf der sekundären Symptome zurückbleibenden Drüsenschwellungen beruhen immer auf einer Induration und Verdickung des Stromas.

Im Verlauf der tertiären Lues kommen neben den häufigen geringen Lymphknotenschwellungen, wie sie besonders in der Kubitalgegend und am Nacken gefühlt werden, auch echte gummöse Lymphome vor, die beträchtliche Größen erreichen können und bisweilen auch ulzerieren.

Die Therapie der syphilitischen Lymphomatosen deckt sich mit der der allgemeinen Syphilis überhaupt, ihre Prognose ist günstig und sie können ganz ausheilen.

c) Die Lymphogranulomatose.

(Lymphogranulom, malignes Granulom, Hodgkinsche Krankheit, Pseudoleukämie.)

Von allen generalisierten, nicht leukämischen Lymphomatosen ist die Lymphogranulomatose, wie neuere Erfahrungen gezeigt haben, bei weitem die häufigste Form, und die meisten derjenigen Fälle, die unter den Bezeichnungen „Pseudoleukämie" oder „Hodgkinsche Krankheit" publiziert worden sind, und auch viele, als Lymphdrüsentuberkulose angesehene Fälle gehören in Wahrheit zu diesem Krankheitsbild.

Die Aetiologie dieser häufigsten Lymphomatose ist völlig unbekannt. Die vielfach behauptete tuberkulöse Natur des Leidens, obwohl von vielen namhaften Autoren verfochten, kann nicht als erwiesen gelten.

Am häufigsten ist das Leiden im mittleren Lebensalter, sehr selten bei Kindern und alten Leuten. Es werden mehr Männer als Frauen befallen. Erbliche Belastung spielt keine Rolle, was besonders gegen die tuberkulöse Natur der Krankheit spricht.

Die histologische Grundlage der Lymphogranulomatose ist eine granulierende Entzündung des Stromas des Lymphadenoidgewebes. Nur im ersten Beginn des Leidens wollen einige Autoren eine Lymphocytenhyperplasie gesehen haben. In ausgebildeten Fällen findet man eine starke Vermehrung der Fibroblasten und einen Schwund der eigentlichen Lymphocyten. Ziemlich zahlreich und nur selten

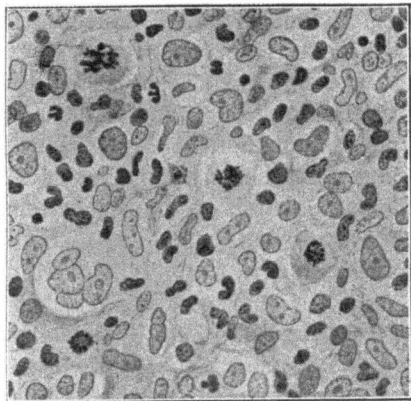

Fig. 31. Schnitt durch ein Lymphogranulom (Lymphknoten).

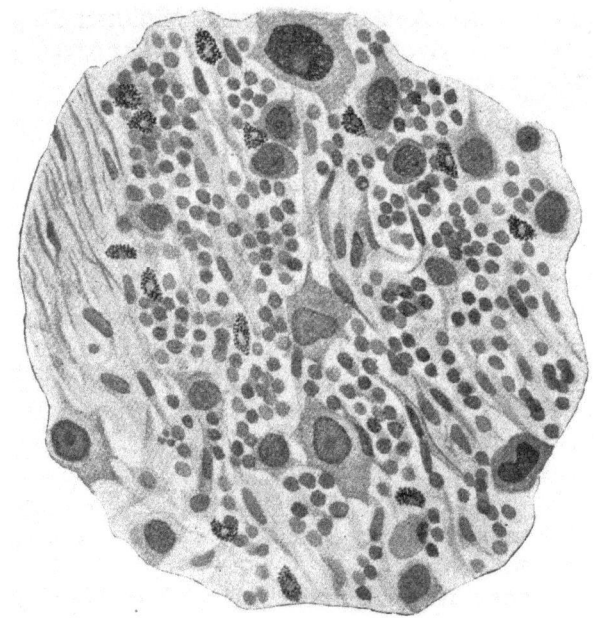

Fig. 32. Schnitt durch einen anderen Fall von Lymphogranulom mit vielen eosinophilen Zellen.

fehlend, sehr oft aber in auffallend großen Mengen vorhanden sind eosinophile Zellen, während Mastzellen und Plasmazellen spärlicher angetroffen werden. Als sehr charakteristischen Bestandteil der lymphogranulomatösen Bildungen findet man außerdem eigenartige große, bisweilen Mitosen zeigende Zellen von epitheloidem Habitus, die manche Autoren von den Endothelien ableiten, ferner in spärlicherer Anzahl Riesenzellen, die den Megakaryocyten des Knochenmarks sehr ähnlich sehen (Fig. 31 u. 32). Bei länger bestehender Krankheit kommt es zur Bildung von nekrotischen Herden und zur Bindegewebsinduration. Tuberkulöse Gewebsveränderungen, die man recht häufig antrifft, werden von den meisten Autoren als Folgen einer sekundären Infektion angesehen.

Während die Drüsen im Anfang weich sind, werden sie bei längerem Bestehen der Krankheit auffällig hart und sind dann auf dem Durchschnitt von gelblich weißer Farbe.

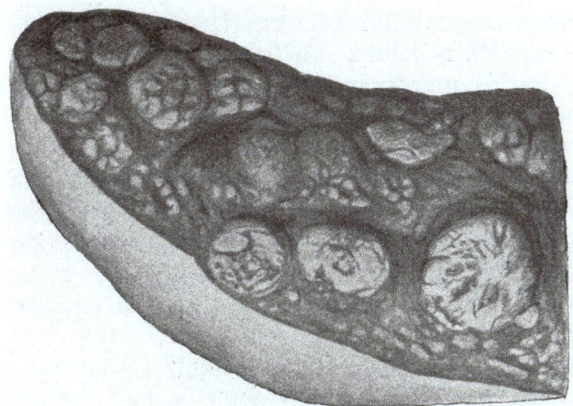

Fig. 33. Porphyrmilz bei Lymphogranulom.

Auch in allen anderen Organen kann man lymphogranulomatöse Herde finden. Besonders eigenartig ist das Aussehen der Milz, in welcher man zahlreiche weißgelbe Knoten in dem roten Pulpagewebe eingelagert sieht. Man spricht deshalb von Porphyrmilz (Fig. 33). Die Ausdehnung der Lymphogranulomatose im Organismus ist oft eine sehr generalisierte, doch bleiben meist wenigstens einige Lymphknoten frei. Amyloide Degeneration ist nicht selten. Bisweilen zeigen die Lymphogranulome ein malignes, die benachbarten Organe destruierendes Wachstum.

Die Lymphogranulomatose beginnt in einer Drüsenregion und schreitet von hier allmählich auf die anderen Drüsenregionen über, pflegt aber nur selten alle Regionen zu befallen. Es gibt auch Formen, die auf eine einzige Region beschränkt bleiben oder sie wenigstens vorzugsweise und in besonders starkem Maße befallen.

Die lokalen Symptome hängen ganz vom Sitz, von der Größe und der Wachstumstendenz der befallenen Lymphknoten ab. Die äußeren Lymphknoten pflegen nur dann besondere Erscheinungen zu machen, wenn sie infolge ihrer besonderen Größe und Härte sowie durch besonders stark ausgeprägtes infiltratives Wachstum Nerven und Blutgefäße stark komprimieren. Viel erheblicher sind die Symptome, die infolge ihrer topographischen Beziehungen zur Nachbarschaft die Schwellungen innerer Lymphknoten veranlassen. Mediastinale Lymphdrüsenschwellungen komprimieren Herz und Lunge, sowie die großen Blutgefäße, mesenteriale Lymphknoten beeinträchtigen die Funktionen des Intestinaltraktus. Gelegentlich können lymphogranulomatöse Drüsen mit maligner Wachstumstendenz die Wirbelsäule durchwachsen und das Rückenmark komprimieren, oder vom Halse her in die Schädelhöhle eindringen und schwere Gehirnsymptome hervorrufen. Endlich können die in den verschiedenen Organen lokalisierten Herde ein sehr buntes Symptomenbild zur Folge haben. So können Herde in der Leber zum Ikterus führen, lymphogranulomatöse Wucherungen der Darmfollikel können geschwürig zerfallen und zu schweren Durchfällen und anderen Darmstörungen Veranlassung geben, mesenteriale Lymphogranulome auch zu ileusartigen Erscheinungen führen.

Wie bereits erwähnt, sind die Lymphogranulome bisweilen nur in einer einzigen Region lokalisiert und in solchen Fällen kann die Diagnose außerordentlich schwierig sein. So gibt es eine mediastinale, eine mesenteriale, eine retroperitoneale und eine splenomegalische Form.

Das Allgemeinbefinden leidet gewöhnlich sehr bald und allmählich stellt sich eine immer mehr zunehmende Kachexie ein. Im Urin kann in vorgeschrittenen Fällen die Diazoreaktion positiv sein. In vielen Fällen, aber keineswegs in allen, besteht Fieber, das bisweilen einen intermittierenden Charakter hat, indem Perioden von Fieber mit fieberfreien abwechseln. Von Interesse sind auch die Erscheinungen der Haut, die schon vielfach beobachtet worden sind. Es bestehen entweder Erscheinungen allgemeiner Art, die man auf toxische Einwirkungen zurückführt, wie Pruritus, Prurigo, urtikarielle und ekzematöse Manifestationen, oder es kommt seltener zu direkten tumorartigen Lokalisationen des Lymphogranuloms in der Haut, die im Gegensatz zu den leukämischen ulzerieren können (Fig. 34).

Der Blutbefund kann in beginnenden Fällen längere Zeit normal bleiben, gewöhnlich aber stellen sich sehr bald Veränderungen ein. Es entwickelt sich eine meist nur mäßige Anämie, die nur in vorgeschrittenen Fällen höhere Grade zu erreichen pflegt. Man konstatiert ferner entsprechend dem allmählichen Untergang des Lymphadenoidgewebes eine zunehmende Lymphopenie, so daß die neutrophilen Elemente gegenüber der Norm erheblich zunehmen. Dabei sind die Gesamtleukocytenzahlen entweder normal oder erhöht, selten nur herabgesetzt. Bisweilen kann es auch zu sehr erheblichen Leukocytosen kommen. Sehr häufig, aber keineswegs als Regel, findet man bei normaler wie bei erhöhter Gesamtleukocytenzahl Eosinophilie. Einen für die Lymphogranulomatose absolut typischen Blutbefund gibt es nicht.

In den meisten Fällen verläuft das Leiden chronisch über einen Zeitraum von 2—4 Jahren, selten länger, aber auch akute Verlaufsformen sind bekannt. Der Tod erfolgt entweder infolge zunehmender Kachexie oder durch eintretende Komplikationen von

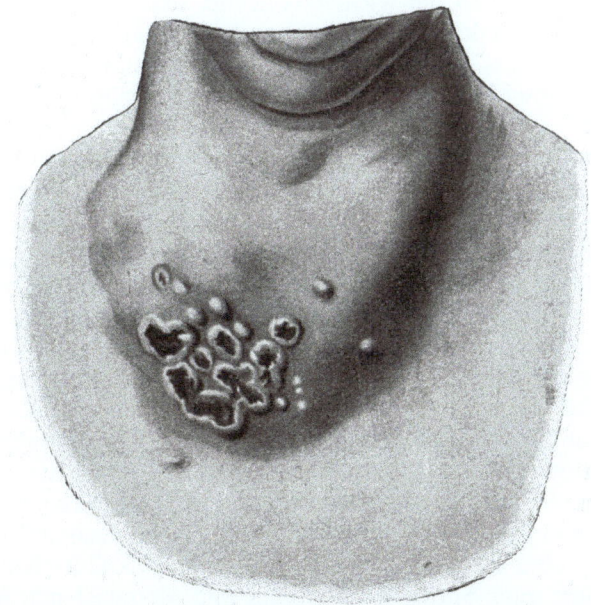

Fig. 34. Ulzerierte Hautknoten bei Lymphogranulom auf der Brust.

Seiten irgend eines direkt oder indirekt befallenen lebenswichtigen Organes, ziemlich oft auch an einer hinzutretenden Tuberkulose.

Die Differentialdiagnose gegenüber anderen Lymphomatosen ist oft recht schwierig. Nur Leukämien lassen sich auf Grund des Blutbefundes ohne weiteres ausschließen. Aber schon die Unterscheidung von aleukämischen Lymphadenosen ist sehr schwer, da einerseits sowohl diese wie die Lymphogranulome längere Zeit mit normalem Blutbefunde verlaufen können und andererseits die für die Lymphadenosen charakteristische relative Lymphocytose nach einigen Autoren auch im Anfangsstadium der Lymphogranulome bestehen kann. Eine neutrophile Leukocytose kann auch bei metastatischen multiplen Geschwulstbildungen der Lymphknoten, sowie bei primären Geschwülsten derselben vorhanden sein. Die häufige Lymphopenie kann man sowohl bei diesen wie bei tuberkulösen Lymphomatosen antreffen. Nur eine Eosinophilie bei multiplen Lymphknotenschwellungen spricht mit Sicherheit für Lymphogranulom. Infolgedessen wird man in vielen Fällen die histologische Untersuchung einer Probeexzision zur Diagnose heranziehen müssen, in manchen Fällen aber auch mit der histologischen Untersuchung eines Probepunktates auskommen, wenn dieses charakteristische Lymphogranulomelemente enthält.

In der Behandlung der Lymphogranulomatosen spielen Arsen und Röntgenstrahlen die wichtigste Rolle, die man allein oder kombiniert anwenden kann. In beginnenden Fällen sind die Resultate oft recht günstige, doch bleiben natürlich Recidive niemals aus. In vorgeschrittenen Fällen pflegt jede Therapie machtlos zu sein.

Der Mikuliczsche Symptomenkomplex.

Eine eigenartige Lokalisationsform, die gelegentlich bei allen Lymphomatosen vorkommen kann, ist die symmetrische Schwellung der Speichel- und Tränendrüsen. Man nannte sie früher zu Unrecht „Mikuliczsche Krankheit", spricht aber jetzt richtiger von „Mikuliczschem Symptomenkomplex". Es können auch nur die Speicheldrüsen oder allein die Tränendrüsen befallen sein. Die ätiologische Grundlage des Leidens kann eine Syphilis, eine Tuberkulose, eine leukämische oder eine aleukämische Erkrankung sein. Bei den leukämischen und aleukämischen Fällen sind immer auch sonstige Manifestationen des Grundleidens vorhanden, bei den luetischen und tuberkulösen Formen aber pflegen lediglich Schwellungen der Speichel- und Tränendrüsen zu bestehen. Nach neueren Feststellungen gehört aber die Mehrzahl der Fälle vom Mikuliczschen Symptomenkomplex zum Status lymphaticus und ist meist mit Anomalien endokriner Organe kombiniert, z. B. mit endogener Fettsucht.

C. Die Erkrankungen der Milz.

Bei den Systemerkrankungen des hämatopoetischen Apparates, den leukämischen, wie den nichtleukämischen, ist der lymphatische Apparat, das Knochenmark und die Milz so gut wie immer beteiligt. Isolierte Erkrankungen einzelner Lymphknoten oder einzelner Abschnitte des Knochenmarkes sind recht selten und geben kaum jemals Veranlassung zu differentialdiagnostischen Schwierigkeiten gegenüber den hyperplastischen Systemerkrankungen. Dagegen gibt es eine ziemlich große Zahl mehr oder weniger isolierter Erkrankungen der Milz, die mit gewissen Systemerkrankungen klinisch eine große Aehnlichkeit haben und daher diagnostisch recht schwierig zu beurteilen sind.

Bei den meisten dieser Erkrankungen erfährt die Milz eine beträchtliche Größenzunahme, man faßt sie deshalb auch als Splenomegalien zusammen. Aber auch diejenigen Erkrankungen der Milz, die ohne eine Vergrößerung derselben verlaufen, müssen an dieser Stelle besprochen werden.

Man teilt die Affektionen der Milz am besten in zwei große Gruppen ein, nämlich in symptomatische und primäre Erkrankungen.

Von den symptomatischen Milzaffektionen ist die Beteiligung dieses Organes bei den leukämischen und nichtleukämischen Systemerkrankungen, sowie bei den Anämien bereits eingehend besprochen worden. Ebenso ist der Milztumor bei der Erythrämie bereits erwähnt. Von andern symptomatischen Milzaffektionen seien hier erwähnt: Der Milztumor bei akuten und chronischen Infektionskrankheiten, der Milztumor bei Rachitis, der Milztumor bei der Leberzirrhose, die Stauungsmilz, metastatische Tumoren der Milz, der Milzechinokokkus, der Milzabszeß, die Amyloidmilz, der Milzinfarkt, die Perisplenitis, die Milzatrophie.

Der infektiöse Milztumor.

Der infektiöse Milztumor ist als eine Reaktion der Milz auf die Ansiedlung von Mikroorganismen oder auf die Einwirkung von bakteriellen Toxinen aufzufassen. Er geht stets mit einer ausgesprochenen Hyperämie einher, sowie mit einer Wucherung der Elemente der Pulpa, während der Follikelapparat gewöhnlich die

Tendenz zur Rückbildung zeigt. Der infektiöse Milztumor beruht auf der Funktion der Milz als regionärer Lymphdrüse des Blutes. Die im Blute kreisenden Infektionserreger werden in dem kavernösen System der Milz abgefangen und zum großen Teil von den Pulpazellen gefressen. Häufig kommt es zu einer myeloiden Umwandlung der Pulpa, bisweilen auch zur Abszeßbildung.

Der Milztumor bei akuten Infektionskrankheiten.

Fast alle akuten Infektionskrankheiten gehen mit einem Milztumor einher. Das gilt besonders für den Typhus abdominalis, sowie für den Typhus recurrens. Bei letzterem kommen ganz enorm große Milztumoren vor, welche die Größe der leukämischen erreichen können. Nicht ganz so groß pflegen die Milztumoren bei akuter Malaria zu werden, während sich die Größe der Milzschwellung bei den meisten anderen akuten Infektionen nur in mäßigen Grenzen hält.

Der Milztumor bei chronischen Infektionskrankheiten.

Von den chronischen Infektionskrankheiten ist am bekanntesten der Milztumor bei Malaria, der gewaltige Größen erreichen kann und besonders stark zur Ruptur neigt. Man findet in diesen Milzen Malariaplasmodien und viel Pigment. Bei Kindern kann auch die Syphilis zu sehr großen Milztumoren führen, die meist mit Leberschwellung kombiniert sind. Die reichliche Anwesenheit von Spirochäten in den syphilitischen Milzen ist bekannt. Seltener sind syphilitische Milztumoren im Tertiärstadium der Lues bei Erwachsenen.

Auch bei der chronischen Tuberkulose können recht große Milztumoren vorkommen, die durch die Ansiedlung von Tuberkelbazillen und die Bildung typischer tuberkulöser Gewebsveränderungen entstehen. Auch eine primäre isolierte Tuberkulose der Milz ist ziemlich häufig beschrieben worden.

Bei der als Kala-Azar bezeichneten, in Indien und den Küstenländern des Mittelmeeres vorkommenden Protozoenaffektion kommen gleichfalls sehr große Milztumoren vor, in denen man durch Punktion die Erreger des Leidens finden kann. Sehr häufig werden auch Kinder befallen, bei denen das Leiden sowohl durch die klinischen Erscheinungen, wie durch den Blutbefund der Anaemia pseudoleucaemica infantum sehr ähnlich werden kann.

Der Milztumor bei Rachitis.

Bei Rachitis kommt ziemlich häufig eine Milzschwellung vor, die nicht mit der Schwere der Knochenveränderungen parallel geht. Warum manche Kinder in dieser Weise auf die Rachitis reagieren und andere nicht, ist noch nicht bekannt.

Der Milztumor bei der Leberzirrhose.

Bei der Leberzirrhose findet man etwa in der Hälfte der Fälle einen großen Milztumor, der manchmal schon früher festzustellen ist, als die Zirrhose selbst. Die frühere Annahme, daß er auf Stauung zurückzuführen ist, mußte verlassen werden. Man findet eine Hyperplasie der Pulpa dabei, ähnlich wie bei Infektionskrankheiten. Besonders große Dimensionen erreicht der Milztumor bei der hypertrophischen Leberzirrhose, die klinisch und ätiologisch von der atrophischen Form scharf zu trennen ist.

Der Stauungsmilztumor.

Stauungsmilzen trifft man am häufigsten bei inkompensierten Herzfehlern. Auch der Milztumor bei der Pfortaderthrombose ist zu den Stauungsmilzen zu rechnen. Klinische Symptome macht der Stauungsmilztumor nur selten. Er ist rückbildungsfähig, wenn das Grundleiden beseitigt bezw. gebessert ist. Die größten Dimensionen erreicht er bei der Pfortaderthrombose.

Metastatische Tumoren der Milz.

Metastatische Tumoren der Milz sind außerordentlich selten, sehr häufig ist sogar bei generalisierten malignen Geschwulstbildungen die Milz das einzig freie Organ. Doch kommen auch Metastasen der verschiedensten malignen Tumoren in der Milz vor und können zu beträchtlichen Vergrößerungen derselben führen.

Der Milzechinokokkus.

Die Größe der Milz bei einer Echinokokkusinfektion hängt von der Größe der Cysten ab. Solche Milzen können eine oder mehrere Cysten enthalten. Entwickeln sie sich an der Oberfläche, so können sie zu sehr großen Cystenbildungen führen, die infolge ihrer fluktuierenden Beschaffenheit leicht zu erkennen sind. Entwickeln sie sich aber im Innern des Organs und werden sie nicht sehr groß, so bleibt die Konsistenz der Milz hart und die Diagnose ist im Leben kaum zu stellen, wenn nicht auch andere Organe befallen sind. Oft findet man bei diesem Leiden Eosinophilie. Zu beachten ist aber, daß die Lymphogranulomatose, die ebenfalls häufig die Milz stark mitbeteiligt oder sogar vorzugsweise befällt, gleichfalls mit Eosinophilie verlaufen kann. Auch Pentastomen und Cysticerken werden gelegentlich in der Milz gefunden.

Der Milzabszeß.

Bei allen infektiösen Milztumoren kann es zu Abszeßbildungen kommen. Doch erreichen dieselben nur selten eine nennenswerte Größe. Am häufigsten ist Abszeßbildung bei der Typhusmilz. Aber auch nach dem Abklingen der ursprünglichen Infektion, in seltenen Fällen sogar ohne manifeste voraufgegangene Infektion, kann es zu Milzabszessen kommen. Die Diagnose wird auf Grund der fluktuierenden Beschaffenheit, des Fiebers und der neutrophilen Leukocytose gestellt. Die Behandlung ist eine chirurgische.

Die Amyloidmilz.

Amyloidmilz, meist mit mäßiger Vergrößerung des ganzen Organs, wird am häufigsten bei Lungentuberkulose, aber auch bei chronischen Eiterungen und tertiärer Syphilis angetroffen. Sie ist ein signum pessimi ominis und meist mit Amyloidentartung anderer Organe verbunden. Anatomisch unterscheidet man drei verschiedene Formen, die Sagomilz, bei der die veränderten Follikel als einziger Sitz der amyloiden Degeneration wie Sagokörner aussehen, die Speck- oder Schinkenmilz, bei der nur die Pulpa amyloid degeneriert und die Konsistenz des ganzen Organs eine wachsartige wird, und drittens eine Kombination von Sago- mit Schinkenmilz.

Der Milzinfarkt.

Auf embolischem Wege kann es zu Milzinfarkten bei allen Prozessen kommen, die, wie die ulzeröse Endokarditis, zu Embolien Veranlassung geben. Die Infarkte, die man bei Milztumoren der verschiedensten Art, besonders bei Leukämie und Malaria findet, sind dagegen thrombotischer Natur. Häufig machen Infarkte heftig auftretende Milzschmerzen, oft verlaufen sie aber auch symptomlos und sind ein zufälliger Sektionsbefund.

Die Milzatrophie.

Milzatrophien sind am häufigsten bei alten Leuten (senile Milzatrophie). Aber auch bei kachektischen Krankheiten jüngerer Individuen findet man nicht selten Milzatrophie. Ferner kann es durch Stieldrehung einer Wandermilz zu einer starken Verkleinerung des Organes kommen. Auch im Gefolge peritonealer Entzündungen, die zu Schrumpfungen führen, kann sich eine Atrophie der Milz entwickeln. Eine völlige Milznekrose beobachtet man nach komplettem Verschluß der Milzarterie, nach Stieldrehung einer Wandermilz und nach Milzruptur.

Die Perisplenitis.

Perisplenitische Erscheinungen sind eine häufige Komplikation zahlreicher Erkrankungen der Milz, am häufigsten beobachtet bei Leukämie und bei Infarkten. Sie sind sehr schmerzhaft und pflegen mit Reibegeräuschen einherzugehen. Tritt keine Resorption der fibrinösen Auflagerung ein, so entwickelt sich eine chronische Entzündung mit starker, oft höckriger Verdickung der Milzkapsel.

Die Wandermilz.

Man findet eine Wandermilz bei allen Erkrankungen, die zu einer starken Erschlaffung der Bauchdecken führen. Daher kommen ätiologisch am häufigsten für diese Lageanomalie der Milz vorangegangene Schwangerschaften in Betracht. Infolgedessen ist auch die Wandermilz, gerade wie die Wanderniere, beim männlichen Geschlecht sehr selten. Gewöhnlich sind Wandermilzen vergrößert, bisweilen an anderen Stellen der Bauchhöhle mehr oder weniger festgewachsen. Natürlich disponieren große Milztumoren besonders zur Dislokation des Organs, und man findet deshalb besonders häufig eine Wandermilz bei Malaria, Leukämie, bei Bantischer Krankheit, auch bei hämolytischem Ikterus. Die Diagnose auf Grund der Palpation ist gewöhnlich leicht, da die charakteristische Form des dislozierten Organs die Identifizierung leicht macht. Auch das Fehlen der Milzdämpfung an der gewöhnlichen Stelle ist wichtig. Die Symptome sind ähnlich denen der Wanderniere und bestehen in Schmerzen im Leibe und im Gefühl eines schweren, hin und her sich bewegenden Körpers in der Bauchhöhle. Eine schwere Komplikation der Wandermilz ist die Stieltorsion.

Therapeutisch genügt in leichten Fällen eine Leibbandage, in schwereren kommt die Splenopexie oder die Splenektomie in Frage. Bei Stieltorsionen ist gewöhnlich eine schleunige Exstirpation erforderlich.

Die primären Milzerkrankungen.

Zu den primären Milzerkrankungen rechnet man die angeborenen Anomalien, die primären Geschwülste, die isolierte Milztuberkulose, die Bantische Krankheit, vielfach auch den bereits an anderer Stelle besprochenen hämolytischen Ikterus und die großzellige Splenomegalie Typus Gaucher.

Angeborene Anomalien der Milz.

In seltenen Fällen kann die Milz vollständig fehlen, der beste Beweis für die Entbehrlichkeit dieses Organs. Vielleicht kann man solche Fälle in Zukunft durch das völlige Fehlen der Milzdämpfung und das Fehlen des Milzschattens bei der Untersuchung mit Röntgenstrahlen schon während des Lebens diagnostizieren. Auch eine angeborene Hypoplasie ist bekannt.

Von den übrigen kongenitalen Anomalien seien abnorm zahlreiche und tiefe Einkerbungen, die gelappte Milz, bei der mehrere selbständig mit Gefäßen versorgte Milzen bestehen können, ferner die sogenannten Nebenmilzen erwähnt, die höchstwahrscheinlich auf einer Keimversprengung, einer Zersplitterung der Milzanlage beruhen. Es sind Fälle beschrieben worden, in denen viele hundert Nebenmilzen bestanden. Auch angeborene Verlagerungen der Milz kommen vor.

Primäre Neubildungen der Milz.

Primäre Tumoren der Milz sind außerordentlich selten. Fibrome werden gewöhnlich nicht sehr groß und verlaufen ohne klinische Symptome. Alle bekannt gewordenen Fälle sind daher nur gelegentlich der Sektion entdeckt worden. Dagegen können Sarkome, wohl die häufigste Form der primären Milzgeschwülste, eine sehr erhebliche Größe erreichen und dadurch, sowie durch direkte Toxinwirkung erhebliche Beschwerden verursachen. Meist sind es jüngere Individuen, die befallen werden. Das Leiden beginnt mit unbestimmten Symptomen in der Milzgegend und führt bald zur Kachexie. Die Milz erreicht schnell eine erhebliche Größe; ihre Oberfläche ist gewöhnlich höckrig. Groß ist die Neigung zu Verwachsungen mit der Nachbarschaft. Im Blut kommt es zu Anämie und Leukocytose. Durch Milzpunktion läßt sich eventuell die Diagnose stellen, die ohne diesen Eingriff auf Grund des schnellen Wachstums, eine ausgesprochene Kachexie und höckrige Beschaffenheit des Tumors eventuell möglich ist. Die Therapie besteht in schleunigster Exstirpation, die zur Heilung führen kann, wenn noch keine Metastasen vorhanden sind. In inoperablen Fällen muß eine Röntgentherapie neben einer Arsenkur eingeleitet werden.

Während die echten Sarkome der Milz, die entweder Fibrosarkome oder häufiger Spindelzellen- und Rundzellensarkome sind, vom Stroma der Milz ausgehen, sind die sehr seltenen echten **Lymphosarkome der Milz** Geschwülste der Parenchymzellen. Die Diagnose ist erst durch eingehende histologische Untersuchung möglich. Auch **Endotheliome** und **Peritheliome der Milz** sind beschrieben worden.

Die **Gefäßgeschwülste** der Milz sind entweder **Hämangiome** oder **Lymphangiome**. Erstere sind gewöhnlich kleine, multipel auftretende Tumoren, die keine Symptome machen, nur in Ausnahmefällen führen sie zu großen Milztumoren, die von zahlreichen ausgedehnten kavernösen Räumen durchsetzt sind. Bisweilen sieht man auch Angiosarkome. Multiple kleine Cystenbildungen in der Milz, die gewöhnlich als zufälliger Sektionsbefund entdeckt werden, führt man jetzt auf Milzgewebshernien zurück, die durch Kapselrupturen kleinerer, meist infektiöser Milztumoren entstanden sind. Diejenigen, gewöhnlich recht großen Cystenbildungen der Milz, die seröse Flüssigkeiten enthalten, sind wohl meist als Lymphangiome aufzufassen. Nur selten wird man solche Cystenbildungen im Leben auf Grund der höckrigen fluktuierenden Beschaffenheit des Milztumors diagnostizieren können. In ihren klinischen Symptomen unterscheiden sich große Cystenbildungen der Milz nicht von anderen Milztumoren. Am besten entfernt man so veränderte Milzen durch die Splenektomie.

Die isolierte Milztuberkulose.

Daß die Milz im Verlauf tuberkulöser Erkrankungen mitbefallen werden kann, und dabei gelegentlich eine recht erhebliche Größenzunahme aufweist, wurde bereits besprochen. Seltener sind primäre isolierte Tuberkulosen der Milz, die entweder auf einer miliaren Ausbreitung der Tuberkulose in der Milz beruhen, oder aber auf einer großknotigen Tuberkulose. Sekundär können auch andere Organe erkranken. Bemerkenswerterweise fehlt in der Anamnese solcher Fälle gewöhnlich tuberkulöse Belastung. Das Leiden entwickelt sich allmählich mit Beschwerden in der Milzgegend und führt schließlich zur Kachexie, die durch den Uebergang der Tuberkulose auf andere Organe bedingt ist. Das Blut wird gewöhnlich anämisch, von Seiten der Leukocyten sind keine regelmäßigen Veränderungen bekannt. Die Diagnose wird in den meisten Fällen nicht intra vitam gestellt werden können, höchstens etwa dann, wenn es gelingt, durch eine Punktion tuberkulöses Material zu aspirieren.

Die einzige rationelle Therapie ist die Exstirpation der Milz.

Die Bantische Krankheit.

Von allen selbständigen Erkrankungen der Milz ist diese Affektion die wichtigste. Sie ist in unseren Gegenden zweifellos recht selten und viele als Banti diagnostizierte Fälle pflegen sich bei der Sektion als anderer Natur herauszustellen.

Man unterscheidet drei Perioden im Verlauf des Leidens: in der ersten anämischen Periode, die drei bis fünf Jahre, selten nur über zwölf Jahre beträgt, besteht ein Milztumor und eine mäßige Anämie. Der Milztumor kann der Anämie vorausgehen und später erst entwickelt sich dann die Anämie und die Kachexie. In der zweiten Periode bildet sich eine Lebervergrößerung unter gleichzeitiger Zunahme der Anämie, jetzt machen sich auch stärkere Störungen des Allgemeinbefindens bemerkbar und erhebliche gastrointestinale Störungen, sowie eine hämorrhagische Diathese können auftreten. Die Haut sieht oft erdfarben, die Bindehaut leicht gelblich aus, ohne daß ein ausgesprochener Ikterus besteht. Besonders häufig werden Magenblutungen beobachtet. In der dritten Periode entwickelt sich ein Aszites, während sich gleichzeitig eine Leberschrumpfung ausbildet. Unter zunehmender Anämie und Kachexie erfolgt der Tod.

Im Blut findet man eine mittelschwere einfache Anämie, gewöhnlich ohne kernhaltige Elemente mit meist stark herabgesetztem Färbeindex. Die Anämie kann aber auch lange Zeit fehlen. Erst in späteren Stadien erreicht die Anämie erheblichere Grade. Die weißen Blutkörperchen sind entweder normal, besonders häufig aber besteht Leukopenie, bisweilen auch relative Lymphocytose. Pathologische Leukocytenformen sollen fehlen.

Pathologisch-anatomisch findet man bei der Bantischen Krankheit in der Milz eine allmählich fortschreitende Vermehrung des

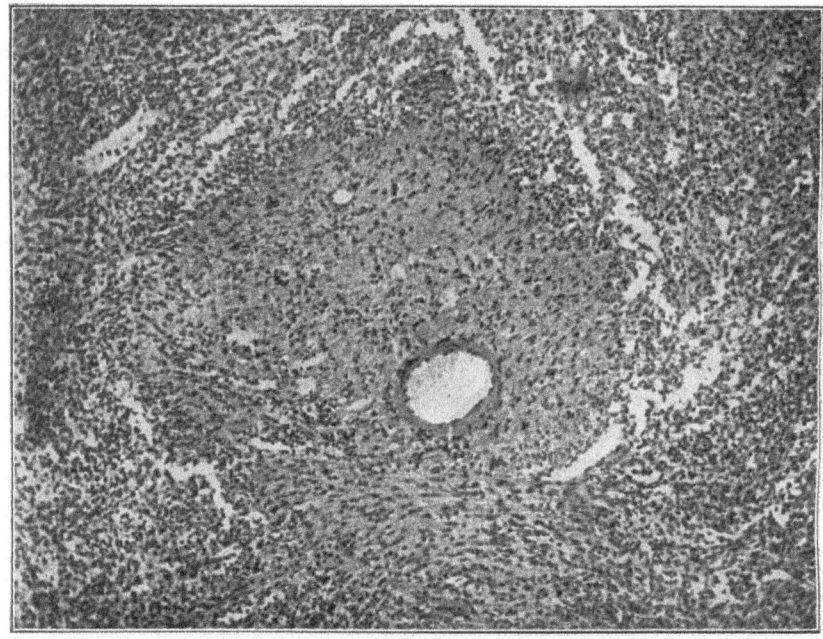

Fig. 35. Milzschnitt bei Morbus Banti.
(Nach einer Originalabbildung Bantis in Fol. haem., Bd. X, S. 54.)

Stromas auf Kosten der Parenchymzellen, die gewöhnlich in den Follikeln in der Umgebung der Zentralarterie beginnt. Die Follikel werden schließlich in sklerotische Knötchen verwandelt (Fig. 35). Zeichen eines vermehrten Blutzerfalles in der Milz fehlen. An der Intima der Milzvenen findet man eine chronische sklerosierende Endophlebitis (Fig. 36). In der Leber findet man im dritten Stadium eine typische Zirrhose. Hämosiderose soll nicht nachweisbar sein.

Man muß annehmen, daß die Milz bei der Bantischen Krankheit eine Noxe produziert, welche die erythroplastische Tätigkeit des Knochenmarkes stark hemmt, man spricht von einer Dysfunktion der Milz. Ein vermehrter Blutzerfall spielt in der Pathogenese des Banti keine Rolle. Die Aetiologie des Leidens ist noch gänzlich unbekannt.

Die einzige Therapie der Bantischen Krankheit ist die frühzeitige Milzexstirpation, die Heilung herbeiführt. In späteren Stadien des Leidens ist dieselbe mit der Talmaschen Operation zu verbinden.

Die Akten über die Bantische Krankheit sind noch keineswegs geschlossen. Es gibt viele sonst typische Fälle, in denen die Unter-

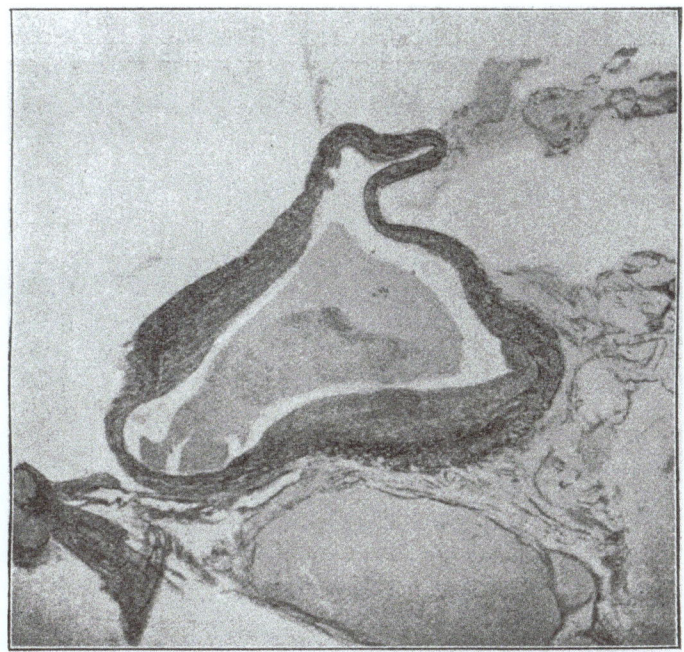

Fig. 36. Sklerosierende Endophlebitis bei Banti.
(Nach einer Originalabbildung Bantis in Fol. haem., Bd. X, S. 58.)

suchung von Milz und Leber Befunde ergeben hat, die nicht mit den von Banti beschriebenen übereinstimmen. Es ist daher vielfach bestritten worden, daß es überhaupt ein selbständiges Krankheitsbild gibt, das den Namen Bantische Krankheit verdient. Deswegen schlagen auch viele Autoren vor, nur von einem Bantischen Symptomenkomplex zu reden.

Die großzellige Splenomegalie (Typus Gaucher).

Die von Gaucher beschriebene Form der Splenomegalie tritt gewöhnlich familiär auf. Sie ist eine relativ harmlose Krankheit, da die davon befallenen Individuen ein sehr hohes Alter erreichen können. Das Leiden beginnt meist schon im Kindesalter und schreitet nur sehr langsam fort. Das wichtigste Symptom sind die von der wachsenden Milz ausgelösten Beschwerden. Die größten überhaupt vorkommenden Milztumoren werden bei dieser Krankheit beobachtet. Daneben besteht eine eigenartige gelbbraune, ockerähnliche Verfärbung der Haut, gewöhnlich aber kein eigentlicher Ikterus. Eine Anämie tritt erst nach längerem Bestehen auf, dagegen scheint eine Leukopenie schon sehr frühzeitig nachweisbar zu sein. Eine hämorrhagische Diathese kann vorkommen. Schließlich entwickelt sich

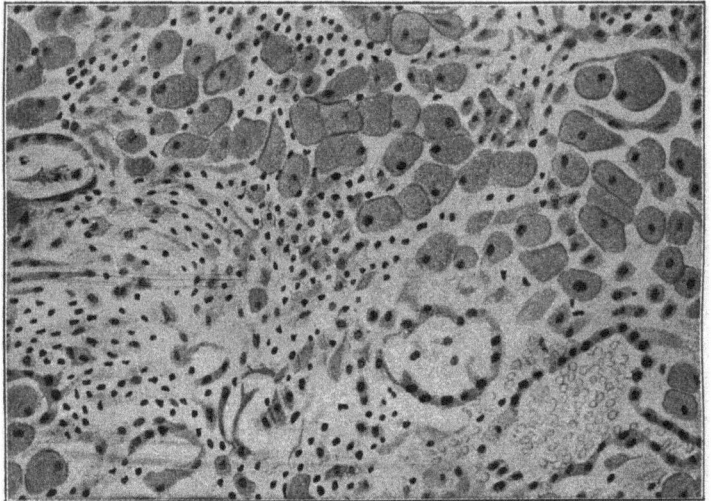

Fig 37. Milzschnitt bei Splenomegalie, Typus Gaucher.

eine Kachexie, an der die Kranken zu Grunde gehen, wenn nicht schon vorher ein interkurrentes Leiden den Tod herbeigeführt hat.

Eigentümlich ist die pathologisch-histologische Veränderung der Milz (Fig. 37). Dieselbe besteht fast ganz aus eigenartigen großen Zellen, mit kleinem runden Kern, die den größten Teil der normalen Zellen zum Schwund gebracht haben. In frischem Zustand macht das Protoplasma dieser Elemente einen starren hyalinen Eindruck. Man nimmt an, daß die Einlagerung eines noch unbekannten Körpers, vielleicht eines Lipoids, in die Milzzellen die Grundlage dieser Veränderungen ist. Bemerkenswerterweise werden auch häufig identische Zellen in Lymphknoten, Knochenmark und Leber gefunden, so daß also eigentlich die Erkrankung als eine Systemerkrankung des hämatopoetischen Apparates aufzufassen ist. Zellen von ganz der gleichen Beschaffenheit hat man einige Male bei Coma diabeticum mit Lipämie in der Milz gefunden. Es scheint also eine Anomalie des Lipoidstoffwechsels vorzuliegen. Bei weitem die meisten bekannt gewordenen Fälle von G a u c h e r scher Splenomegalie betreffen das weibliche Geschlecht.

Die Diagnose stellt man auf Grund des familiären Vorkommens und des relativ gutartigen Verlaufes sowie durch Ausschluß ähnlicher Splenomegalien. Neuerdings ist gezeigt worden, daß es durch Milzpunktion gelingen kann, die typischen Zellen zu aspirieren.

Nur in solchen Fällen, die schnell verlaufen, und in welchen der Milztumor sehr große Störungen macht, wird man sich zur Splenektomie entschließen, wenn Röntgentherapie und Arsenbehandlung nicht zum Ziele führen.

D. Die hämorrhagischen Diathesen.

Als „hämorrhagische Diathesen" bezeichnet man Krankheitszustände, deren führendes klinisches Symptomenbild in der Neigung sowohl zu spontanen Blutungen wie auch in der Bereitschaft, auf Traumen geringfügigster Art, die der normale Organismus reaktionslos verträgt, schon mit Blutungen zu reagieren, besteht. Die Blutungen treten in Form kleinster multipler Hämorrhagien der Haut und der Schleimhäute sowie der inneren Organe auf, oder aber es zeigen sich allein oder neben multiplen Hämorrhagien nur an einer einzigen Stelle profuse Blutungen. Der Lieblingssitz stärkerer Blutungen sind die Schleimhäute, besonders die der Nase, des Uterus, des Digestionsapparates; es kommen auch Nierenblutungen vor, seltener sind schwere Blutungen ins Parenchym innerer Organe, ins Gehirn, in die Milz oder Leber, in die Muskulatur. Meist kommen schwerere Blutungen nur in solchen Fällen vor, die gleichzeitig durch die Multiplizität kleinster Hämorrhagien ihre besondere Schwere dokumentieren.

Vielfach treten hämorrhagische Diathesen im Verlaufe einer Reihe von Krankheiten auf, die auch ohne Neigung zu Blutungen verlaufen können, bei akuten Infektionskrankheiten, besonders solchen septischer Form, bei schweren Anämien und Leukämien, namentlich akuten, bei Leberzirrhose, bei manchen Vergiftungen.

Außer diesen symptomatischen Formen gibt es aber auch selbständige Krankheitsbilder, deren wesentlichster klinischer Symptomenkomplex eine hämorrhagische Diathese ist, neben welcher alle anderen Krankheitserscheinungen an Intensität und Bedeutung zurücktreten.

Die hierher gehörigen Affektionen sind die Barlowsche Krankheit, der Skorbut, die Purpura und die Hämophilie.

Ueber die Pathogenese der hämorrhagischen Diathesen sei folgendes vorausgeschickt: Die Ursache von Blutungen kann in letzter Linie nur auf eine erhöhte Brüchigkeit der Gefäßwandungen zurückgeführt werden. Vornehmlich sind es die Wandungen der Kapillaren, die bei diesen Zuständen befallen sind, denn Blutungen aus größeren Gefäßen sind viel seltener. Dort, wo sie vorkommen, sind es wohl ausschließlich die kleineren Venen, aus denen die Blutungen erfolgen, wohl nur in Ausnahmefällen die arteriellen Gefäße kleineren Kalibers.

Anatomische Läsionen der Gefäßwandungen lassen sich mit den uns zurzeit zur Verfügung stehenden technischen Hilfsmitteln in den meisten Fällen nicht darstellen, nur bei den Leukämien sind es wahrscheinlich die in die Gefäßwand von außen hineinwachsenden Leukocyten, welche die Brüchigkeit der Gefäßwände bedingen. Sieht man doch gelegentlich, wie Leukocyteninfiltrationen die ganze Gefäßwand durchwachsen, das Endothel nach innen hervorwölben und schließlich perforieren. Für alle anderen Erkrankungen aber muß man histologisch nicht nachweisbare Alterationen der Gefäßwände postulieren. Bei Hämophilie und manchen Formen der Purpura spielen Anomalien der Gerinnungskomponenten des Blutes eine wichtige Rolle. Bei einigen Formen der Purpura ist die Menge der Blutplättchen außerordentlich stark herabgesetzt. Infolgedessen bilden sich bei traumatischen Läsionen der Gefäßwand nicht die Blutplättchenthromben, welche für die spontane Stillung einer Blutung erforderlich sind, und den Defekt rein mechanisch verstopfen, bezw. sie sind zu klein und von zu geringer Konsistenz, um die Entstehung eines ausreichend festen Thrombus zu gewährleisten. Bei der Hämophilie sind zwar Blutplättchen in ausreichender Menge vorhanden, doch produzieren sie zu wenig Thrombokinase. Infolgedessen fällt zu langsam und zu wenig Fibrin aus, um ein normales Blutgerinnsel zu bilden. Insoweit ist die Pathogenese der Blutungen bei diesen beiden Affektionen geklärt, man muß aber außerdem noch eine erhöhte Vulnerabilität der Gefäßwände annehmen, um die Läsion derselben zu erklären. In welchem Zusammenhang aber diese mit der nachgewiesenen Anomalie des Gerinnungsmechanismus steht, ist bisher noch völlig unbekannt. Doch muß man wohl bisher noch unerforschte Beziehungen zwischen den Komponenten der Blutgerinnung und der Widerstandsfähigkeit der Gefäßwandungen postulieren.

Auch die Aetiologie der hämorrhagischen Diathesen ist nur zum Teil geklärt. Bei den leukämischen Formen muß man wohl, wie bereits erwähnt, die Infiltrationen der Gefäßwände mit Leukocyten verantwortlich machen. Bei den schweren Anämien wirkt höchstwahrscheinlich dieselbe Noxe, welche die Blutzerstörung und Blutbildung beeinträchtigt, auch auf die Gefäßwandungen deletär ein (Endotheliotoxine). Doch spielt auch die vielfach nachzuweisende Herabsetzung der Blutplättchenzahl wohl eine Rolle. Bei den hämorrhagischen Diathesen, die im Verlaufe schwerer Infektionen auftreten, liegt es nahe, an eine direkte Invasion von Bakterien in die Gefäßwandungen zu denken. Bei den purpuraartigen Erkrankungen muß man eine vielleicht auch infektiöse, jedenfalls aber toxische Noxe annehmen, die gleichzeitig auf Blutplättchen und Gefäßwandungen schädigend einwirkt. Bei der Hämophilie handelt es sich offenbar um eine konstitutionelle Minderwertigkeit in der chemischen Beschaffenheit der Blutplättchen und der Gefäßwandungen, da die Krankheit erblich und familiär auftritt. Am meisten geklärt ist die Aetiologie der Barlowschen Krankheit und des Skorbutes, da nachgewiesen ist, daß dieselben durch einseitige Ernährung entstehen, die Barlowsche Krankheit durch ausschließliche Ernährung mit zu stark sterilisierter Milch, der Skorbut durch Mangel an frischer animalischer und pflanzlicher Nahrung bei im allgemeinen ungünstigen hygienischen Verhältnissen. Beide Affektionen sind in ähnlicher Weise wie die Pellagra als Avitaminosen aufzufassen, d. h. als Erkrankungen, die dadurch entstehen, daß die Nahrung gewisse für den normalen Ablauf der Lebensvorgänge unumgänglich notwendige Substanzen chemisch noch nicht näher definierter Art nicht enthält.

Die Barlowsche Krankheit.

Die Barlowsche Krankheit kommt ausschließlich bei Säuglingen am Ende des ersten und im Anfang des zweiten Lebensjahres vor, die ganz oder vorwiegend mit stark sterilisierter Milch ernährt werden. Sie ist überall dort am häufigsten, wo die Kinder am wenigsten die Mutterbrust bekommen, also in den großen Städten und bei der besser situierten Bevölkerung. Da aber bei weitem nicht alle Säuglinge, die so ernährt werden, erkranken, muß noch eine besondere Disposition angenommen werden.

Die ersten Symptome des Leidens kennzeichnen sich dadurch, daß die Kinder, wenn man sie aufnimmt, oder anders lagern will, jedesmal vor Schmerzen zu schreien anfangen und eine genauere Untersuchung ergibt dann bald, daß der Sitz dieser Schmerzen, die unteren Epiphysen der Oberschenkel sind. Dieselben sind außerordentlich druckschmerzhaft und oft erkennt man sie auch als geschwollen. Wenn das Leiden weiter fortschreitet, erkranken auch die Epiphysen anderer Knochen, besonders die unteren Enden der Ober- und Unterarme, wo sich dann auch sehr bald Schwellung und Druckschmerzhaftigkeit bemerkbar machen. Auch andere Knochen, besonders die des Schädels, können befallen werden. Allmählich gesellt sich dann eine allgemeine hämorrhagische Diathese hinzu, es kommt zu multiplen Hautblutungen und bei Kindern, die bereits Zähne haben, zu einer hämorrhagischen Affektion der Mundschleimhaut. Auch Orbitalblutungen und Blutungen in die verschiedensten inneren Organe sind beobachtet worden. In vorgeschrittenen Fällen sind auch Lösungen der Epiphysen vorgekommen. Bei so deletärem Verlauf kann es zu allerschwersten Anämien kommen, die den Charakter der einfachen hypochromen Anämie tragen, die meist mit leichter Leukocytose einhergeht.

Die Sektion solcher Fälle zeigt, daß die Schwellungen der Knochen auf subperiostalen Blutungen beruhen. Daß das Knochenmark rot ist, roter als sonst bei Säuglingen in dem Alter, ist wohl nur als eine Reaktion auf die Blutverluste zurückzuführen. In anderen Fällen ist aber auch zellarmes Fasermark beobachtet worden. Außerdem besteht aber nach neueren Forschungen bei dieser Erkrankung eine Störung der Ossifikation, die höchstwahrscheinlich ebenso wie die hämorrhagische Diathese als Folgezustand der Ernährungsanomalie aufzufassen ist. Nachdem jetzt das Leiden seinem Wesen nach als Avitaminose erkannt ist, dürften tödliche Ausgänge zu den Seltenheiten gehören. Im allgemeinen hat die Barlowsche Krankheit eine sehr günstige Prognose und ist, frühzeitig erkannt, meist leicht zu heilen. Die Kinder sind am besten an die Brust der Mütter bezw. einer Amme zu legen oder erhalten, wo das nicht durchzuführen ist, einwandsfreie rohe Kuhmilch neben entsprechenden Mengen frischer Vegetabilien und Fruchtsäfte. In schweren Fällen wird man gelegentlich gezwungen sein zu Arsen- und Phosphorpräparaten zu greifen.

Auf das Verhalten der Blutgerinnung und ihrer Komponenten in diesen Fällen ist bisher noch nicht geachtet worden. Es ist natürlich nicht ausgeschlossen, daß auch hier vielleicht wichtige Anomalien nachweisbar sein werden.

Der Skorbut.

Der Skorbut kommt gewöhnlich endemisch oder epidemisch vor. Sporadische Fälle sind selten. Epidemien von Skorbut waren in früheren Jahrhunderten mit ihren mangelhaften sozialen und hygienischen Einrichtungen ziemlich häufig, kommen aber jetzt in Kulturländern kaum noch vor. Nur in Rußland sollen sie noch gelegentlich beobachtet werden. Auch Skorbutendemien in Gefängnissen, auf Schiffen und bei Forschungsreisen sind seltener geworden, seitdem man die Ursache der Krankheit in der einseitigen Ernährung mit konservierten Nahrungsmitteln unter Ausschluß frischer tierischer und pflanzlicher Stoffe erkannt hat und die moderne Technik Mittel und Wege gefunden hat, um auch unter schwierigen Verhältnissen eine möglichst naturgemäße Ernährung zu ermöglichen. Wiederholt sind Skorbutepidemien im Weltkrieg an den verschiedensten Stellen beobachtet worden. Man hat zwar vielfach behauptet, daß es nicht die einseitige Ernährung als solche ist, welche den Skorbut erzeugt, sondern daß es in den Konserven gebildete Zersetzungsprodukte, Ptomaine, sind, welche die Krankheit hervorrufen. Auch eine infektiöse Ursache wurde und wird noch vielfach angenommen. Nachdem es aber gelungen ist, experimentell im Tierversuch durch einseitige unzweckmäßige Nahrungszufuhr Skorbut zu erzeugen, und nachdem sich immer und immer wieder gezeigt hat, daß die Zufuhr frischer Vegetabilien allein die Krankheit heilen kann, hat die Auffassung des Skorbuts als einer Avitaminose doch erheblich an Boden gewonnen. Auch in den gelegentlich sporadisch vorkommenden Fällen kann man gewöhnlich den Einfluß einer einseitigen unzweckmäßigen Ernährung im Verein mit anderen unhygienischen Verhältnissen einwandfrei feststellen.

Der Skorbut ist eine Form der hämorrhagischen Diathese, die sich klinisch dadurch auszeichnet, daß die Blutungen zuerst und vorwiegend sich am Zahnfleisch lokalisieren. Nach einem kürzeren oder längeren Prodromalstadium mit unbestimmten Allgemeinsymptomen entwickelt sich eine ausgedehnte und intensive hämorrhagische Entzündung der Mundschleimhaut und besonders des Zahnfleisches, die zu einer starken Schwellung und schmutzig schwarzblauen Verfärbung und Auflockerung des Zahnfleisches führt. Die Zähne werden lose und fallen zum Teil aus, es kommt zu Ulzerationen, sowie zu stärkeren Blutungen nach außen und zu einem außerordentlich intensiven Foetor ex ore, der vielfach von vornherein auf die richtige Diagnose lenkt. Begreiflicherweise ist die Schmerzhaftigkeit der entzündeten Schleimhaut so groß, daß die Nahrungsaufnahme in hohem Maße behindert ist.

Es entwickeln sich dann auch an anderen Organen Folgezustände der hämorrhagischen Diathese. Es kommt zu Blutungen unter die Haut und in die Muskulatur, und zwar gewöhnlich nicht in Form kleinster purpuraähnlicher Hämorrhagien, sondern unter dem Bilde umfangreicher Hämatome. Auch Gelenkblutungen kommen vor. Blutungen aus den verschiedensten Schleimhäuten, sowie Nierenblutungen, Blutungen im Auge oder im Gehirn und an vielen anderen Stellen des Körpers können auftreten. In schweren Fällen entwickelt sich alsbald, besonders unter dem Einfluß der mangelhaften Nahrungsaufnahme, aber auch infolge der vielen Blutverluste und der Resorption toxischer Produkte, besonders aus der ulzerierten Mundhöhle, und schließlich auch durch Sekundärinfektionen eine schwere Kachexie, die schließlich zum Tode führen kann. Der unkomplizierte Skorbut führt zu keiner Temperatursteigerung, wegen der häufigen Sekundärinfektionen aber sind fieberhafte Temperatursteigerungen keine Seltenheit.

Der morphologische Blutbefund kann im ersten Beginn des Leidens noch normal sein, bald aber entwickeln sich die bekannten Veränderungen der symptomatischen sekundären Anämie, deren Grad sich nach der Schwere der Blutverluste richtet. Es kommt auch meist, im wesentlichen wohl unter dem Einfluß resorbierter Zersetzungsprodukte und Hinzutreten der Sekundärinfektionen zu einer neutrophilen Leukocytose. Das Verhalten der Blutgerinnung in morphologischer und chemischer Hinsicht ist mit modernen Methoden noch wenig untersucht worden. Nach einigen Feststellungen aus jüngster Zeit scheinen keine Anomalien von Seiten der Komponenten der Blutgerinnung zu bestehen.

Die Sektionsbefunde zeigen lediglich multiple Blutungen in den verschiedensten Organen und von Seiten des hämatopoetischen Apparates die bekannten anämischen Veränderungen, im übrigen natürlich zahlreiche schwerste Alterationen der verschiedensten Organe, die durchweg sekundärer Natur sind und als Komplikationen aufgefaßt werden müssen.

Die Prognose des Skorbuts ist, abgesehen von ganz vorgeschrittenen Fällen, dann eine gute, wenn es möglich ist, eine zweckmäßige Ernährung schnellstens eintreten zu lassen. Bei der diätetischen Behandlung des Skorbuts spielen von jeher neben frischen tierischen und pflanzlichen Nahrungsstoffen Obstsäfte und insbesondere der Zitronensaft eine hervorragende Rolle, welch letzterer geradezu als Spezifikum angesprochen worden ist. Daneben wird man in allen schweren Fällen, besonders zur Beseitigung der Anämie, Arsen- und Eisenpräparate nicht entbehren können. Vielleicht wird auch die Kalktherapie hier in Zukunft eine Rolle spielen. Eine besondere Berücksichtigung verdient der Zustand der Mundhöhle, um möglichst schnell die Nahrungsaufnahme zu erleichtern. Hier werden die mannigfachsten lokalen Maßnahmen schnell einsetzen müssen. In Betracht kommen: Häufige Spülungen mit Desinfizientien, wie Wasserstoffsuperoxyd und Kalium hypermanganicum, ferner Spülungen mit Adstringentien, wie essigsaure Tonerde, Alaun, Myrrhen- und Ratanhiatinktur, ferner direkte Pinselungen mit Substanzen, wie Argentum nitricum, Jodtinktur und ähnlichen Mitteln in zweckentsprechender Dosierung. Wegen der großen Schmerzhaftigkeit wird man ohne lokale Anästhetica nicht auskommen. Man wird natürlich die ungiftigen, wie Novokain, Eukain, Anästhesin und Orthoform in Form von Lösungen oder Pulvern vorziehen. Gegen Blutungen in sonstigen Organen wird man rein symptomatisch mit den üblichen Mitteln vorzugehen haben und dabei besonders neben der Kalktherapie auch Versuche mit Gelatine, mit Blutserumeinspritzungen und mit Koagulen machen. Größere Erfahrungen über diese Methoden liegen noch nicht vor.

Die Purpura.
(Morbus maculosus Werlhofii.)

Unter dieser Bezeichnung werden zweifellos eine Reihe verschiedenartiger Krankheitsbilder zusammengefaßt, die aber alle dadurch einander außerordentlich ähnlich sehen, daß überaus zahlreiche, meist kleine und kleinste Hautblutungen die ganze Körperhaut bedecken, so daß in schweren Fällen die Haut einem Leopardenfell gleicht. Dieses hämorrhagische Exanthem ist so auffällig, daß daneben etwaige anders lokalisierte Blutungen, z. B. auf den Schleimhäuten, in Gelenken und in inneren Organen meist zurücktreten. Bei den anderen bereits besprochenen hämorrhagischen Diathesen, bei der Barlowschen Krankheit und beim Skorbut kommen solche ausgedehnten kleinen Hämorrhagien der äußeren Haut nur selten und in besonders schweren Fällen vor, meist auch in Form größerer Hämatome, vor allem aber gewöhnlich erst nach längerem Bestehen der Krankheit. Bei der Purpura aber eröffnen sie die Szene und sind das charakteristischste Merkmal des Leidens. Hier treten Hämorrhagien der Schleimhäute der inneren Organe und größere Hämatome gewöhnlich erst später hinzu und gelten als besonders schwere Komplikationen, was besonders auch für skorbutähnliche Eruptionen der Mundschleimhaut gilt.

Die Blutfleckenkrankheit ist, wie bereits hervorgehoben, wohl kein ätiologisch und pathogenetisch einheitliches Krankheitsbild. Inwieweit die unter diesem Begriff zusammengefaßten Affektionen miteinander verwandt und inwieweit sie voneinander pathogenetisch zu trennen sind, steht noch keineswegs fest. Man unterscheidet gewöhnlich folgende Formen: 1. Die Purpura simplex, 2. die Purpura oder Peliosis rheumatica, 3. die Henochsche Purpura, 4. die chronische rezidivierende Purpura. Als Purpura fulminans werden ganz akut letal verlaufende Formen bezeichnet; es ist unwahrscheinlich, daß man in dieser Gruppe ein eigenes Krankheitsbild zu sehen hat.

Die Purpura simplex ist eine ziemlich häufige Erkrankung unbekannter Aetiologie, die meist in kurzer Zeit spontan wieder verschwindet und dem Kranken wenig Beschwerden macht. Sie geht mit meist geringfügiger allgemeiner Mattigkeit und Abgeschlagenheit einher, die Kranken klagen über Glieder- und Kopfschmerzen, der Appetit liegt meist danieder. Fieber gehört nicht zum unkomplizierten Krankheitsbild. In den wenigen daraufhin genau untersuchten Fällen fanden sich keine Anomalien des Blutes, besonders keine Störungen des Gerinnungsvorganges und keine Alterationen der Blutplättchen. Gerade die Purpura simplex tritt häufig als symptomatische Form der hämorrhagischen Diathese bei leichten und schweren Infektionskrankheiten der verschiedensten Art, sowie bei Leberleiden, Nierenaffektionen, schweren Anämien und Leukämien auf. Man muß daher mit der Diagnose essentielle Purpura simplex außerordentlich vorsichtig sein. Bei dieser Form ist gewöhnlich die Zahl der hämorrhagischen Eruptionen eine geringfügige und vielfach finden sich nur an den unteren Extremitäten Purpuraflecke.

Bei der Behandlung kommt es in erster Linie darauf an, daß die Kranken bis zum Verschwinden der Blutungen strenge Bettruhe innehalten, da man nie wissen kann, ob nicht ein schwereres Leiden vorliegt und weil zweifellos wenigstens an den unteren Extremitäten die Disposition zu Blutungen eine größere ist, wenn die Patienten umhergehen.

Die Purpura rheumatica ist nicht zu verwechseln mit Fällen von akutem Gelenkrheumatismus, zu welchen sekundär eine hämorrhagische Diathese hinzutritt. Vielmehr treten hier Gelenkschwellungen und Purpuraflecke gleichzeitig auf, oder die Purpuraflecke erscheinen vor den Gelenkschwellungen. Die Frage, ob die Gelenkaffektionen durch Blutungen bedingt sind, oder auf rein entzündlicher Basis entstehen, ist noch unentschieden. Fieber besteht bei der Peliosis rheumatica nicht, oder nur in geringem Maße, das Allgemeinbefinden ist in mäßigem Grade gestört und hängt wohl im wesentlichen von der Stärke der Gelenkschmerzhaftigkeit ab.

Auch diese Kranken gehören natürlich ins Bett, therapeutisch pflegt man die üblichen Antirheumatika anzuwenden. Die Prognose ist günstig, ein letaler Verlauf kommt in unkomplizierten Fällen echter Peliosis rheumatica kaum vor.

Es ist zweifelhaft, ob die Purpura simplex und die Purpura rheumatica zusammengehörende Erkrankungen sind, die sich nur dadurch voneinander unterscheiden, daß bei der letzteren die Gelenke mitbefallen sind. Ebenso ist es zweifelhaft, ob die jetzt zu besprechende Henochsche Form der Purpura nur eine besonders schwere Form eines gewöhnlichen Morbus maculosus darstellt oder aber, was mir persönlich wahrscheinlicher ist, bereits zu der gleich zu besprechenden chronischen Form der Purpura gehört. Die Henochsche Purpura oder Purpura abdominalis ist charakterisiert durch das Mitbefallensein innerer Organe und den infolgedessen sehr schweren, häufig letalen Verlauf. Man findet nicht nur Blutungen der äußeren Haut, sondern auch der Schleimhäute und besonders kann es zu schweren Blutungen aus dem Intestinaltraktus kommen.

Bei der Behandlung aller eben besprochenen Formen von Purpura spielen in erster Linie die Kalksalze eine Rolle, denen man gefäßdichtende Eigenschaften zuschreibt. Man verschreibt sie jetzt gewöhnlich in der Form von Chlorkalziumkompretten oder Kalzantabletten, auch als Calcium lacticum in Pulverform. Ferner werden Injektionen von Gelatine empfohlen (sterile Ampullen von Merck). Auch Injektionen von menschlichem und tierischem Serum sollen sich bewährt haben.

Am besten orientiert sind wir jetzt über diejenige Form der Purpura, die man als **chronisch rezidivierende** bezeichnet, die aber auch in akuter Form auftritt und als solche teils heilt, teils tödlich endet. Da alle diese Fälle durch gemeinsame und sehr charakteristische Anomalien des Blutes ausgezeichnet sind, ist es zweckmäßiger, sie als essentielle Purpura oder als essentielle Thrombopenie zusammenfassend zu bezeichnen.

Man weiß jetzt, daß in diesen Fällen eine starke Herabsetzung der Blutplättchenzahl besteht, und daß sich der Blutkuchen nicht retrahiert und kein Serum auspreßt. Die extravaskuläre Blutgerinnung verläuft zeitlich normal, trotzdem aber bluten Wunden ungewöhnlich lange nach. Das ist dadurch zu erklären, daß bei der Stillung blutender Wunden das Aufhören der Blutung eingeleitet wird mit der Bildung des sogenannten weißen Thrombus, der aus agglutinierten Blutplättchen besteht, an die sich dann die Fibrinfäden anlehnen. Fehlen nun die Blutplättchen, bezw. ist ihre Zahl stark vermindert, so können sich die Plättchenthromben nur in unvollkommener Weise bilden. Man kann aber in solchen Fällen rein mechanisch durch Auflegen weniger Wattefasern schnelles Aufhören der Blutung und die Bildung eines festen Gerinnsels künstlich hervorrufen. Die Disposition zu multiplen Blutungen läßt sich bei diesen Kranken auch außerhalb der Anfälle gewöhnlich durch zehn Minuten langes Anlegen einer Stauungsbinde um den Arm leicht demonstrieren. Es treten dann unterhalb der Binde zahlreiche kleine Hautblutungen auf. Alle diejenigen Formen von Purpura, bei denen eine Herabsetzung der Blutplättchenzahl festzustellen ist, gehören also zusammen und sind höchstwahrscheinlich auf eine einheitliche, wenn auch unbekannte Ursache zurückzuführen. Der Fibrinogengehalt des Blutes und der Thrombokinasegehalt weisen keine Abweichungen auf. Ausdrücklich betont sei, daß es auch symptomatische Formen von Purpura gibt, die auf Blutplättchenmangel beruhen, nämlich bei akuter Leukämie und perniziöser Anämie.

Die meisten dieser Fälle verlaufen, wie bereits erwähnt, Jahre und Jahrzehnte hindurch in remittierender Form. Oft beginnt die Krankheit schon im Kindesalter, bisweilen aber auch später. Die Zeichen einer mehr oder weniger ausgesprochenen hämorrhagischen Diathese setzen plötzlich ein, teils in Form von Haut-, teils in Form von Schleimhautblutungen. Dieselben erreichen gewöhnlich einen so hohen Grad, daß die Patienten außerordentlich anämisch werden. In schweren Fällen können die Patienten an der Anämie zu Grunde gehen oder an Blutungen im Innern von lebenswichtigen Organen, durch welche die Funktion derselben gehemmt wird. Gewöhnlich aber erholen sich die Patienten wieder langsam, nachdem die Blutungen spontan oder unter der Einwirkung therapeutischer Maßnahmen aufgehört haben. Während manche Patienten dann dauernd geheilt sind, treten bei anderen Fällen wiederholt derartige hämorrhagische Krisen ein. Das Krankheitsbild ist gewöhnlich ein recht schweres, da die Blutungen vielfach erhebliche sind und auch Sekundärinfektionen leicht eintreten können. Höchstwahrscheinlich gehören die als Purpura fulminans beschriebenen, schnell tödlich verlaufenden Fälle in diese Gruppe.

Die Prognose der schweren Fälle ist zwar nicht absolut infaust, aber doch sehr ernst, und die Einleitung einer richtigen Therapie von großer Bedeutung. Zur Stillung der Blutungen genügen nicht immer die bekannten lokalen Maßnahmen, wie Tamponade, Applikation von Adrenalin, Gelatine, Koagulen und anderen lokalen blutstillenden Mitteln. Man muß vielmehr versuchen, zumal die Stellen schwerer Blutungen vielfach nicht direkt zugänglich sind, den Gesamtorganismus zu beeinflussen. Neben intravenösen Injektionen 10 proz. Kochsalzlösungen hat man besonders empfohlen, Blutserum, defibriniertes menschliches Blut oder Koagulen intravenös einzuspritzen. Auf diese Weise hat man wiederholt die Patienten über die schweren Attacken ihres Leidens hinwegbringen können. Ob auf diese Weise eine dauernde Heilung, d. h. eine Beseitigung des Blutplättchenmangels, dessen Ursachen wir ja nicht kennen, zu erzielen ist, muß als sehr zweifelhaft bezeichnet werden. Jedenfalls empfiehlt es sich, in solchen Fällen alsbald auch eine Arsentherapie einzuleiten.

Ich muß aber hier hinzufügen, daß ich selbst einige Male Fälle von chronischer Purpura gesehen habe, in denen ich keine Thrombopenie nachweisen konnte.

Ob die bereits an anderer Stelle besprochene aplastische Anämie, wie neuerdings behauptet wird, wirklich nichts anderes ist, als der Endausgang einer auf Thrombopenie beruhenden Purpura, kann noch nicht als sicher erwiesen gelten, wenn man auch zugeben muß, daß sie als Endzustand einer essentiellen Thrombopenie gelegentlich auftreten kann.

Die Hämophilie.

Die Hämophilie oder Bluterkrankheit ist eigentlich kaum als eine Krankheit zu bezeichnen, sondern richtiger als eine Diathese, eine Krankheitsbereitschaft. Es besteht eine ausgesprochene Neigung zu schweren Blutungen, im wesentlichen unter der Einwirkung allerleichtester Traumen, viel seltener kommen auch bei dieser

Affektion spontane Blutungen vor. Außerhalb der Blutungsattacken sind diese Individuen vollständig gesund.

Während alle bisher besprochenen Formen der hämorrhagischen Diathese erworbene Krankheiten sind, ist die Hämophilie eine angeborene, meist hereditäre und familiäre Affektion. Sie kommt zwar auch sporadisch vor, da sie schließlich doch einmal entstanden sein muß, und braucht auch nicht immer vererbt zu werden. Bei weitem die meisten Fälle aber betreffen sogenannte Bluterfamilien, deren Stammbäume zum Teil Jahrzehnte hindurch verfolgt worden sind. Beim weiblichen Geschlecht ist die Hämophilie außerordentlich selten, fast alle bekannt gewordenen Fälle betreffen Männer. Diese Eigentümlichkeit ist jedenfalls sehr zweckmäßig, da ja jede Menstruation für eine Bluterin eine Lebensgefahr bedeuten würde, und in noch höherem Grade jede Geburt. Wenn Männer, die Bluter sind, gesunde Frauen heiraten, wird die Krankheit auf die Nachkommenschaft nur außerordentlich selten übertragen. Dagegen ist ein Teil der männlichen Nachkommenschaft von Frauen, die selbst keine Bluterinnen sind, aber aus Bluterfamilien stammen, hämophil.

Die hämophile Disposition macht sich bei männlichen Kindern aus Bluterfamilien schon sehr frühzeitig bemerkbar, vielfach schon bei der Geburt in Form von schweren Nabelblutungen, später dann beim Durchbruch der Zähne, beim Zahnwechsel, bei der rituellen Zirkumzision. Auch bei sporadischen Blutern, bei denen die Krankheit zum ersten Male auftritt, zeigen sich gewöhnlich schon in der Kindheit die ersten Anzeichen des Leidens. Traumen der leichtesten Art, wie sie bei spielenden Kindern an der Tagesordnung sind, Püffe und Stöße von Spielkameraden, Kontusionen beim Fallen, leichte Zerrungen beim Spielen und Turnen können zu schweren äußeren und inneren Blutungen führen. Besonders pflegt es aufzufallen, daß schon leichte Quetschungen und Stöße der Haut sofort zu subkutanen und intrakutanen Blutaustritten führen. Eine besonders große Neigung zu Blutungen zeigen die Gelenke, die gelegentlich eines Sprunges, eines Fehltritts, ja sogar schon nach Ueberanstrengungen durch längeres Gehen oder Laufen infolge von intraartikulären Blutergüssen anschwellen. Ein einmal in dieser Weise affiziertes Gelenk hat dann eine besonders große Neigung, bald wieder in derselben Weise mitgenommen zu werden. Solche Blutergüsse brauchen vielfach wochen- und monatelang zur völligen Resorption und führen oft zu Bewegungsbeschränkungen oder gar zu Versteifungen. Aus naheliegenden Gründen werden am häufigsten in dieser Weise die Fuß- und Kniegelenke befallen.

Sehr häufig sind Zahnblutungen, die namentlich beim Schichtwechsel auch dann auftreten, wenn schon ganz lose sitzende Zähne gezogen werden. Ebenso sind Nasenblutungen eine der häufigsten

Manifestationen der Hämophilie. Weit seltener sind Lungenblutungen, Nierenblutungen und Blutungen in den verschiedenen Abschnitten des Verdauungsapparates. Schleimhautwunden bluten viel leichter und stärker als Hautwunden. Besonders oft sind gelegentlich operativer Eingriffe leichtester Art schwere unstillbare Blutungen beobachtet worden. Leider kommt es immer noch vor, daß Blutern Zähne gezogen werden aus Unkenntnis über die Schwere und Bedeutung des vorhandenen Leidens. Wiederholt sind tödliche Verblutungen dabei vorgekommen.

Morphologisch ist das Blut bei der Hämophilie kaum verändert. Die Zahl der roten und der weißen Blutkörperchen ist normal und pathologische Zellformen fehlen. Manche Autoren geben an, daß vielfach eine relative Lymphocytose und eine relative Vermehrung der Mastzellen gefunden wird. Die Zahl der Blutplättchen ist vielfach gegenüber der Norm vermehrt festgestellt worden. Die wesentlichen Anomalien des Blutes betreffen den Gerinnungsvorgang. Das Blut des Hämophilen gerinnt außerordentlich langsam, gewöhnlich eine halbe Stunde bis eine Stunde und länger dauert es, ehe man das Ausfallen der ersten Fibrinfäden festzustellen imstande ist. Der Fibrinogengehalt des Blutes ist nicht vermindert. Dagegen haben die neueren Untersuchungen gezeigt, daß die verzögerte Gerinnung des hämophilen Blutes auf den Mangel an Thrombokinase zurückzuführen ist. Es wird noch darüber gestritten, ob dieser Fermentmangel auf die Blutplättchen allein oder auf alle körperlichen Elemente des Blutes und die Endothelien oder auf einen allgemeinen Thrombokinasemangel aller Körperzellen zurückzuführen ist.

Diese verzögerte Gerinnungsfähigkeit des Blutes kann man unter normalen Verhältnissen bei allen Hämophilen feststellen, dagegen kann kurz nach schweren Blutungsattacken die Gerinnung innerhalb der normalen Zeit oder sogar beschleunigt erfolgen, was auf eine Reaktion auf die voraufgegangene schwere Blutung zurückzuführen ist. Nach schweren Blutungen finden sich natürlich auch morphologische Veränderungen im Blute, nämlich die mehr oder weniger ausgesprochenen Zeichen einer einfachen Anämie mit den bekannten regeneratorischen Erscheinungen, sowie eine leichte neutrophile Leukocytose. Im allgemeinen erholen sich Hämophile selbst nach schwersten Blutungen sehr schnell. Die Stärke der hämorrhagischen Diathese pflegt mit den Jahren herabzugehen und etwa vom 4. bis 5. Jahrzehnt ab pflegt die Neigung zu Blutungen eine viel geringere zu werden. Jugendliche Bluter sind im allgemeinen viel mehr gefährdet als ältere.

Die Prognose der Hämophilie ist immer eine recht ernste, besonders dann, wenn die Kranken oder ihre Angehörigen sich über die Natur ihres Leidens nicht ganz klar sind. Die Prophylaxe kann außerordentlich viel erreichen und hat schon im Kindesalter zu beginnen. Solche Kinder müssen ganz besonders behütet werden, damit sie beim Spielen keine Verletzungen davontragen. Züchtigungen im Haus und in der Schule müssen auf jeden Fall unterbleiben, am Turnen und sonstigen sportlichen Uebungen, wie Bewegungsspielen, Schlittschuhlaufen, Rudern, dürfen solche Kinder nicht teilnehmen. Selbstverständlich sind sie zum Militärdienst untauglich. Größte Sorgfalt ist bei der Wahl eines Berufes zu beachten. Alle Tätigkeiten, bei denen es auf körperliche Kraft und Gewandtheit ankommt, bei denen Verletzungen leicht vorkommen können, sind bei der Berufswahl auszuschließen.

Operative Eingriffe sind nach Möglichkeit zu vermeiden und höchstens bei direkter Lebensgefahr vorzunehmen, wo sie aber auch schon oft genug, so z. B. bei Appendizitisoperationen infolge unstillbarer Blutungen zum Tode geführt haben.

Therapie.

Wichtig ist es in allererster Linie, bei der erblichen Natur des Leidens die Vererbung der Krankheit zu vermeiden. Frauen aus Bluterfamilien sollten unter keinen Umständen heiraten dürfen. Da gelegentlich auch Männer die Krankheit vererben können, wäre es auch besser, den männlichen Mitgliedern von Bluterfamilien, besonders dann, wenn sie selbst Bluter sind, die Ehe nicht zu gestatten.

Ob es möglich ist, die hämophile Diathese als solche durch therapeutische Maßnahmen nachhaltig zu beeinflussen, ist als sehr zweifelhaft zu bezeichnen. Neben allgemeinen roborierenden Maßnahmen, die besonders bei denjenigen zahlreichen Hämophilen notwendig sind, die im ganzen eine schwache Konstitution haben, empfiehlt sich zunächst in jedem Fall die intermittierende Darreichung von Kalkpräparaten, in der Form von Kalziumkompretten, Kalzantabletten oder als Calcium lacticum in Pulverform (dreimal täglich eine Messerspitze). Da man gelegentlich schwerer Blutungen eine Zunahme der Gerinnungsschnelligkeit des Blutes beobachtet hat, ist auch gelegentlichen Aderlässen das Wort geredet worden. Endlich sollte man von intravenösen Injektionen frischen menschlichen Blutserums in Mengen von 5 bis 20 ccm etwa alle 4 bis 6 Wochen Gebrauch machen, die nach Weil sich als wirksam erwiesen haben und von denen auch ich gute Resultate gesehen habe. Erst eine jahrelange Erfahrung wird zeigen, ob auf diesem Wege in der Tat eine dauernde günstige Beeinflussung zu erzielen ist. Zur chronischen Behandlung sind dagegen Injektionen tierischen Serums weniger geeignet, da anaphylaktische Erscheinungen zu befürchten sind. Bei subkutanen Injektionen kommen leicht Hämatome zustande. Ueber die Wirksamkeit des Koagulens, das auch zu versuchen wäre, liegen noch keine größeren Erfahrungen vor.

Im akuten Anfall kann man auch durch intravenöse Injektion 10 proz. Kochsalzlösung einen Stillstand der Blutung erzielen. Auch hier kommen Injektionen von frischem menschlichen Blutserum, womöglich in größeren Quantitäten, sowie von defibriniertem Blut in Frage. Wo kein frisches menschliches Serum schnell zu erhalten ist, kann man normales Pferdeserum oder im Notfall auch gewöhnliches Diphtherieserum benutzen. Ist die Blutung einer lokalen Behandlung zugänglich, so kommen die bekannten Blutstillungsmethoden in Frage, Kompression, Adrenalin und die lokale Applikation von menschlichem oder tierischem Serum, Blut, Organextrakten oder Koagulen. Auch vom Glüheisen hat man schon mit Erfolg Gebrauch gemacht, namentlich bei Zahnblutungen.

E. Die Protozoenkrankheiten des Blutes.

1. Malaria.

Man unterscheidet drei Formen von Malaria: die Malaria tertiana, die Malaria quartana und die Malaria tropica. Nur die ersten beiden Formen kommen in Gegenden mit gemäßigtem Klima vor. Am häufigsten ist die Malaria tertiana, die aber dank der modernen sanitären Einrichtungen, in Deutschland wenigstens, jetzt auch eine seltene Krankheit geworden ist.

Die Erreger der Malaria sind Plasmodien, deren Uebertragung auf den Menschen durch den Stich einer infizierten Mücke erfolgt. Nur weibliche Mücken aus dem Genus Anopheles sind Zwischenwirte der Parasiten. Da diese Insekten in sumpfigen Gegenden ihre günstigsten Lebensbedingungen finden, ist die Malaria besonders in solchen Gegenden einheimisch und mit der Ausrottung der Sümpfe immer verdrängt worden. Irgend welche Miasmen spielen in der Aetiologie der Malaria im Gegensatz zu früheren Anschauungen keine Rolle.

Im Blute des Menschen machen die Plasmodien eine ungeschlechtliche Entwicklung durch. Im Innern der Anophelesmücken dagegen findet ein geschlechtlicher Entwicklungszyklus statt. Die an Malariakranken saugenden Mücken nehmen die Parasiten in sich auf und in ihrem Organismus findet dann die geschlechtliche Entwicklung statt. Die Produkte derselben, längliche, zugespitzte Gebilde mit kleinem Kern, Sporozoiten genannt, werden dann durch den Mückenstich auf Menschen übertragen und im menschlichen Organismus erfolgt dann wieder lediglich die ungeschlechtliche Vermehrung. Jede Malariaform hat ihren eigenen Erreger, der Parasit der Tertiana heißt Plasmodium vivax, der des Quartanafiebers Plasmodium malariae, der des Tropenfiebers Plasmodium Laverania malariae oder immaculatum.

Der Parasit des Tertianfiebers, der zu seiner Entwicklung 48 Stunden gebraucht, ist in seinem jüngsten Stadium ein kleines rundliches oder ovales Gebilde mit einem kleinen, nach Giemsa sich stark rot färbenden Kern und starker Eigenbewegung. Diese Gebilde dringen in die roten Blutkörperchen ein, erscheinen hier zunächst als kleine Ringe (Taf. VII, Fig. 1—4), die allmählich immer größer werden, und schließlich das ganze rote Blutkörperchen ausfüllen. In ihrem Innern tritt sehr bald, hervorgegangen aus dem aufgenommenen Hämoglobin, reichliches Pigment auf, Melanin genannt, und schließlich teilt sich der Kern in zahlreiche kleinste Kügelchen, in deren Mitte sich das Pigment zu einem Klumpen anhäuft. Diese Reifungsform der Parasiten hat ein maulbeerartiges Aussehen, besteht aus 16 bis 24 Teilungsprodukten und sie erscheint auf der Höhe des Fiebers (Tafel VII, Fig 5). Die einzelnen Teilungsprodukte, Merozoiten genannt, werden dann frei, zirkulieren im Plasma und befallen schließlich wieder rote Blutkörperchen, so daß sich der geschilderte Entwicklungsgang dann wiederholt. Nach dem Fieber findet man also zunächst nur freie Parasiten, dann erfolgt ihr Eindringen in die Erythrocyten und, wenn sie innerhalb 48 Stunden wieder zu reifen Teilungsformen herangewachsen sind, erfolgt aufs neue die Teilung. Neben den eben geschilderten Entwicklungsformen findet man aber auch andere Gebilde, Gameten genannt, in denen es nicht zu einer Teilung des Kernes kommt. Es sind das solche Formen, die bestimmt sind, den geschlechtlichen Entwicklungsgang durchzumachen, falls sie in den Organismus einer Mücke gelangen; anderenfalls gehen sie allmählich zu Grunde. Man unterscheidet männliche oder Mikrogameten, die nur ein ganz schwach graugrünes oder rotgefärbtes Protoplasma haben und verhältnismäßig viel zu Fäden aufgelockertes Chromatin besitzen (Tafel VII, Fig. 8), und weibliche oder Makrogameten, die ein kräftig blau gefärbtes Protoplasma haben und wenig körniges Chromatin führen, das in einer deutlichen Vakuole liegt (Tafel VII, Fig. 9).

Die geschlechtliche Entwicklung, die im Organismus der Mücke, und zwar im Magen erfolgt, geht in der Weise vor sich, daß aus den Mikrogameten spermatozoenartige Gebilde entstehen, welche die Makrogameten befruchten. Die Produkte dieser Befruchtung sind dann die sogenannten Sporozoiten, die in die Speicheldrüsen der Mücken gelangen, und hier so lange existieren, bis sie durch Stich in menschliches Blut übertragen werden. Hier beginnt dann der oben geschilderte ungeschlechtliche Entwicklungsprozeß.

Der Quartanaparasit unterscheidet sich in seiner reifen, aus etwa acht Merozoiten bestehenden Form von dem Tertianaparasit dadurch, daß seine Struktur an die Gestalt eines Gänseblümchens erinnert (Tafel VII, Fig. 7). Außerdem findet man eigenartige Formen des Parasiten in den roten Blutkörperchen, die als breite Quartanabänder bezeichnet werden (Tafel VII, Fig. 6).

Bei der Entwicklung der Malariaplasmodien, besonders der Tertianaform in den Erythrocyten werden letztere schwer geschädigt. Sie werden sehr hämoglobinarm, da die Plasmodien diesen Farbstoff zu Melanin verarbeiten und außerdem zeigen sie vielfach eine eigenartige, mit Giemsa sich rotfärbende Körnung, die als Schüffnertüpfelung bezeichnet wird (Tafel VII, Fig. 3 u. 4).

Der Tropicaparasit hat in seinen Jugendstadien eine ganz besonders deutliche und äußerst feine Siegelringform. Die teilungsreifen Formen, die äußerst selten im Blut, meist nur in den inneren Organen anzutreffen sind, füllen nicht, wie bei den anderen beiden Plasmodienarten, das ganze rote Blutkörperchen aus, und die geschlechtlichen Entwicklungsformen erscheinen als sogenannte Halbmonde (Tafel VII, Fig. 10).

Symptomatologie.

Das Tertianafieber beginnt mit einem typischen Schüttelfrost, nach dem eine sehr hohe Temperatursteigerung eintritt, die bis über 41 Grad steigen kann. Nach drei- bis fünfstündiger Dauer des Fiebers geht die Temperatur wieder herunter und nach acht bis zwölf Stunden ist der Anfall beendet. In unbehandelten Fällen wiederholt sich dann der Fieberanfall alle 48 Stunden. Die Milz ist stets geschwollen und vergrößert sich im allgemeinen mit jedem Anfall stärker. Auch nach Aufhören des Fiebers bleibt die Milzschwellung gewöhnlich noch längere Zeit bestehen. Im Anfang ist der Milztumor gewöhnlich druckempfindlich. Am Herzen können systolische Geräusche auftreten, vielfach besteht eine diffuse Bronchitis, gelegentlich zeigt sich Albuminurie, das Allgemeinbefinden ist während des Fiebers meistens stark gestört.

Die Malaria quartana, die seltenere Form, unterscheidet sich von der Tertiana nur dadurch, daß die Fieberanfälle alle 72 Stunden auftreten.

Während die Fieberanfälle meistens zur gleichen Tageszeit auftreten, und zwar gewöhnlich in den Morgen- oder Vormittagsstunden, kommt es auch vor, daß sie sich einige Stunden früher oder später einstellen. Man spricht dann von anteponierenden oder postponierenden Attacken.

Bei den tropischen Malariafällen beobachtet man nicht die eben geschilderte Regelmäßigkeit des Eintretens der Fieberanfälle.

Die chronische Malaria.

Unbehandelte oder nicht genügend behandelte Malariafälle werden chronisch und führen schließlich zu der sogenannten Malariakachexie, die sich besonders durch den gewaltigen Milztumor auszeichnet. Das Fieber nimmt in solchen Fällen einen ganz unregelmäßigen Typus an und kann auch ganz fehlen. In solchen Fällen können auch andere Organe miterkranken, die Leber, der Intestinaltraktus, die Respirationsorgane und das Herz. Als Komplikationen können auch Tuberkulose und Amyloid auftreten.

Eine wichtige Komplikation auch leichterer Malariafälle ist die Malarianeuralgie. Auch schwere Komplikationen von Seiten des Zentralnervensystems können bei Malaria vorkommen.

Blutveränderungen.

Infolge der massenhaften Invasion von Plasmodien in die Erythrocyten entwickelt sich bei jeder Malaria eine Anämie, die in schwereren und besonders in chronischen Fällen sehr hohe Grade erreichen kann. Es wird sogar behauptet, daß sich auf der Grundlage einer Malaria der Symptomenkomplex der perniziösen Anämie ausbilden kann. Außer der bereits erwähnten Schüffnertüpfelung und der Auslaugung der Erythrocyten findet man bei Malaria besonders häufig basophil punktierte Erythrocyten, Poikilocytose, Anisocytose, Jollykörper, Cabotsche Ringe und kernhaltige Rote. Im Fieberanfall besteht eine neutrophile Leukocytose von kurzer Dauer, der bald eine Leukopenie folgt. In den Intervallen und in latenten Malariafällen ist eine Mononukleose häufig. Ferner ist das Vorkommen von melaninhaltigen Leukocyten zu erwähnen, die teils neutrophile Elemente, teils Monocyten sind.

Das Schwarzwasserfieber.

Eine der schwersten Komplikationen der Malaria, besonders der tropischen Formen, ist das sogenannte Schwarzwasserfieber, eine Hämoglobinämie und Hämoglobinurie, die besonders in solchen Fällen vorkommt, die viel Chinin genommen haben und auch fast nur durch Chinin ausgelöst wird. Die Affektion beruht wohl auf einer besonderen Empfindlichkeit der Erythrocyten gegenüber dem Chinin und besteht in einer massenhaften Hämolyse im Kreislauf. In solchen Fällen kann es zu ganz besonders schweren Anämien kommen.

Pathologische Anatomie.

Die wichtigste und hervorstechendste pathologische Eigentümlichkeit der Malaria, besonders der chronischen Fälle, ist der gewaltige Milztumor, der zu den spodogenen Milztumoren gerechnet wird. Man findet in der Malariamilz massenhaft Parasiten, die zum größten Teil von den Makrophagen aufgenommen und mehr oder weniger verdaut sind, besonders aber auch zahlreiche Anhäufungen von Melaninpigment. Auch in allen übrigen Organen können durch Ansammlung von Plasmodien und Melanin chronisch entzündliche Reizzustände geschaffen werden.

Therapie.

Das spezifische Mittel zur Bekämpfung der Malaria ist das Chinin; man gibt es entweder in Dosen von 1 bis höchstens 2 g täglich in Kapseln, etwa 4 bis 5 Stunden vor dem zu erwartenden Anfall oder verteilt es in kleinere Dosen von 0,2 g, die man fünfmal täglich gibt. Auch viermal 0,25 g und viermal 0,3 g wird empfohlen. Die gebräuchlichsten Präparate sind Chinin. sulfuricum und Chinin. hydrochloricum. Nach der Entfieberung gebe man noch etwa eine Woche lang Chinin weiter und beginne dann mit einer intermittierenden Chininbehandlung, solange noch Plasmodien im Blute nachweisbar sind. In schweren Fällen mit großen Milztumoren hat man auch die Splenektomie und die Röntgenbestrahlung der Milz empfohlen. Außerdem gibt man in hartnäckigen Fällen Arsen und neuerdings auch Salvarsan. Auch das Optochin ist in jüngster Zeit empfohlen worden.

Während die meisten Fälle von Tertiana und Quartana geheilt werden, verhält sich die tropische Malaria sehr häufig gegenüber allen therapeutischen Maßnahmen refraktär.

2. Die Trypanosomenkrankheiten.

Während die Plasmodien der Malaria Parasiten der Erythrocyten sind, lassen die gleichfalls im Blute schmarotzenden Trypanosomen die roten Blutkörperchen ganz unberührt. Sie leben ausschließlich im Blutplasma, und der Mechanismus ihrer krankheitserregenden Wirkung ist ein ganz anderer. Die Trypanosomenkrankheiten, wenigstens soweit sie die Menschen betreffen, kommen ausschließlich in tropischen Gegenden vor. Die wichtigste von ihnen hervorgerufene Affektion ist die Schlafkrankheit.

Die Schlafkrankheit.

Die nur in Afrika vorkommende Schlafkrankheit wird durch das Trypanosoma gambiense (Tafel VII, Fig. 11) hervorgerufen und ihre Uebertragung auf die Menschen erfolgt durch eine Fliege, die Glossina palpalis. Die Trypanosomen sind sehr lebhaft bewegliche Protozoen, welche eine undulierende Membran besitzen, die in einer Geißel endet, vorne zugespitzt sind und einen nach Giemsa sich deutlich rot färbenden Kern besitzen. Ihre Vermehrung erfolgt durch Längsteilung. Außer dem Haupt- oder somatischen Kern besitzen die Trypanosomen noch einen zweiten Kern, der nach dem stumpfen Ende zu liegt und als Blepharoblast bezeichnet wird. Von ihm geht die Geißel aus. Im Organismus der Glossina palpalis erfolgt ein geschlechtlicher Entwicklungszyklus.

Die Schlafkrankheit ist auf scharf umschriebene endemische Bezirke Afrikas begrenzt, besonders auf bestimmte Fluß- und Seeregionen, ganz entsprechend dem Verbreitungsgebiet der Glosina palpalis. Das allererste Stadium der Krankheit verläuft ohne charakteristische Symptome, doch kann man schon in dieser Zeit im Blut die Trypanosomen nachweisen. Die Krankheitserscheinungen beginnen dann zuerst mit einem unregelmäßig remittierenden Fieber, welches das Allgemeinbefinden sehr stört. Schüttelfröste kommen nicht vor. Dann zeigen sich leichte Schwellungen der oberflächlichen Lymphdrüsen, besonders der Zervikaldrüsen. Die Milz kann geschwollen sein; häufig sind Erytheme und Ekzeme der Haut, bisweilen auch Oedeme. Es zeigen sich dann allgemeine nervöse Erscheinungen, Hyperästhesien, Tremor, erhöhte Reflexe, Kopfschmerzen, Schwindelanfälle, sowie Neuritiden. Die Potenz erlischt, bei Frauen tritt Amenorrhoe ein.

Im Blute entwickelt sich im Laufe der Zeit eine mäßige Anämie. Die Gesamtzahl der Leukocyten ist gewöhnlich niedrig, die relative Menge der Monocyten und Lymphocyten vermehrt. Der wichtigste Befund im Blute aber ist das Vorhandensein der Trypanosomen, die in jedem Blutstropfen schon mit schwächeren Vergrößerungen infolge ihrer Größe und ihrer schnellen Beweglichkeit leicht zu sehen sind.

Im dritten Stadium der Krankheit wird dann die Alteration der Psyche deutlich, die Kranken werden stumpfsinnig, bekommen eine schleppende Sprache und einen unsicheren Gang. Sie schlafen bei jeder Gelegenheit, auch mitten bei Beschäftigungen, ein, lassen sich aber anfangs noch immer leicht wecken. Schließlich geraten sie in einen Zustand schwerer Somnolenz, deren Endstadium in ein wirkliches Koma übergeht. Auch deliröse und maniakalische Zustände, Halluzinationen, Größenideen und Verfolgungswahn kommen vor.

In diesem Stadium findet man im Blute nicht immer mehr Trypanosomen, wohl aber meist in der Cerebrospinalflüssigkeit, die außerdem sehr zellreich ist und einen vermehrten Eiweißgehalt hat. Die Krankheit beruht auf einer Durchseuchung des ganzen Körpers mit Trypanosomen, die im Zentralnervensystem die schwersten Veränderungen hervorrufen. Man findet eine Zellinfiltration der Hirngefäße, die aus Plasmazellen und Lymphocyten besteht, sowie degenerative Veränderungen an Ganglienzellen und Nervenfasern. Auch in den Hirnhäuten finden sich entzündliche Veränderungen und Verwachsungen.

In der Therapie spielt die wichtigste Rolle das Atoxyl, von dem alle 10 bis 14 Tage 0,4 bis 0,5 g in 20 proz. Lösung an zwei aufeinanderfolgenden Tagen gegeben werden. Diese Dosis wird zehn- bis zwölfmal wiederholt und nach einer Pause von zwei bis drei Monaten wieder damit begonnen. Heilbar sind nur frische Fälle, doch lassen sich auch in älteren Fällen weitgehende Besserungen erzielen.

3. Leishmaniosen.

Die Leishmaniosen sind Erkrankungen, die durch verschiedene zur Gruppe der Leishmaniaarten gehörige F l a g e l l a t e n erzeugt werden. Für die Blutpathologie kommt hier nur die Leishmania Donovani in Betracht, welche der Erreger der tropischen Splenomegalie oder Kala-azar ist. Diese Krankheit kommt in Indien und den Nachbarländern sowie in den Küstenländern des Mittelländischen Meeres vor. Vielleicht wird die Krankheit durch Wanzen übertragen. Sehr häufig sind Kinder befallen, so daß die Differentialdiagnose gegenüber der Anaemia pseudoleucaemica in Frage kommt.

Die Krankheit beginnt mit Fieber und Milzschwellung. Letztere kann ganz enorme Dimensionen erreichen. Später vergrößert sich auch die Leber. Es entwickelt sich dann eine Anämie mit starker Leukopenie, und unter allgemeinem Marasmus führt das Leiden dann zum Tode. Die Krankheitsdauer schwankt zwischen drei Monaten und zwei Jahren. Die Erreger der Krankheit findet man nicht immer im strömenden Blute, wo sie fast ausschließlich in den großen Mononukleären vorkommen. Dagegen sind sie regelmäßig im Milzpunktat (Tafel VII, Fig. 13) zu finden, wo sie in großen Haufen innerhalb großer Makrophagen liegen. Auch durch Punktion der Leber sind sie festgestellt, ebenso im Knochenmark. Therapeutisch wird Chinin und Arsen gegeben. Spontanheilungen leichter Fälle sollen vorkommen. Im allgemeinen ist die Prognose sehr schlecht.

4. Febris recurrens.

Das Rückfallfieber ist eine fast über die ganze Erde verbreitete, durch Spirochäteninvasion veranlaßte Erkrankung, die aber in Mitteleuropa seit mehreren Jahrzehnten ausgerottet ist. Auch sie wird durch Insekten, hauptsächlich wohl durch Läuse, übertragen. In den einzelnen Krankheitsgebieten sind es verschiedene Spezies der Spirochäte, welche die Krankheit hervorrufen, in Europa ist es die von O b e r m e y e r entdeckte Form. Die Parasiten sind zur Zeit der Anfälle in reichlichen Mengen im Blute nachweisbar und werden am besten mit der Dunkelfeldbeleuchtung und in gefärbten Präparaten erkannt (Tafel VII, Fig. 12).

Nach kurzen uncharakteristischen Prodromen stellt sich ein Schüttelfrost ein, dem ein etwa fünf bis sieben Tage dauerndes kontinuierliches Fieber folgt, das schließlich unter heftigem Schweißausbruch kritisch abfällt. Nach einem Intervall von etwa sieben Tagen erfolgt ein neuer ähnlicher Anfall. Solche „Rückfälle" können dann noch mehrfach auftreten. Bei den letzten in Mitteleuropa beobachteten Epidemien gehörten vier oder fünf Rückfälle zu den Seltenheiten. Die Milz ist außerordentlich stark geschwollen und gewöhnlich sehr schmerzhaft, weil Milzinfarkte und Perisplenitis häufig sind. Auch Milzrupturen kommen vor. Die übrigen Symptome gleichen denen anderer hochfieberhafter Krankheiten und die mannigfachsten Komplikationen werden beobachtet. Meist entwickelt sich eine ziemlich erhebliche Anämie, während der Fieberanfälle besteht eine neutrophile Leukocytose.

Die Prognose ist seit der Einführung des Salvarsans eine günstige. Nach den Erfahrungen der letzten Zeit scheint die Salvarsananwendung beim Rückfallfieber eine wahre Therapia sterilisans magna zu sein.

5. **Andere Protozoenkrankheiten des Blutes.**

Bei Tieren kommen auch noch andere Protozoenkrankheiten des Blutes vor. Besonders erwähnt sei die Piroplasmose der Rinder und Pferde, deren Parasiten, die Piroplasmen, ebenso wie die Malariaplasmodien, Schmarotzer der Erythrocyten sind. Auch gibt es bei Hunden und Ratten in den Leukocyten schmarotzende Protozoen, Leukocytozoen.

F. Allgemeine Therapie der Blutkrankheiten.

Das Eisen.

Das Eisen ist das älteste Mittel, das gegen Blutarmut verwendet wird. Man gibt es bei allen Formen der Anämie, nur bei der perniziösen Anämie ist es wertlos, da bei dieser Affektion der Körper selbst reichliche Mengen von Eisen enthält, und überdies, wie zahlreiche Erfahrungen gezeigt haben, wirkungslos. Da das Eisen ein wichtiger Bestandteil des roten Blutfarbstoffes ist, und der Körper bei Anämien ein Defizit an Eisen aufweist, so ist die Eisenbehandlung der Anämien in erster Linie eine Substitutionstherapie. Außerdem ist es aber sichergestellt, daß das Eisen direkt die Blutbildung anregt, also auch ein Reizmittel für den hämatopoetischen Apparat darstellt.

Die anorganischen Eisenpräparate muß man als die wirksameren ansprechen, die organischen Verbindungen kommen im allgemeinen nur dann in Anwendung, wenn die anorganischen nicht vom Magen vertragen werden. Zweifellos besitzt der Magen eine gewisse Empfindlichkeit gegenüber dem anorganischen Eisen, die bei manchen Individuen sogar sehr groß ist. Es ist daher eine alte Regel, Eisenpräparate nur nach der Mahlzeit nehmen zu lassen. Immerhin eignen sich einige Eisenmedikamente, besonders die flüssigen und einige organische Präparate auch für die Darreichung vor dem Essen, allerdings in vorsichtigen Dosen, da sie bei manchen Individuen appetitanregend wirken. Tanninhaltige Nahrungs- und Genußmittel, wie Kaffee, Tee und Rotwein soll man nicht gleichzeitig mit Eisen geben, weil sich sonst gerbsaures Eisen, also Tinte, im Magen bildet. Eisen greift bekanntlich die Zähne an, deshalb gibt man die flüssigen Präparate gern durch Glasröhren und macht auf die Wichtigkeit einer gründlichen Zahnpflege aufmerksam. Manche Zahnärzte behaupten, daß resorbiertes Eisen auch vom Blutwege her nach längerem Nehmen die Zähne schädigen soll. Obst und frische Vegetabilien kann man entgegen veralteten Anschauungen die Kranken ruhig genießen lassen.

Jede Eisentherapie muß man längere Zeit, mindestens vier bis sechs Wochen lang fortsetzen, um nach einer mehrwöchigen Pause eventuell wieder damit beginnen zu lassen. Auch empfiehlt es sich bei empfindlichen Individuen, die Kur mit kleinen Dosen zu beginnen, allmählich die Dosen zu steigern und dann langsam wieder herunterzugehen. Auch die subkutane Darreichung geeigneter Eisenpräparate ist empfohlen worden, hat sich aber nicht eingebürgert, da die subkutanen Injektionen alle recht schmerzhaft sind.

Von den anorganischen Eisenpräparaten ist eins der gebräuchlichsten das Ferrum reductum. Man gibt es am besten in Pillenform. Die Zusammensetzung derselben ist folgende:

   Ferri reducti   5,0
   Radicis gentianae pulv. 1,0
   Extracti gentianae 3,0
   M. f. pil. No. 50
   D. S. dreimal täglich 2 Pillen.

Sehr beliebt sind die alten Blaudschen Pillen, die Ferrum carbonicum enthalten. Man soll sie stets recenter par. verschreiben, weil sie sonst nicht resorbiert werden.

Das Rezept für ihre Herstellung ist folgendes:

   Ferri sulfurici sicci 9,0
   Sachari albi   3,0
   Kalii carbonici   7,0
   Magnesiae ustae 0,7
   Pulv. rad. Althaeae 1,3
   Glycerin.   4,0
   M. f. pil. No. 100

Eine viel verordnete Pillenform sind auch die Pilul. chin. c. Ferro:

   Chin. sulf.   1,5
   Ferri reducti   5,0
   Rad. gent. pulv.   0,5
   Extr. gent.   2,5
   M. f. pil. No. 50

Das Ferrum oxydatum sacharatum wird in Pulverform, für Erwachsene in Dosen von 0,5 bis 2,0 g, für Kinder 0,2 bis 1,0 g drei- bis viermal täglich gegeben.

Ferner sei erwähnt die Tinct. ferri chlorati aeth., dreimal täglich 15 Tropfen auf Zucker, die stark anregende analeptische Eigenschaften hat.

Die Tagesdosis metallisches Eisen soll mindestens 0,1 g betragen, doch geben viele Autoren auch erheblich größere Dosen, bis zu 0,75 und 0,9 pro die. Kontraindikationen gegen die Eisendarreichung sind außer schweren Magen-Darmstörungen eigentlich nur

Blutungen, doch kann man während einer normalen Menstruation ruhig Eisen weitergeben.

Von den organischen Eisenpräparaten werden am häufigsten verordnet:

Liquor ferri albuminati, Liquor ferri mangani peptonati und Tinctura ferri composita, die alle mit Alkoholzusatz hergestellt werden. In 500 g Tinctura ferri composita sind enthalten:

    Ferr.. oxyd. sach.   37,5
    Aq. dest.   290,0
    Simp. simpl.   90,0
    Spiritus   80,5
    Tinct. aurant.   1,5
    Tinct. aromat.   0,5
    Aeth. acet. gtt. II

Ein alkoholfreies flüssiges Eisenpräparat ist Nealkolat, von dem man dreimal täglich ½ Eßlöffel gibt.

Viel verordnet wird Tinctura ferri pomata, von der man dreimal täglich 20 bis 30 Tropfen gibt, eventuell gemischt mit Tinctura amara oder Pomeranzenelixier.

Ferner gibt man zitronensaures und milchsaures Eisen in Pillenform.

Die Zusammensetzung der Pilulae ferri citrici ist folgende:

    Ferri citrici oxydati   5,0
    Radicis gentianae pulv.   1,9
    Extracti gentianae   3,0
    M. f. pil. No. 50
    D. S. dreimal täglich 2 Pillen.

Die Pilulae ferri lactici enthalten gleichfalls 5 g des Eisensalzes in 50 Pillen mit derselben Pillenmasse hergestellt.

Von den direkt bluthaltigen oder aus Blut hergestellten Eisenpräparaten sei das Hämatogen genannt, das flüssig ist, und tee- bis eßlöffelweise gegeben wird, die Krewelschen Sanguinalpillen, und das mit Malz dargestellte pulverförmige Hämatopan. Es erübrigt sich, auf die zahllosen übrigen organischen Eisenpräparate noch ausdrücklich hinzuweisen, die täglich angepriesen werden. Jeder Arzt pflegt auf Grund seiner Erfahrungen diesem oder jenem derselben den Vorzug zu geben. Auch in Kombination mit Nährpräparaten gibt man Eisen, z. B. Malzextrakt mit Eisen, Eisentropon, flüssige Eisensomatose.

Bei Anämien auf Grundlage einer Skrophulose und einer Syphilis gibt man Eisen mit Jod kombiniert als Sirupus ferri jodati oder als Eisensajodintabletten.

Arsen.

Neben dem Eisen ist das Arsen das wichtigste Medikament, das bei Blutkrankheiten in Frage kommt. Während das Eisen in erster Linie als Baustein des Hämoglobins dient und deshalb gegeben wird, weil der anämische Organismus zu wenig Eisen besitzt und mit der gewöhnlichen Nahrung zu wenig Eisen aufnimmt, um das Defizit schnell genug decken zu können, ist das Arsen eine Substanz, die man bei Anämien deshalb gibt, weil es als ein Reizmittel für die Neubildung der roten Blutzellen dient. Unter dem Einfluß des Arsens findet eine vermehrte und beschleunigte Erythroblastenbildung statt. Man verwendet es deshalb vorzugsweise besonders dort, wo die Erythrocytenzahlen sehr niedrige sind, ferner in solchen Fällen, in denen man mit Eisen allein nicht vorwärts kommt. Ob seine fast spezifische Wirkung bei der perniziösen Anämie noch auf anderen Eigenschaften beruht, muß vorläufig dahingestellt bleiben. Die günstige Wirkung des Arsens in vielen Fällen von Leukämie ist zweifellos ganz anders zu erklären. Hier hält es, wo es überhaupt wirkt, die maßlose Leukocytenproliferation in Schranken, übt also gerade das Gegenteil von einer Stimulation aus, während es bei Anämien die Erythroblastenbildung fördert. In dieser Beziehung müssen wir uns mit empirischen Tatsachen begnügen, eine befriedigende theoretische Erklärung steht noch aus. Man muß übrigens bei allen zur Beobachtung kommenden günstigen Arsenwirkungen daran denken, daß diese Substanz in erster Linie ein allgemeines Roborans und Tonicum ist, den Appetit anregt, die Leistungsfähigkeit erhöht und Fettansatz befördert, weshalb man es ja auch bei neurasthenischen Zuständen selbst dann günstig wirken sieht, wenn keine Anämie besteht. Die günstige Wirkung bei Leukämie ist in Parallele zu setzen und wohl auf dieselben Grundeigenschaften zurückzuführen, wie die zweifellos oft bis zu einem gewissen Grade rückbildend oder wenigstens wachstumshemmend wirkende Eigenschaft bei malignen Tumoren, besonders Sarkomen.

Die wichtigste für therapeutische Zwecke in Frage kommende Verbindung des Arsens ist die arsenige Säure, das A c i d u m a r s e - n i c o s u m (As_2O_3) mit der maximalen Einzeldose von 0,005 g und der maximalen Tagesdose von 0,02 g. Am beliebtesten ist die alte Verordnungsweise in Form der asiatischen Pillen, die folgende Zusammensetzung haben:

Acid. arsen. 0,05
Pip. nigri pulv. 0,5
Rad. Liq. pulv. 3,0
Mucil. gummi arabici q. s.
M. fiant pil. No. 50

Jede solche Pille enthält 0,001 g Acid. arsen. Man gibt hiervon anfangs dreimal täglich 1 Pille und kann allmählich auf dreimal täglich 5 Pillen steigen, geht aber im allgemeinen nicht höher als bis auf dreimal täglich 3 Pillen.

Beliebter als diese Darreichungsform in Pillen ist die in Tropfen. Man verwendet den Liquor Kalii arsenicosi, auch Liq. Fowleri genannt, der eine Lösung von Kal. ars. darstellt, die 1 % Acid. ars. enthält. Gewöhnlich verschreibt man es mit gleichen Teilen Aq. Menth. pip. gemischt und läßt davon dreimal täglich 3 Tropfen nehmen (in 1 Weinglas Wasser verdünnt), und steigt jeden dritten Tag um je einen Tropfen bis zu dreimal täglich 20 Tropfen. Dann geht man in der gleichen Weise fallend mit den Dosen wieder zurück. Die maximale Einzeldosis ist 0,5 g, die maximale Tagesdosis 1,05 g.

Die Pillen läßt man nach dem Essen nehmen, den Liq. Fowleri in Wasser verdünnt zum Essen trinken.

Diese bei fast allen Arten der Arsenmedikation übliche Methode des langsamen Steigens und allmählichen wieder Heruntergehens mit der Dose stützt sich auf die Beobachtung, daß der Organismus das Arsen besser verträgt, wenn man ihn langsam an steigende Dosen gewöhnt und dann nicht plötzlich die Darreichung abbricht, sondern allmählich die Entwöhnung herbeiführt.

Von organischen Arsenverbindungen pflegt man noch das **Arsacetin** und das **Elarson** innerlich zu geben. Vom Arsacetin verabreicht man viermal täglich 0,05 g. Das Elarson, eine Lipoidverbindung des Arsens (das Strontiumsalz der Chlorarsenobehenolsäure) kommt in fertigen Tabletten in den Handel, von denen man anfänglich dreimal täglich eine gibt und langsam bis auf dreimal täglich vier Tabletten ev. auch mehr steigt.

In solchen Fällen, in denen die innerliche Arsendarreichung nicht zum Ziel führt oder wo der Magen das Mittel nicht verträgt, gibt man der **subkutanen Injektion** den Vorzug. Am meisten benutzt werden zu diesem Zweck das Acidum arsenicosum, die Kakodylverbindungen, das Atoxyl, das Solarson.

Das Acid. ars. wird zur subkutanen Injektion nach der Vorschrift von Ziemmssen hergestellt: 1 g reiner arseniger Säure werden in 5 ccm Normalnatronlauge unter Kochen gelöst, mit Aq. d. auf 100 ccm aufgefüllt und filtriert. Dann kommt noch HCl dazu, bis die Reaktion neutral ist.

Einfacher bedient man sich zur Herstellung einer solchen Lösung des Natrium ars. und verschreibt:

Sol. Natr. ars. 0,1:10,0
Exactissime neutralisati et sterilisati.

Hiervon injiziert man 0,2 ccm einmal täglich subkutan oder intramuskulär und steigt jeden dritten Tag um je 0,1 ccm = 1 Teilstrich bis zu einer ganzen Spritze (1 ccm) täglich. Dann geht man in der gleichen Weise langsam zurück. Unter Umständen kann man auch erst noch längere Zeit hindurch täglich eine ganze Spritze geben. Bei wirklich exakter Neutralisierung schmerzen diese Injektionen nicht. Doch gibt es sehr empfindliche Individuen, bei denen selbst bei ganz exakter Herstellung dieser Lösung schmerzhafte Infiltrate entstehen.

Im Gegensatz hierzu werden alle organischen Arsenpräparate subkutan reaktionslos vertragen.

Ein sehr gutes, vielleicht aber etwas schwächer wirksames Präparat ist das kakodylsaure Natrium. Man gibt es in Einzeldosen von 0,05 g bis 0,1 g täglich (10 proz. Lösungen).

Das Atoxyl, Metaarsensäureanilid, $C_6H_5NH As O_2$, wird in 10 proz. Lösung verschrieben und die Einzeldose beträgt 0,1 g. Auch bei diesem Präparat beginnt man besser mit 0,1 ccm und steigt allmählich auf eine ganze Spritze. Da nach Atoxyl wiederholt Erblindung beobachtet worden ist, sei man vorsichtig und beobachte Augenhintergrund und Gesichtsfeld.

Auch eine Kombination von Atoxyl und Acidum arsenicosum hat sich bewährt. Es wird in sterilen Ampullen in den Handel gebracht, die je 0,1 g Atoxyl und steigende Mengen Acid. arsenicosum von 0,001 bis 0,01 enthalten.

Sehr wirksam und reizlos ist auch das gelöste, gleichfalls in Ampullen in den Handel kommende Solarson bei der subkutanen Verabreichung. Stärke I enthält in jeder Ampulle 3 mg Arsen, Stärke II 6 mg. Es ist das Ammoniaksalz der Heptinchlorarsinsäure.

Sehr häufig kombiniert man Arsen mit Eisen, und zwar in allen denjenigen Fällen, in denen man mit Eisen allein zu wenig erreicht oder bei sehr schweren Fällen, in denen man lieber gleich von vornherein, um eine sichere Wirkung zu erzielen, beide Mittel kombiniert. Von den bekannten Präparaten seien hier folgende erwähnt:

Pilulae ferri arsenicosi:

 Ferri reducti   3,0
 Acidi arsenicosi   0,05
 Piperis nigri pulv.
 Radicis liquiritiae pulv. aa   1,5
 Mucilaginis gummi arabici q. s.
 M. pil. No. 50
 D. S. dreimal täglich 2 Pillen.

Tinct. ferri arsenicalis:

 Liquoris kalii arsenicosi   5,0
 Tincturae ferri pomatae   15,0
 M. d. s. dreimal täglich 15 Tropfen.

Arsen und Eisen werden auch in der gleichen Zusammensetzung wie in den Pilulae ferri arsenicosi in Geloduratkapseln eingehüllt in den Handel gebracht, um auf diese Weise die Resorption erst im Darm mit der Umgehung des Magens vor sich gehen zu lassen. Andere Arsen-Eisenpillen sind die Arsentriferrintabletten, die Nukleogenpillen, die auch noch Phosphor enthalten, die Eisenelarsontabletten. Von flüssigen Arsen-Eisenpräparaten sei die Arsenferratose genannt (dreimal täglich 1 Eßlöffel).

Hydrotherapie und Balneotherapie.

Die Hydrotherapie spielt in der Behandlung der Blutkrankheiten keine große Rolle und kommt nur bei leichteren Formen der Chlorose und der sekundären Anämien in Frage.

Kontraindiziert sind kalte Bäder, besonders auch Seebäder, sowie Douchen. Da blutarme Individuen schon an sich zum Frieren neigen, können Wärmeentziehungen nur schädlich wirken. Dagegen kann man in vorsichtiger Weise kalte Abreibungen gestatten, wenn sie gut vertragen werden, muß aber dabei beachten, daß man die Kranken darnach noch eine Weile ins Bett legt und eventuell warme Getränke zu sich nehmen läßt. Solche milden hydriatischen Prozeduren sind oft ein gutes Mittel gegen das Frostgefühl der Anämischen und andere mit vasomotorischen Störungen zusammenhängende Beschwerden dieser Kranken.

Auch Fichtennadel- und schwache Solbäder haben in leichteren Fällen eine günstige Wirkung.

Viel verordnet werden Stahlbäder in den betreffenden Badeorten. Man ist jetzt allgemein der Ansicht, daß dieselben nur durch ihren Kohlensäuregehalt, nicht aber durch ihren Eisengehalt wirken. Man hat auch, speziell bei Chlorosen, Schwitzbäder empfohlen; über ihren Wert sind die Anschauungen noch geteilt. Stärkere Solbäder kommen nur für tuberkulöse Drüsenaffektionen in Betracht, wo sie oft günstig wirken, nicht aber für die Drüsenaffektionen bei der Leukämie und der Lymphogranulomatose.

Klimatotherapie.

Klimatische Kurorte sind für die Behandlung vieler einfacher Anämien und der Chlorose oft von großem Nutzen, doch soll man nur leichtere Fälle für diese Behandlung auswählen, schwere Fälle aber erst dann, wenn sie bereits unter anderer Behandlung sich schon vorher genügend gebessert haben.

In allererster Linie schickt man Anämische in Höhenkurorte, etwa 800 bis 1200 Meter hoch. Der günstige Einfluß des Höhenklimas auf die Blutbildung ist ja durch zahlreiche Untersuchungen festgestellt. Daran, daß unter dem Einfluß des Höhenklimas eine wahre

Vermehrung des Hämoglobins und der roten Blutkörperchen eintritt, besteht jetzt kein Zweifel mehr. Wenn auch bei Menschen mit normalen Blutwerten nach der Rückkehr in die Ebene Hämoglobin und Erythrocyten wieder heruntergehen, so braucht das doch bei Anämischen keineswegs der Fall zu sein, und die durch die verdünnte Luft auf die Blutbildung ausgeübte Reizwirkung pflegt in unkomplizierten Fällen einen mehr oder weniger dauernden günstigen Effekt auf die Blutzusammensetzung auszuüben. Blutarme in zu große Höhen zu schicken, ist im allgemeinen aber nicht ratsam, da das rauhe Klima gerade auf solche Kranke auch ungünstige Nebenwirkungen ausüben kann und viele Individuen mit schwacher Konstitution, wie sie gerade bei Chlorotischen häufig ist, die erhöhten Ansprüche, welche das Höhenklima an Herztätigkeit und Atmung stellt, nicht gut vertragen.

Auch Leukämien kann man im Remissionsstadium in nicht zu hoch gelegene Orte schicken, wird dadurch natürlich niemals mehr als einen vorübergehenden Erfolg erzielen.

Auch dem Seeklima kommen nach neueren Erfahrungen günstige Wirkungen auf die Blutzusammensetzung zu. Im allgemeinen werden sich aber nur ganz leichte Anämien für die See eignen.

Sehr ungünstig wirkt das tropische Klima auf anämische Individuen ein.

Bei manchen leichteren Formen der Anämie kommen auch noch andere Methoden der physikalischen Therapie in Frage. So wirkt eine leichte Massage häufig auf das Allgemeinbefinden und die Blutzirkulation günstig ein. Eine ähnliche Wirkung wie das Höhenklima üben auch der Gebrauch der Kuhnschen Maske sowie Sitzungen in pneumatischen Kammern mit verdünnter Luft aus. Auch der Bestrahlung mit der Höhensonne wird eine günstige Wirkung bei leichteren Anämien nachgesagt. Ebenso können vorsichtige Anwendungen von Licht- und Luftbädern einen wohltätigen Einfluß ausüben.

Trinkkuren.

Der Gebrauch von Stahlbrunnen oder von Arsen-Eisenquellen ist uralt. Obwohl die natürlichen Mineralquellen im Vergleich zu den offizinellen Eisenpräparaten nur verschwindend geringe Mengen metallisches Eisen enthalten, steht ihre günstige Wirkung doch zweifellos fest. Offenbar ist in diesen Mineralbrunnen das Eisen in einer chemischen Form vorhanden, welche eine besonders leichte und reichliche Resorption zur Folge hat. Man soll Mineralbrunnen aber immer in den betreffenden Bädern selbst trinken lassen, da sich die natürlichen Eisenquellen nicht zum Versand eignen. Das in ihnen enthaltene oxydulische Eisen wird nämlich bei Luftzutritt allmählich oxydiert und fällt als Ferrihydroxyd aus, wenn die Kohlensäure, die es in Lösung hält, allmählich entweicht. Letzteres ist aber nicht mit Sicherheit zu verhüten. Nur die arseneisenhaltigen Wasser von Levico und Roncegno, die Guberquelle und die nur arsenhaltige Dürkheimer Maxquelle werden versandt und scheinen an ihrer Wirksamkeit nicht nennenswerte Einbuße zu erleiden. Man unterscheidet kohlensaure und schwefelsaure Eisenwässer. Die ersteren enthalten doppelkohlensaures Eisenoxydul. Die bekanntesten Bäder dieser Art sind Franzensbad, Elster, Liebenstein, Marienbad, Pyrmont, Langenschwalbach, Spaa, Homburg, St. Moritz, Flinsberg, Kohlgrub, Charlottenbrunn und Cudowa (Arseneisenwasser). Schwefelsaure Eisenquellen sind in Alexisbad, Mitterbach in Tirol, Muskau, und die gleichzeitig arsenhaltigen Quellen von Levico und Roncegno gehören auch in diese Gruppe. Für die arsenhaltigen Eisenquellen eignen sich auch leichtere Leukämieformen im Remissionsstadium und die Lymphogranulomatose. Im Hause werden vielfach mit gutem Erfolg Kuren mit Levicowasser und mit der Dürkheimer Maxquelle gemacht. Es gibt ein Levicoschwachwasser und ein Levicostarkwasser. Man beginnt mit dem Schwachwasser, von dem man zuerst dreimal täglich 2 Eßlöffel nehmen läßt, bis die erste Flasche verbraucht ist. Von der zweiten Flasche gibt man dann dreimal täglich 4 Eßlöffel. Dann folgen zwei Flaschen Starkwasser, von deren erster man wiederum zweimal täglich 2 Eßlöffel, von der zweiten dreimal täglich 4 Eßlöffel gibt. Dann kommen zum Schluß noch 2 Flaschen Schwachwasser, von deren erster dreimal täglich 4 Eßlöffel und von der letzten dreimal täglich 2 Eßlöffel verordnet werden. Man verdünnt das Levicowasser mit gewöhnlichem Wasser, dem man etwas Saft zusetzen kann oder auch Mineralwasser und läßt es am besten zur Mahlzeit trinken. Nicht jeder Magen verträgt so hohe Dosen. Man muß daher individualisieren.

Die Art der Verabreichung der Dürkheimer Maxquelle demonstrieren die von der Verwaltung der Quelle beigegebenen Trinkschemata.

Die Strahlentherapie.

Eine große Rolle bei der Behandlung der Blutkrankheiten spielen die Röntgenstrahlen, die Radium- und Mesothoriumstrahlen und einige wasserlösliche radioaktive Substanzen, die entweder innerlich genommen oder intramuskulär, besser aber intravenös eingespritzt werden. In kleinen Dosen wirkt die radioaktive Energie reizend auf den hämatopoetischen Apparat und wird daher in dieser Form bei Anämien angewandt. In großen Dosen dagegen wirken die Strahlen zerstörend, in erster Linie, und bei einer gewissen Dosierung ausschließlich, auf den Leukoblastenapparat, das Gebiet ihrer Anwendung sind daher die Leukämien und die verwandten Prozesse, sowie die echten Geschwulstbildungen und die tumorähnlichen chronisch entzündlichen Prozesse.

Zur Behandlung anämischer Zustände, der Chlorose, einfacher sekundärer Anämien, besonders aber der perniziösen Anämie, bedient man sich hauptsächlich des T h o r i u m X. Es wird von der Firma Auer unter der Bezeichnung „Doramad" in Fläschchen in den Handel gebracht und mit Wasser verdünnt getrunken. Die Dosierung erfolgt nach elektrostatischen Einheiten. Gewöhnlich verteilt man eine Dose von 10 bis 30, eventuell auch 50 bis 60 elektrostatischen Einheiten pro Tag auf drei Mahlzeiten und läßt diese Menge etwa vier bis sechs Wochen lang trinken. Man fängt gewöhnlich mit kleineren Dosen an und geht allmählich zu höheren über. Auch wird empfohlen, größere Mengen, etwa 50 elektrostatische Einheiten in viertägigen Intervallen trinken zu lassen. Das Mittel wird gut vertragen und pflegt keine Verdauungsstörungen oder sonstige Nebenwirkungen zu machen.

Theoretisch müßte sich derselbe Effekt durch kleine Dosen von Röntgenstrahlen auf das Knochenmark hervorrufen lassen. In der Tat sind schon günstige Erfahrungen mit dieser Methode publiziert worden, doch hat sie sich nicht einbürgern können, da die Darreichung des Thorium X in kleinen Dosen bequemer ist.

Bei der Behandlung der Leukämien und der verwandten Krankheiten gibt man das Thorium X in größeren Dosen, die in zugeschmolzenen Ampullen in den Handel kommen, am besten intravenös, weil auf diese Weise die sichersten und besten Erfolge zu erzielen sind. In vielen Fällen genügt eine einmalige intravenöse Injektion von 1500 bis 3000 elektrostatischen Einheiten, um einen weitgehenden Rückgang sowohl der Organschwellungen, wie der Leukocytenzahl hervorzurufen. Vielfach muß man aber auch etwa in achttägigen Zwischenräumen diese Dosis aufs neue injizieren, natürlich unter schärfster Kontrolle des Blutbildes, um einen zuweit gehenden Leukocytensturz zu vermeiden. Da das Thorium X hauptsächlich durch den Darm ausgeschieden wird, sind Störungen von Seiten desselben zu befürchten und bereits beobachtet worden. Dieselben bestehen in dysenterieähnlichen Geschwürsbildungen. Man muß deshalb einmal durch Darreichung reichlicher Mengen einer schleimig breiigen Kost für eine möglichst weitgehende Verteilung im Darm sorgen, und außerdem durch mehrfache Klystiere den Darm häufiger entleeren.

Bisweilen erreicht man auch durch Thorium X-Trinkkuren recht gute Erfolge. Es wird empfohlen, in der ersten Woche täglich 75, in der zweiten täglich 100, in der dritten 125 und in der vierten 150 elektrostatische Einheiten trinken zu lassen.

Die Thorium X-Behandlung der Leukämien führt aber keineswegs in allen Fällen zum Ziel und wird daher verhältnismäßig wenig geübt. Man gibt gewöhnlich der Röntgenbestrahlung den Vorzug. Die Technik der Bestrahlung hier zu schildern ist überflüssig, da man solche Fälle doch den Röntgenspezialisten überweisen wird. Es sei hier nur erwähnt, daß man mit möglichst harten Strahlen arbeiten soll. Auch bei der Röntgenbehandlung der Leukämien ist eine sorgfältige Kontrolle des Blutbildes zur Vermeidung bedrohlicher Leukocytenstürze notwendig. Bei der myeloiden Leukämie genügt im allgemeinen die Bestrahlung der Milz; nur wenn diese allein nicht zum Ziele führt, nimmt man auch Bestrahlungen der langen Röhrenknochen und des Sternums vor. Bei den lymphatischen Leukämien bestrahlt man eine Drüsenregion nach der anderen und bei vorhandener Schwellung auch die Milz und die Leber. Die Wirksamkeit der Röntgenstrahlen bei den akuten Leukämien ist keine sehr erhebliche. Dagegen reagieren auch die nicht leukämischen Lymphomatosen im allgemeinen recht günstig. Auch die Erythrämie scheint auf große Dosen gut zu reagieren. (Bestrahlung der Knochen!)

Die Wirkung der Strahlentherapie bei den leukämischen Prozessen beruht darauf, daß die Leukocyten außerordentlich empfindlich gegen Strahlen sind und nächst den Ovarien wohl zuerst von allen körperlichen Elementen geschädigt werden. Unter dem Einfluß einer Strahlenbehandlung tritt ein hochgradiger Zerfall der farblosen Elemente aller Blutbildungsorgane ein, bei weiterer Fortsetzung beobachtet man auch eine Schädigung des Erythroblastenapparates. Ebenso aber wie beim normalen Organismus, wenn man zur rechten Zeit aufhört, eine völlige Regeneration wiedereintritt, beobachtet man das gleiche auch nach der Strahlenbehandlung der Leukämie. Daher treten immer wieder Rezidive auf, die sich dann schließlich refraktär verhalten. Daher ist die Strahlentherapie auch nur ein symptomatisches Mittel, das niemals zur Heilung einer Leukämie führen kann.

In Fällen, in denen sowohl Thorium X wie Röntgenstrahlen versagen, können manchmal noch Radium- oder Mesothoriumstrahlen wirken.

Die Bluttransfusion.

Der Gedanke, bei anämischen Zuständen dem Körper von außen frisches Blut zuzuführen, ist uralt. Ursprünglich machte man Bluttransfusionen mit Tierblut, das aber niemals die gewünschte Wirkung haben konnte, da, wie wir jetzt wissen, fremdartige Körperzellen im Kreislauf zerstört werden. Erfolge hat die Bluttransfusion erst seit der Zeit aufzuweisen, seitdem man menschliches Blut zur Transfusion benutzt. Es gibt hier zwei Methoden: Am häufigsten geübt ist diejenige Transfusionsmethode, bei der man zunächst einen Aderlaß ausführt, das Blut durch Schütteln mit Glasperlen defibriniert, filtriert und dann in die Vene des Empfängers infundiert, wozu man sich entweder einer Spritze oder eines irrigatorähnlichen Instrumentes bedient, wie man es auch zu Salvarsaninjektionen benutzt (strengste Asepsis!). Die infundierten Mengen schwanken etwa zwischen 100 und 500 ccm. Der Blutspender muß natürlich gesund sein, besonders darf er nicht an ansteckenden Krankheiten leiden. Am besten ist es, einen Blutsverwandten zu nehmen. Ist ein solcher nicht aufzutreiben, so soll man vor jeder Transfusion erst feststellen, ob das Blutserum des Empfängers die Blutkörperchen des Spenders löst oder agglutiniert und umgekehrt. Es wird auch empfohlen, statt Blut zu defibrinieren, es im zehnten Teil einer 2,5 proz. isotonischen Lösung von Natrium citricum aufzufangen. Man braucht es dann nur eine Weile zu rühren, um es ungerinnbar zu machen. Die besten Resultate gibt die Bluttransfusion bei schweren akuten Blutverlusten und sekundären chronischen Anämien. Bei der perniziösen Anämie sind die Erfolge immer nur temporär. Manchmal beobachtet man im Gefolge der Transfusion Schüttelfrost mit kurzem Fieber, bisweilen auch vorübergehende Hämoglobinurie. Wegen der technischen Schwierigkeiten und Umständlichkeit der Bluttransfusion hat man auch Injektionen von Blut in die Gluträen empfohlen. Man kann hierzu auch defibriniertes Blut benutzen oder aber das Blut direkt aus der Vene des Spenders aspirieren und ehe es gerinnt injizieren. Man pflegt wöchentlich ein- bis zweimal 10 bis 20 ccm oder auch mehr auf diese Weise dem Körper zuzuführen.

Noch wenig geübt, wie es scheint, aber viel wirkungsvoller, als die beiden vorgenannten Methoden ist die direkte Bluttransfusion von der Arterie des Spenders zur Vene des Empfängers. Das ist allerdings ein etwas komplizierterer und technisch nicht ganz leichter chirurgischer Eingriff, der große Uebung erfordert. Es sind verschiedene Methoden angegeben worden. Entweder wird die distal ligierte Arterie des Spenders, nachdem sie durchschnitten und eine Strecke frei präpariert ist, direkt durch einen Schlitz in die Vene des Empfängers eingeführt oder man verbindet beide Gefäße durch eine Kanüle miteinander. Man kann auch die Durchschneidung der Arterie vermeiden und eine Kanüle in dieselbe einführen, durch welche das Blut ausfließt. Das einen Schlauch tragende freie Ende der Kanüle wird durch diesen mit einer zweiten Kanüle verbunden, welche in die Vene des Empfängers eingestochen wird. Es sind auch Vorrichtungen angegeben worden, um die überfließenden Blutmengen zu messen.

G. Sekundäre Blutveränderungen bei Krankheiten.

1. Das Blut bei Infektionskrankheiten.

Die Veränderungen, welche das Blut bei Infektionskrankheiten erleidet, sind fast ausnahmslos recht erhebliche und betreffen sowohl die Formelemente desselben, seine physikalisch-chemische Zusammensetzung, sowie die biologischen Eigenschaften des Blutserums. Die physikalisch-chemischen Veränderungen sind gerade bei Infektionskrankheiten noch recht wenig studiert, dagegen sind wir über die morphologischen und serologischen Veränderungen sehr genau unterrichtet.

Bei den bakteriellen Infektionskrankheiten spielen die wichtigste Rolle die Leukocytenveränderungen. Eine Reihe von Erkrankungen dieser Art führt zur Leukocytose, eine andere zur Leukopenie. Diese Reaktion des Leukocytenapparates ist die Folge eines Reizes, welchen die Mikroorganismen und ihre Sekretionsprodukte ausüben. Derselbe ist einmal ein rein chemotaktischer: die im Blute kreisenden Bakterienprodukte wirken positiv chemotaktisch auf die Leukocyten der Blutbildungsorgane ein und locken sie an. Dementsprechend entsteht die Leukopenie unter dem Einfluß einer negativen Chemotaxis. Außerdem nimmt man aber an, daß auch eine direkte Reizwirkung durch bakterielle Substanzen auf die Leukopoese stattfindet, welche die Leukocytenproduktion bei denjenigen Infektionskrankheiten, die mit einer Leukocytose einhergehen, steigert und eine lähmende, die Produktion hemmende Wirkung bei manchen Infektionen, die mit einer Leukopenie verlaufen. Es ist indessen wichtig zu wissen, daß alle leukocytoserregenden Infektionen bei einer besonders intensiven Giftwirkung von vornherein oder allmählich gleichfalls zu einer Lähmung der Leukocytenproduktion, d. h. zu einer Leukopenie Veranlassung geben können. Indessen findet man nicht bei allen Leukopenien eine Beeinträchtigung der Leukopoese, so daß hier vielfach nur negativ chemotaktische Wirkungen eine Rolle zu spielen scheinen.

Die Leukocyten haben zweifellos im Kampf des Organismus mit den Infektionserregern eine sehr wichtige Aufgabe. Ihre schützende Tätigkeit beruht einmal darauf, daß sie die Mikroorganismen fressen und verdauen und dadurch unschädlich machen. Außerdem sind sie aber auch an der Produktion der verschiedenen Antikörper des Blutserums beteiligt, nur sind wir über den feineren Mechanismus dieser Beziehungen zwischen Antikörperbildung und Leukocytenfunktion noch nicht hinreichend orientiert.

Bei den mit Leukocytose einhergehenden Infektionen ist das Auftreten einer Leukopenie ein prognostisch ungünstiges Zeichen, die von vornherein mit einer Leukopenie verlaufenden Infektionen sind aber trotzdem keineswegs deshalb prognostisch ungünstiger anzusehen, weil bei ihnen eine Leukocytenvermehrung fehlt. Im Gegenteil gehören in diese Gruppe gerade einige Erkrankungen, die so gut wie immer anstandslos und schnell heilen, wie z. B. die Masern. Offenbar finden eben bei derartigen Affektionen andere zweckmäßige Abwehrreaktionen statt, die wir noch nicht kennen. Daß bei solchen Erkrankungen die Reaktionsfähigkeit des hämatopoetischen Apparates keineswegs gelitten hat, beweist die bekannte Tatsache, daß Sekundärinfektionen zu starken Leukocytosen zu führen pflegen, ein Vorgang, der auch von großer diagnostischer Bedeutung ist.

Es kommt aber auch bisweilen vor, daß Infektionen zu einer wirklich schweren Schädigung der Leukopoese führen, speziell zu einer schweren Schädigung des Knochenmarkes, bis zu völliger Atrophie desselben. Es entsteht eine Verkümmerung und schließlich ein völliger Schwund des Granulocytenapparates, gekennzeichnet dadurch, daß die Leukopenie extrem niedrige Werte erreicht und daß die granulierten Elemente ganz oder fast ganz aus dem Blute verschwinden. Besonders septische Erkrankungen können zu diesem katastrophalen Ausgang führen. Nicht immer, aber meistens ist in solchen Fällen die Knochenmarksatrophie eine vollständige, es kommt auch zu einem Schwund des Erythroblastenapparates, also schließlich zu dem bereits besprochenen Symptomenkomplex der aplastischen Anämie.

Meistens ist die Beteiligung des Erythroblastenapparates bei bakteriellen Infektionskrankheiten keine sehr erhebliche, wenn auch Symptome einer leichten oder mittleren Anämie häufig auftreten, entweder schon während der fieberhaften Stadien oder nach denselben.

Bezüglich des serologischen Verhaltens des Blutes bei Infektionen muß auf die Lehrbücher der Bakteriologie und Serologie verwiesen werden.

Außer bakteriellen Infektionen beeinflussen auch Infektionen mit höheren tierischen Parasiten, nämlich mit Helminthen, gewöhnlich das Blut in deutlicher Weise.

Eine Gruppe für sich bilden die Protozoeninfektionen des Blutes, eigenartige Krankheitsbilder, deren Klinik und Therapie schon ausführlich besprochen worden sind.

a) Die akuten Exantheme.

Das Erysipel.

Beim Erysipel findet man eine neutrophile Leukocytose, die mit dem Zurückgehen des Exanthems langsam verschwindet. Sie ist am stärksten beim Gesichtserysipel, das ja auch sonst klinisch die schwersten Erscheinungen macht. Wie nach allen neutrophilen Leukocytosen beobachtet man in der Rekonvaleszenz für längere Zeit eine postinfektiöse Lymphocytose und Eosinophilie.

Morbilli.

Die Masern zeigen im ersten Stadium der Inkubation eine leichte neutrophile Leukocytose, die bald wieder zurückgeht und an deren Stelle mit Ausbruch des Fiebers und Exanthems eine Leukopenie tritt. Zur Zeit der inkubatorischen Leukocytose besteht eine Neutrophilie, während der Leukopenie aber kommt es zu einer relativen Lymphocytose. Die Zahl der Eosinophilen geht während des Fiebers stark zurück oder sie verschwinden ganz, die Monocyten können vermehrt sein. Das neutrophile Blutbild ist zur Zeit der Leukopenie stark nach links verschoben. Komplikationen der Masern, wie Bronchopneumonien und Ohraffektionen bewirken eine neutrophile Leukocytose.

Rubeolae.

Bei den Röteln findet man normale oder leicht erhöhte Leukocytenzahlen im Sinne einer neutrophilen Leukocytose. Auffällig sind die hohen Werte für Reizungszellen.

Scarlatina.

Bei Scharlach besteht eine allmählich zunehmende Leukocytose mit gleichzeitiger relativer Vermehrung der eosinophilen Zellen, die recht hohe Werte erreichen können. Scharlach ist die einzige akute fieberhafte Infektionskrankheit, bei welcher Eosinophilie beobachtet wird. Auch Türksche Reizungszellen fehlen bei Scharlach gewöhnlich nicht. Eine besondere Eigentümlichkeit des Scharlachblutes sind die von Döhle beschriebenen Einschlüsse der neutrophilen Leukocyten, kugel- bis stäbchenförmige, manchmal auch spirochätenartige Gebilde, die sich nach Giemsa bläulich färben, und zwar gelegentlich auch bei anderen Infektionskrankheiten gefunden werden, beim Scharlach aber mit großer Regelmäßigkeit und in besonders deutlicher Ausbildung anzutreffen sind.

Varicellen.

Ueber die Blutveränderungen bei den Windpocken lauten die Angaben der wenigen Autoren, die darüber gearbeitet haben, widersprechend, so daß ein abschließendes Urteil hierüber zur Zeit noch nicht möglich ist.

Variola.

Bei den Pocken besteht eine recht erhebliche Leukocytose, die vorwiegend auf Kosten der Monocyten stattfindet, also eine Mononukleose. Die relative Zahl der Neutrophilen ist herabgesetzt. Im pustulösen Stadium steigt die Leukocytenzahl weiter und man findet zu dieser Zeit auch recht erhebliche Werte für neutrophile Myelocyten. Unter dem Einfluß von Sekundärinfektionen kann es zu einer wahren neutrophilen Leukocytose kommen. Die Pocken sind die einzige bakterielle Infektionskrankheit, die mit einer ausgesprochenen Mononukleose verläuft, die bis zu 55 % betragen kann.

Typhus exanthematicus.

Beim Flecktyphus beobachtet man in der ersten Zeit niedrige Leukocytenwerte, dann entwickelt sich eine neutrophile Leukocytose mäßigen Grades. Die Leukocytenzahlen bleiben in der Rekonvaleszenz noch eine Weile hoch, um dann allmählich zu sinken. Die Leukocytose ist eine neutrophile, die Eosinophilen gehen sehr stark zurück, Reizungszellen kommen vor.

b) Andere Infektionskrankheiten.

Diphtherie.

Die Diphtherie geht mit einer neutrophilen Leukocytose einher, die mit dem Rückgang der klinischen Symptome langsam schwindet. Hohe Myelocytenwerte sind prognostisch ungünstig, besonders bei niedriger Gesamtleukocytenzahl und schweren klinischen Erscheinungen. Der Seruminjektion pflegt in günstig beeinflußten Fällen ein Sinken der Leukocytenzahl zu folgen, dem sich bald ein geringes Ansteigen, aber nicht auf so hohe Werte wie vorher, anschließt. Dagegen soll die Leukocytose bei ausbleibender Serumwirkung hoch bleiben oder sich noch stärker entwickeln.

Angina.

Ueber die Blutbefunde bei Angina liegen nur wenig und widersprechende Angaben vor. Das liegt wohl in erster Linie daran, daß die Aetiologie eine verschiedenartige ist. Bei Mandelabszessen kommt es natürlich zu einer starken neutrophilen Leukocytose.

Akuter Gelenkrheumatismus.

Beim akuten Gelenkrheumatismus besteht eine meist nur geringfügige neutrophile Leukocytose, häufig entwickelt sich gerade nach dieser Affektion eine nicht unbeträchtliche Anämie.

Parotitis epidemica.

Beim Mumps wird eine neutrophile Leukocytose beobachtet.

Influenza.

Ein abschließendes Bild über das Verhalten des Blutes bei der Influenza läßt sich zurzeit nicht geben, da bekanntlich unter dieser Diagnose fieberhafte Erkrankungen der mannigfachsten Aetiologie geführt worden sind.

Pneumonie.

Bei der Pneumonie besteht eine mit dem Schüttelfrost einsetzende neutrophile Leukocytose, die oft sehr hohe Werte erreicht und mit der Krise plötzlich auf normale Werte sinkt. Bei der sogenannten Pseudokrise vermißt man das Sinken der Leukocytenzahl. Gewöhnlich pflegen die eosinophilen Zellen zu fehlen. Ein Wiederanstieg der Leukocytose nach der Krise deutet auf eine Komplikation hin, besonders Empyem, Lungenabszeß oder Lungengangrän.

Cholera.

Bei der Cholera besteht eine sehr erhebliche neutrophile Leukocytose mit Verschwinden der Eosinophilen oder starkem Rückgang ihrer relativen Menge. Reizungsformen werden häufig gesehen. Während die Leukocytenveränderungen eine Folge der Toxinwirkung der Cholerabazillen sind, bewirkt auch die durch die enorme Wasserentziehung infolge der profusen Diarrhoen bedingte Eindickung des Blutes sehr charakteristische Anomalien. Das Blut kann in den letzten Stadien eine teerartige Beschaffenheit annehmen. Im Stadium algidum hat man eine durch die Bluteindickung bewirkte Zunahme des Hämoglobingehaltes bis zu 150 % und eine Zunahme der Erythrocytenwerte bis zu 8 Millionen beobachtet.

Dysenterie.

Bei der bakteriellen Dysenterie besteht mitunter leichte Leukocytose mit Neigung zu Lymphocytose und Eosinophilie, bei Mischinfektionen entwickelt sich unter Erhöhung der Gesamtleukocytenzahl eine neutrophile Leukocytose.

Typhus abdominalis.

Der Abdominaltyphus geht bekanntlich mit einer Leukopenie einher, bei der die Zahl der Leukocyten bis zu Werten von etwa

1000 sinken kann. Allmählich zurück geht dieselbe erst in der Rekonvaleszenz. Sekundärinfektionen, wie Pneumonien, Peritonitiden, Darmblutungen, Milzabszesse führen zu einer Hyperleukocytose, wenn das Knochenmark noch reaktionsfähig ist. Während der Leukopenie steigt anfänglich die relative Zahl der Neutrophilen, um aber sehr bald wieder herunterzugehen bis auf leicht verminderte Werte. Die Zahl der Lymphocyten sinkt dementsprechend im ersten Stadium, um gleichzeitig mit dem Sinken der Neutrophilen zu steigen und allmählich höhere Werte als die Neutrophilen zu erreichen. Infolgedessen kreuzen sich gewöhnlich gegen Ende des dritten oder Anfang des vierten Stadiums beide Kurven. Die eosinophilen Zellen verschwinden meist völlig während des Fiebers.

Sepsis.

In den meisten Fällen von Sepsis wird eine neutrophile Leukocytose beobachtet. Aber auch Fälle mit Leukopenie sind recht häufig und enden gewöhnlich tödlich. Die Anämie erreicht oft erhebliche Stärke. Gerade bei septischen Infektionen kann es zu der oben bereits erwähnten Verkümmerung des Granulocytenapparates oder gar zur aplastischen Anämie kommen.

Eiterungen.

Die größte praktische Bedeutung hat das Verhalten der Leukocyten bei Eiterungen erlangt. Alle Eiterungen gehen, solange die Reaktionskraft des Knochenmarks noch eine normale ist, mit einer neutrophilen Leukocytose einher. Der Eintritt einer Eiterung bei einer bis dahin nicht eitrigen entzündlichen Affektion wird durch ein Ansteigen der Leukocytenkurve kundgetan. Infolgedessen spielt die Beobachtung des Leukocytenbildes bei entzündlichen Erkrankungen der inneren Organe, besonders denen der Bauchhöhle, also namentlich bei Appendicitis und bei gynäkologischen Erkrankungen, neuerdings eine große Rolle nicht nur für die Diagnose, sondern auch für die Prognose und für die Indikation zum operativen Eingriff. Auch nach der operativen Entleerung von Abszessen ist die Beobachtung der Leukocytenkurven für die Beurteilung der Operationserfolge von Bedeutung. Wiederansteigen der Kurve weist auf Eiterretention oder die Bildung neuer Eiterherde hin. Auch für die Diagnose peritonitischer Komplikationen ist die Beobachtung der Leukocytenkurve von größter Bedeutung, da sich eine Beteiligung des Peritoneums an entzündlichen Erkrankungen benachbarter Organe durch eine ganz besonders starke Leukocytose kennzeichnet. Niedrige Leukocytenzahlen bei sicher vorhandenen Eiterungen und entzündlichen Prozessen innerer Organe sind prognostisch sehr ungünstig, besonders wenn sie mit einer Linksverschiebung des neutrophilen Blutbildes (Vermehrung der einkernigen neutrophilen Elemente) verbunden sind.

Lungentuberkulose.

Im Anfang der Lungenspitzentuberkulose fehlen Blutveränderungen. Bei weiterem Fortschreiten des Prozesses kommt es zu einer leichten Anämie und zu einer relativen Lymphocytose bei günstigem Verlauf, dagegen zu einer Neutrophilie bei einem Fortschreiten des Prozesses. Im Endstadium der Tuberkulose kommt es gewöhnlich zu schweren Anämien und einer neutrophilen Leukocytose, besonders wenn eine Sekundärinfektion vorhanden ist.

Tuberkulininjektionen bewirken bei Tuberkulösen eine schnell abklingende neutrophile Leukocytose, die nach einigen Autoren ein besonders feines Reagens sein soll.

Die Lymphdrüsentuberkulose.

Nur bei schweren generalisierten Lymphdrüsentuberkulosen, bei denen fast das gesamte Lymphadenoidgewebe zerstört wird, konstatiert man eine Lymphopenie. Bei geringeren Graden von Lymphdrüsentuberkulose scheinen Blutveränderungen zu fehlen. Infolge eitriger Einschmelzung durch Sekundärinfektion kommt es natürlich zu neutrophiler Leukocytose.

Miliartuberkulose.

Bei der Miliartuberkulose kommen sowohl leicht erhöhte wie normale Leukocytenzahlen, sowie auch Leukopenien vor. Ein für diese Affektion charakteristisches Blutbild gibt es offenbar nicht.

Syphilis.

Bei der sekundären Syphilis kommen ebenso wie im dritten Stadium häufiger mäßige Anämien vor. Die sehr seltene syphilitische perniziöse Anämie ist schon an anderer Stelle besprochen worden. Von Seiten der Leukocyten liegen sehr verschieden lautende Angaben in der Literatur vor, die noch weiterer Nachuntersuchung bedürftig sind.

Keuchhusten.

Die Angaben über das Verhalten des Blutes, speziell der Leukocyten, beim Keuchhusten lauten verschieden. Jedenfalls scheint die Leukocytose sehr häufig zu sein. Während einige Autoren über Neutrophilie berichten, geben andere Lymphocytosen an.

Meningitis.

Bei den verschiedenen Formen der Meningitis wird eine neutrophile Leukocytose gefunden. Auch bei der tuberkulösen Meningitis scheint das für die Mehrzahl der Fälle zuzutreffen.

Tetanus.

Beim Tetanus wird meistens eine leichte neutrophile Leukocytose beobachtet.

2. Erkrankungen der Drüsen mit innerer Sekretion.
Schilddrüsenerkrankungen.

Bei der Basedowschen Krankheit besteht nicht in allen Fällen, aber wie es scheint in den meisten, eine Leukopenie mit relativer Lymphocytose. Außerdem ist die Gerinnungszeit des Blutes verzögert. Bei Heilung tritt ein allmählicher Rückgang der Blutveränderungen ein.

Bei einfachen Strumen sollen die Blutbefunde normal sein, doch geben auch hier einige Autoren erhöhte Lymphocytenwerte an.

Bei Myxödem ist gleichfalls eine Lymphocytose beschrieben worden, doch soll die Gerinnungszeit des Blutes beschleunigt sein. Andere Autoren haben auch eine Vermehrung der großen Mononukleären beschrieben.

Addisonsche Krankheit.

Die Angaben der Autoren lauten verschieden. Es gibt Fälle mit und ohne Anämie, sowie Fälle mit und ohne Erhöhung der Lymphocytenwerte. Ein Sinken oder Schwinden des Adrenalins im Blut soll Ursache der starken tödlichen Blutdrucksenkungen schwerer Fälle sein.

Akromegalie.

Bei Akromegalie ist Mononukleose und Eosinophilie mit gleichzeitiger relativer Verminderung der Neutrophilen festgestellt worden.

Eunuchoidismus.

Bei Eunuchoiden hat man Lymphocytosen beschrieben.

Status lymphaticus.

Beim Status lymphaticus ist von einigen Autoren eine relative Lymphocytose beschrieben worden.

3. Das Blut bei Herzkrankheiten.

Abgesehen von der akuten Endokarditis erleiden die Leukocyten bei Herzkrankheiten keine Veränderungen. Bei akuter Endokarditis wird, je nach der Schwere der Infektion, eine neutrophile Leukocytose angetroffen. Besteht gleichzeitig eine Sepsis, so folgt das Verhalten der Leukocyten den bereits bei dieser Krankheit besprochenen Gesetzen.

Bei Herzmuskelerkrankungen und Herzklappenfehlern erleidet die physikalische Zusammensetzung des Blutes unter gewissen Umständen Modifikationen. Ganz normale Verhältnisse trifft man nur bei völlig kompensierten Herzfehlern. Im zweiten Stadium, dem der beginnenden Dekompensation, konstatiert man eine Zunahme des Wassergehaltes und dementsprechend eine Herabsetzung der Erythrocytenzahl und des Hämoglobins. Im dritten Stadium, der ausgesprochenen Dekompensation, wenn sich bereits chronische Stauungszustände entwickelt haben, findet man vielfach eine Eindickung des Blutes und dementsprechend eine Zunahme der Erythrocytenzahl und des Hämoglobins. Einige Autoren führen diese letztgenannten Veränderungen aber auf eine wirkliche Neubildung zurück.

Fast allgemein anerkannt ist die Zunahme der Erythrocytenzahl und des Hämoglobins bei kongenitalen Herzfehlern und zurückzuführen auf eine wahre Neubildung im Knochenmark infolge der Reizwirkung durch Sauerstoffmangel. Für solche Fälle ist eine starke Hyperplasie des Knochenmarkes wiederholt erwiesen worden. Es handelt sich also um eine kompensatorische Neubildung.

4. Das Blut bei Erkrankungen des Respirationsapparates.

Die Veränderungen des Blutes bei der Pneumonie und bei der Lungentuberkulose sind bereits besprochen worden.

Beim Lungenemphysem, sowie auch in hartnäckigen Fällen chronischer Bronchitis findet man häufig, aber nicht immer, ganz ebenso wie bei kongenitalen Herzfehlern, eine kompensatorische Erythrocytose.

Eine besondere Stellung nehmen die Blutveränderungen bei Bronchialasthma ein. Eine fast regelmäßige Begleiterscheinung echter Anfälle von Bronchialasthma ist eine Eosinophilie des Blutes, noch regelmäßiger aber eine Eosinophilie des Sputums, das bekanntlich auch die Asthmakristalle enthält.

5. Blutveränderungen bei Nierenerkrankungen.

Viele akute und chronische Nierenerkrankungen, besonders die parenchymatösen Nephritiden, gehen mit einer erheblichen Anämie einher. Konstante Veränderungen an den Leukocyten sind nicht bekannt. Außerdem besteht bei Nephritiden eine Hydrämie. Auf die erst neuerdings festgestellten chemischen Veränderungen — Vermehrung des Rest-N, des Harnstoffs, des Kreatinins, Indikans, — kann an dieser Stelle nur kurz hingewiesen werden.

6. Stoffwechselkrankheiten.

Diabetes.

Die wichtigste und konstanteste Veränderung des Blutes bei Diabetes ist die Hyperglykämie. Sehr häufig findet man außerdem, besonders bei Acidose und beim Coma diabeticum, eine Lipämie. Die Leukocyten geben eine positive Glykogenreaktion und auch extrazellulär kann man Glykogen bisweilen nachweisen. In schweren Diabetesfällen ist neuerdings auch Lymphocytose beschrieben worden. In vorgeschrittenen Fällen trifft man auch öfter eine ausgesprochene Anämie.

Gicht.

Charakteristisch für Gicht ist das Vorhandensein von Harnsäure und von Purinbasen auch bei purinfreier Kost (Urikämie). Morphologische Veränderungen bei der Gicht sind nicht bekannt.

Fettsucht.

Auch bei Fettsucht ist neuerdings Lymphocytose beschrieben worden.

7. Magen-Darmkrankheiten.

Die infektiösen Magen-Darmaffektionen sind bereits besprochen. Von den übrigen Erkrankungen ist zu bemerken, daß chronische Magen-Darmkatarrhe zu Anämien führen können.

Das runde Magengeschwür, sowie Duodenalgeschwüre gehen stets mit Anämien einher und je nach dem Grad und der Zahl der Blutungen können dieselben recht hohe Grade erreichen, ja mitunter direkt zum Verblutungstode führen. Weniger bekannt ist, daß auch kaum beachtete Hämorrhoidalblutungen manchmal fast unbemerkt im Laufe der Zeit recht schwere Anämien veranlassen können. Die Blutveränderungen bei bösartigen Tumoren des Intestinaltraktus unterscheiden sich kaum von denen bei Geschwülsten anderer Lokalisation, pflegen aber im allgemeinen höhere Grade von Anämie und Leukocytose zur Folge zu haben.

8. Leberkrankheiten.

Beim Stauungsikterus findet man nach einigen Autoren neben dem Gallenfarbstoff des Blutserums als auffällige Erscheinung oft fehlende Geldrollenbildung und schnelles Auftreten von Stechapfelformen.

Bei atrophischer Lebercirrhose kommt es im Laufe des Leidens gewöhnlich zu mittleren Graden von Anämie und bisweilen auch zu leichten Leukocytenvermehrungen.

Eine regelmäßige Erscheinung ist eine neutrophile Leukocytose bei der hypertrophischen Lebercirrhose. Erkrankungen der Gallenblase führen nur bei Sekundärinfektionen zu Leukocytosen.

Bei der akuten gelben Leberatrophie kommt es zu einer erheblichen Anämie. Die Gerinnungsfähigkeit des Blutes ist bei allen Leberaffektionen verzögert.

9. Nervenkrankheiten.

Bei vielen Nerven- und Geisteskrankheiten besteht eine Pseudoanämie, die Patienten sehen außerordentlich blaß aus, obwohl sie normale Erythrocytenzahlen und normal hohe Hämoglobinwerte aufweisen. Bei manchen neurasthenischen Personen bestehen daneben auch die typischen Beschwerden der Anämischen und solche Patienten gelten gewöhnlich Jahre lang als Anämien. Während bei der erstgenannten Gruppe die Blässe auf vasomotorische Störungen zurückzuführen ist, spielt bei den letztgenannten Pseudoanämien eine Fermentanomalie, nämlich ein Katalasemangel eine Rolle. Außerdem ist bei sehr vielen funktionellen Neurosen und auch bei organischen Nervenkrankheiten eine relative Lymphocytose beschrieben worden.

Bei der Epilepsie konstatierte man zur Zeit der Anfälle eine Leukocytose, die schon vor den eigentlichen Krämpfen einsetzt, also nicht myogener, sondern toxischer Natur sein muß. Die Vermehrung erfolgt auf Kosten der Lymphocyten und Monocyten, während die Neutrophilen vermindert sind.

10. Hautkrankheiten.

Bei den mannigfachsten und verschiedensten Hautkrankheiten kommt eine Eosinophilie vor, am konstantesten wohl beim Pemphigus. Sehr hochgradige Eosinophilien sind auch bei Quecksilberdermatitis beschrieben worden. Offenbar ist es ein Zerfallsprodukt der kranken Haut, das, durch Schädlichkeiten verschiedener Art hervorgebracht, diese Reizwirkung auf die eosinophilen Zellen ausübt.

11. Maligne Tumoren.

Bösartige Geschwülste, Karzinome wie Sarkome besonders, gehen meistens mit erheblichen Alterationen der Blutbeschaffenheit einher. Nur bei oberflächlichen Kankroiden der Haut und bei beginnenden Tumoren in anderen Organen vermißt man Blutveränderungen. Je weiter vorgeschritten das Leiden ist, desto schwerer ist die Schädigung des Blutes, besonders aber bei ulzerierten Tumoren. Am stärksten pflegen die Geschwülste des Intestinaltraktus, namentlich solche des Magens das Blut zu verändern, weil sie die lebenswichtigen Funktionen der Ernährung in stärkstem Maße schädigen.

Die konstanteste Anomalie des Blutes bei bösartigen Geschwülsten ist eine Anämie, die mit dem Fortschreiten des lokalen Geschwulstwachstums, dem Eintreten regressiver Metamorphosen im Tumorgewebe, der Metastasierung, besonders aber der Sekundärinfektion, sich steigert. Die stärksten Grade erreicht sie natürlich dort, wo chronische oder schwere akute Blutungen als Komplikationen hinzutreten. Diese Anämie ist fast immer eine einfache hypochrome Anämie und nimmt nur in sehr seltenen Fällen einen hyperchromen perniziösen Charakter an.

Weniger konstant sind bei bösartigen Geschwülsten Reaktionen von Seiten der Leukocyten. Doch kommt es in sehr vielen Fällen, besonders bei starkem Zerfall und Ulzerationen zu beträchtlichen neutrophilen Leukocytosen. Die Kombination einer Anämie mit Leukocytose bei chronischen, nicht fieberhaften Erkrankungen unklarer Natur spricht immer mit hoher Wahrscheinlichkeit für das Vorhandensein eines malignen latenten Tumors.

Ganz eigenartige Blutveränderungen aber treten bei generalisierten Metastasierungen im Skelettsystem ein, wenn dieselben vorzugsweise das Knochenmark zerstören. In solchen Fällen kommt es gewöhnlich zu ganz besonders schweren Anämien mit oft hyperchromem Charakter, die durch das auffällig zahlreiche Auftreten von kernhaltigen roten Elementen, Normoblasten, wie Megaloblasten, gekennzeichnet sind. Die Leukocytenzahl kann dabei normal, leicht oder stark erhöht sein, und es treten gewöhnlich recht beträchtliche Mengen von Myelocyten und gelegentlich auch von Myeloblasten auf. Ist gleichzeitig die Gesamtleukocytenzahl stark erhöht, so kann man in solchen Fällen leicht an eine atypische Leukämie denken, zumal in jenen Fällen, wo ein Primärtumor infolge seines versteckten Sitzes und seiner Kleinheit nicht ohne weiteres zu entdecken ist. Dieses Blutbild hat auch große Aehnlichkeit mit dem der Anaemia pseudoleucaemica infantum. In solchen unklaren Fällen soll man daher immer eine Röntgenaufnahme des Skeletts machen.

Der Bence-Jonessche Eiweißkörper tritt nur sehr selten im Urin auf. In Fällen mit schweren Blutveränderungen findet man immer in der Umgebung der Knochenmarksmetastasen durch seine stark rote Färbung auffallendes Mark, während man in den Fällen generalisierter Knochenmarksmetastasen ohne charakteristische Blutveränderungen diese Reaktion des Markes vermißt. Eine Folge der starken Verdrängung und Vernichtung großer Abschnitte des Knochenmarkes ist die in vielen solchen Fällen gefundene vikariierende myeloide Metaplasie der Milz.

12. Die Wurmkrankheiten.

Allen durch parasitische Helminthen veranlaßten Erkrankungen ist eine Blutveränderung gemeinsam, nämlich die Eosinophilie. Offenbar enthalten diese Geschöpfe eine Substanz, die positiv chemotaktisch auf die eosinophilen Zellen einwirkt, ohne daß es bisher gelungen wäre, dieselbe chemisch zu erkennen und zu isolieren. Am stärksten und konstantesten ist die Eosinophilie bei der Trichinose ausgesprochen, wo sie gelegentlich Werte bis zu 80 % und mehr erreichen kann und nur selten bei ganz schweren und sehr foudroyant verlaufenden Fällen fehlt. Manchmal kann man in dem lackfarben gemachten und zentrifugierten Blut die Trichinellen nachweisen. Auch die anderen Helminthen, Echinokokken, Distomen, Anchylostomen, die verschiedenen Taenien, selbst Oxyuren, Trichocephalus, Ascariden und auch Filarien veranlassen Eosinophilie, aber gewöhnlich nicht so hochgradige und nicht so konstant. Namentlich bei Taenien, Oxyuren, Trichocephalus und Ascariden kann eine Vermehrung der eosinophilen Zellen auch fehlen. Zu erwähnen ist auch, daß die Amöbendysenterie zur Eosinophilie führen kann.

Die Filariosis ist diejenige Wurmkrankheit, bei der Parasiten fast immer im Blute gefunden werden. Es gibt eine größere Zahl von Filariaarten, die beim Menschen parasitisch vorkommen, und zwar ausschließlich in den Tropen. Die bekanntesten sind die Filaria Bancrofti und die Filaria medinensis. Die erwachsenen Würmer leben vorwiegend im Lymphgefäßsystem und führen zu oft gewaltigen elephantiastischen Verdickungen der befallenen Teile, besonders der Füße, der Mammae und des Skrotums. Auch die inneren Organe werden befallen (Chylurie, chylöse Ergüsse der Körperhöhlen). Die lebend geborenen Larven der Filarien, Mikrofilarien genannt, durch welche die Uebertragung mittelst Insekten erfolgt, leben zum Teil in ungeheuren Mengen im Blute und sind leicht in demselben nachweisbar. Man findet im Blute meist Eosinophilie. Doch können beide Symptome fehlen, was zu großen diagnostischen Schwierigkeiten Veranlassung geben kann.

Die Therapie ist gegenüber diesem schweren, zu furchtbaren Entstellungen und schweren Funktionsstörungen führenden Leiden so gut wie völlig machtlos. Sehr häufig lassen sich die elephantiastischen Organe operativ entfernen.

Ueber die schweren Anämien, die zwei Helminthenarten — die Anchylostomen und der Botriocephalus latus — hervorrufen, ist bereits bei Besprechung der Anämien berichtet worden.

Register.

Addison, das Blut bei 219.
Adrenalin 30.
Agglutinine 29.
Akromegalie, das Blut bei 219.
Akute Leukämie 132.
— Leukosen 132.
— aleukämische Myelose 137.
— Lymphadenose 138.
— Myelosen 136.
— myeloische Leukämie 136.
Aleukämische Lymphadenose 120.
— Myelose 126.
Aleukie 62.
Alimentäre Anämien 94.
Alkaleszenz des Blutes 24.
Amyelie 62.
Amyloidmilz 170.
Anämie 47, 73.
Anämien bei Infektionskrankheiten 79.
— bei malignen Tumoren 83.
— bei Organkrankheiten 84.
Anaemia pseudoleucaemica 146.
Angeborene Wassersucht 145.
Angina, das Blut bei 215.
Anisocytose 47, 74.
Antifermente 30.
Antilabferment 30.
Antipepsin 30.
Antitoxine 30.
Antitrypsin 30.
Aplastische Anämien 51, 77, 107.
Arnethsches Blutbild 59.
Arsen und Arsenpräparate 203.
Autolysine 29.
Azurgranula 8, 9.

Balneotherapie der Blutkrankheiten 206.
Bantische Krankheit 173.
Barlowsche Krankheit 180.
Basedow, das Blut bei 219.
Basophile Punktierung der Erythrocyten 75.
Benzoltherapie der Leukämie 132.
Biermersche Anämie 98.

Blutbildung 30.
Blutdrüsen 44.
Blutentnahme 10.
Blutfarbstoff 26.
Blutfärbungsmethoden 12.
Blutgerinnung 27.
Blutgiftanämien 80.
Blutkörperchenzählung 15.
Blutpinzetten nach Ehrlich 11.
Blutplasma 3, 24.
Blutplättchen 9.
Blutplättchenzählung nach Fonio 22.
Blutserum 25.
— biologische Eigenschaften 29.
Blutstäubchen 10.
Bluttransfusion 210.
Blutungsanämien 77.
Blutzerstörung 45.
Bothriocephalusanämie 107.

Cabotsche Ringe 48.
Charcot-Leydensche Kristalle 26.
Chlorom 141.
Chlorose 84.
Cholera, das Blut bei 216.

Diabetes, das Blut bei 220.
Diphtherie, das Blut bei 215.
Doramad 209.
Dysenterie, das Blut bei 216.

Echinokokkus der Milz 169.
Eisen und Eisenpräparate 201.
Eiterungen, das Blut bei 217.
Embryonale Blutbildung 42.
Endotheliome der Lymphdrüsen 157.
Entzündung 66.
Eosinophile Leukocyten 8.
Eosinophilie 60.
Erysipel, das Blut bei 214.
Erythrämie 56, 148.
Erythroblasten 33.
Erythrocyten 4.
Erythrocytosen 55.
Eunuchoidismus, das Blut bei 219.

Färbeindex, Berechnung des 51.
Febris recurrens 198.
Fettsucht, das Blut bei 221.
Fibrin 27.
Fibrinferment 27.
Fibrinogen 25.
Filariosis, das Blut bei 224.
Fötale Leukämie 145.
Frankesche Nadel 11.

Gauchersche Splenomegalie 175.
Gefrierpunkt des Blutes 23.
Gelenkrheumatismus, akuter, das Blut bei 216.
Gerinnungszeit des Blutes 28.
Gesamtblutmenge 4.
Gicht, das Blut bei 221.
Glykogenreaktion der Leukozyten 57.
Großzellige Splenomegalie 175.

Hämangiome der Milz 172.
Hämatische Anämien 49.
Hämoblastosen 110.
Hämoglobin 26.
Hämoglobinbestimmung 20.
Hämoglobinometer nach Sahli 21.
Hämoklastische Anämien 49.
Hämolysine 29.
Hämolytische Anämien 50, 82.
Hämolytischer Ikterus 89.
Hämophilie 147.
Hämophthisische Anämien 49.
Hämorrhagische Diathesen 178.
Hämorrhektische Anämien 50.
Hämosiderose 100.
Hautkrankheiten, das Blut bei 222.
Herzkrankheiten, das Blut bei 219.
Histiocyten 41.
Hodgkinsche Krankheit 161.
Höhenklima, das Blut im 55.
Hydrotherapie der Blutkrankheiten 206.
Hyperchrome Anämien 51.
Hyperleukocytose 58.
Hyperglobulien 54.
Hyperglykämie 71.
Hypochrome Anämien 51.
Hypoleukocytose 58, 62.

Infektionskrankheiten, das Blut bei 212.
Influenza, das Blut bei 216.

Jodreaktion der Leukozyten 57.
Jollykörper 33, 39, 74.

Kahlerscher Symptomenkomplex 155.
Kala-Azar 198.
Keuchhusten, das Blut bei 218.

Klasmatocyten 42.
Klimatotherapie der Blutkrankheiten 206.
Knochenmark 31.

Leberkrankheiten, das Blut bei 221.
Leishmaniosen 198.
Leukämie 62.
Leukämoide Erkrankungen 145.
Leukanämie 147.
Leukoblasten 32.
Leukoblastome 152.
Leukocyten 6.
— Zusammensetzung 26.
Leukocytenkurven 63.
Leukocytose 58.
— neutrophile 59.
Leukocytozoen 199.
Leukopenie 62.
Leukosen 111.
Lipämie 71.
Lungentuberkulose, das Blut bei 218.
Lymphadenosen 112.
Lymphangiome der Milz 172.
Lymphatische Leukämie 112.
Lymphdrüsentuberkulose, das Blut bei 218.
Lymphe 10.
Lympherythroblasten 33.
Lymphknoten 35.
Lymphogranulomatose 161.
Lymphocyten 8.
Lymphoidocyten 32.
Lymphohytose 61.
Lymphomatosen, syphilitische 161.
Lymphosarkom 152.
Lysine 29.

Magendarmkrankheiten, das Blut bei 221.
Makrocyten 47, 74.
Makrophagen 9, 57.
Malaria 192.
Malignes Granulom 161.
Maligne Tumoren, das Blut bei 222.
Mastzellen 9.
Mastzellenleukocytose 62.
Megakaryocyten 33.
Megaloblasten 51, 76.
Megalocyten 51, 76.
Meningitis, das Blut bei 218.
Metastatische Geschwülste der Lymphdrüsen 157.
— — des Knochenmarks 158.
Metrocyten 43.
Mikrocyten 47, 74.
Mikrophagen 9, 57.
Mikuliczscher Symptomenkomplex 166.

Miliartuberkulose, das Blut bei 218.
Milz 36.
— angeborene Anomalien 171.
— primäre Neubildungen 172.
Milzabszeß 169.
Milzatrophie 170.
Milzcysten 172.
Milzechinokokkus 166.
Milzinfarkt 170.
Milzsarkom 172.
Milztuberkulose 173.
Milztumor bei Infektionskrankheiten 167.
— bei Lebercirrhose 169.
— bei Rachitis 168.
— bei Stauungen 169.
Monocyten 9.
Mononukleose 61.
Morbilli, das Blut bei 214.
Multiple Myelome 154.
Myeloblasten 32.
Myeloblastenleukämie 137.
Myelozyten 32.
Myeloide Leukämie 122.
— Umwandlung 65.
Myelophthisische Anämien 49.
Myelosen 122.

Nervenkrankheiten, das Blut bei 222.
Neutrophile polymorphkernige Leukocyten 7.
Nierenkrankheiten, das Blut bei 220.
Normoblasten 33, 75.

Oligozythämie 47.
Opsonine 30.
Oxydasereaktion 41.

Paroxysmale Hämoglobinurie 82.
Parotitis epidemica, das Blut bei 216.
Perisplenitis 170.
Perniziöse Anämie 95.
— der Schwangerschaft 105.
— bei Syphilis 106.
Pessarformen 47.
Physikalisch-chemische Eigenschaften des Blutes 22.
Pipetten zur Blutkörperchenzählung 17.
— nach Thoma 17.
— nach Hirschfeld 19.
— nach Pappenheim 18.
Piroplasmosen 199.
Plasmazellen 42.
Plethora 54.
Pneumonie, das Blut bei 216.
Poikilocyten 48, 74.

Polychromasie 74.
Polycythämie 54.
Polyglobulien 54.
Porphyrmilz 163.
Präzipitine 29.
Promyelocyten 32.
Proteolytische Fermentwirkung 41.
Protozoenkrankheiten des Blutes 192.
Prozentverhältnis der Leukocyten, Methode zu ihrer Bestimmung 22.
Pseudoleukämie 161.
Pseudolymphocyten 57.
Purpura 184.

Reizungszellen 59.
Resistenz der roten Blutkörperchen 5.
Reststickstoff 71.
Ringformen 47, 74.
Rote Blutkörperchen 4.
— — Zusammensetzung 25.
Rubeolae, das Blut bei 214.

Sarkoleukosen 140.
Sarkome der Lymphdrüsen 157.
— der Milz 158.
Schilddrüsenerkrankungen, das Blut bei 219.
Schlafkrankheit 196.
Schleimhautfollikel 36.
Schwarzwasserfieber 195.
Sepsis, das Blut bei 217.
Skarlatina, das Blut bei 214.
Skorbut 181.
Spezifisches Gewicht des Blutes 23.
— — des Serums 25.
Status lymphaticus 145.
— — das Blut bei 219.
Strahlentherapie 208.
Substantia granulo-filamentosa 48.
Syphilis, das Blut bei 218.
Syphilitische Lymphomatosen 161.

Talqvistsche Hämoglobinskala 20.
Tetanus, das Blut bei 219.
Therapie der Blutkrankheiten 200.
Thorium X 209.
Thymus 36.
Thrombin 27.
Thrombogen 28.
Thrombokinase 28.
Thrombozym 28.
Tonsillen 36.
Trichinosis 223.
Trypanosomenkrankheiten 196.
Tuberkulöse Lymphomatosen 159.
Typhus abdominalis, das Blut bei 216.

15*

Typhus exanthematicus, das Blut bei 215.

Ultrateilchen 10.
Uebergangszellen 9.

Varizellen, das Blut bei 215.
Variola, das Blut bei 215.
Verbrennungen, Blutveränderungen bei 50.

Verdauungsleukocytose 60.
Viskosität des Blutes 24.

Wandermilz 171.
Wanderzellen 41.
Wurmkrankheiten, das Blut bei 223.

Zählkammer nach Thoma 15.
— nach Bürker 15.
Zählnetz nach Thoma 17.
— nach Türk 17.

Tafelerklärung.

Zeiss Apochromat 2,0 mm, Apert. 130, Ocular 8, Färbung: May-Giemsa.

Tafel I.

Fig. 1 u. 2. Polymorphkernige neutrophile Leukocyten.
Fig. 3 u. 4. Polymorphkernige eosinophile Leukocyten.
Fig. 5 u. 6. Kleine Lymphocyten, 5 ohne, 6 mit Azurkörnung.
Fig. 7. Großer Lymphocyt.
Fig. 8—12. Monocyten. (Große Mononukleäre.)
Fig. 13. Lymphoidocyt.
Fig. 14. Myeloblast (Leukoblast).
Fig. 15. Reizungszelle.
Fig. 16. Neutrophiler Myelocyt.
Fig. 17. Polymorphkerniger Leukocyt mit Oxydasereaktion (Safraninnachfärbung).
Fig. 18. Myelocyt mit Oxydasereaktion.

Tafel II.

Fig. 19. Normales Erythrocyt.
Fig. 20. Erythrocyt mit Jollykörper.
Fig. 21. Erythrocyt mit basophiler Punktierung.
Fig. 22. Junger Normoblast mit Radspeichenkernstruktur.
Fig. 23. Alter Normoblast mit pyknotischer Kernstruktur.
Fig. 24. Megalocyt (perniziöse Anämie).
Fig. 25. Megaloblast.
Fig. 26—29. Kernzerfall bei perniziöser Anämie.
Fig. 30. Stark polychromatischer Megalocyt bei perniziöser Anämie.
Fig. 31—34. Verschiedene Formen Cabotscher Ringe (Kernwandreste) bei perniziöser Anämie.
Fig. 35. Blutplättchen bei Giemsafärbung.
Fig. 36. Blutplättchen bei vitaler Färbung mit Brillantkresylblau.
Fig. 37. Megakaryocyt aus dem Knochenmark.

Tafel III.

Fig 38. Knochenmarkabstrich. *a* Lymphoidocyten. *b* Lymphoidocyt in Mitose. *c* Promyelocyt. *d* Promyelocyt in Mitose. *e* Myelocyt mit Centrosoma. *f* Neutrophiler Myelocyt. *g* Eosinophiler Myelocyt. *h* Eosinophiler Myelocyt in Mitose. *i* Polymorphkerniger neutrophiler Leukocyt mit Hufeisenkern (sog. Metamyelocyt). *k* Normoblast mit Radspeichenkern. *l* Normoblast mit pyknotischem Kern. *m* Plasmazelle.
Fig. 39. Normales Blut.

Tafel IV.

Fig. 1.	Einfache Anämie mit Normoblasten.
Fig. 2.	Einfache Anämie mit Pessarformen.
Fig. 3.	Einfache Anämie mit ausgesprochener Aniso- und Poikilocytose und Polychromasie.
Fig. 4.	Blut bei Kalichloricum-Vergiftung. Hämoglobinämische Innenkörper, Auslaugung der Erythrocyten.
Fig. 5.	Perniziöse Anämie. (Gewöhnliches Bild.)
Fig. 6.	Perniziöse Anämie mit Megaloblasten. (Starke Knochenmarkreizung.)

Tafel V.

Fig. 1.	Lymphatische Leukämie.
Fig. 2.	Myeloblasten-(Lymphoidocyten)Leukämie.

Tafel VI.

Fig. 1.	Neutrophile Leukocytose.
Fig. 2.	Myeloische Leukämie. *a* Lymphoidocyt. *b* Myeloblast. *c* Neutrophile Myelocyten. *d* Polymorphkernige Neutrophile. *e* Eosinophiler Myelocyt. *f* Polymorphkernige Eosinophile. *g* Mastzellen. *h* Normoblast. *i* Blutplättchen.

Tafel VII.
Blutparasiten.

Fig. 1.	Tertiana. Junger Schizont, Siegelringform.
Fig. 2.	Grösserer Ring.
Fig. 3 u. 4.	Spätere Stadien.
Fig. 5.	Teilungsreifer Tertianaparasit.
Fig. 6.	Quartanaparasit, Bandform.
Fig. 7.	Teilungsreifer Quartanaparasit. (Gänseblumform.)
Fig. 8.	Mikrogamet.
Fig. 9.	Makrogamet.
Fig. 10.	Tropicahalbmond.
Fig. 11.	Trypanosomen.
Fig. 12.	Recurrensspirillen im Blut.
Fig. 13.	Kalaazar. Makrophage aus der Milz.

Nachtrag.

Bezüglich der auf Seite 7—9 angegebenen Prozentzahlen der verschiedenen Leukocytenformen ist zu bemerken, daß nach den Angaben einiger Autoren, die mit meinen eigenen Erfahrungen übereinstimmen, während des Krieges eine bemerkenswerte und interessante Aenderung bei sehr vielen Individuen eingetreten ist. Man findet nämlich für die polymorphkernigen neutrophilen Leukocyten jetzt durchschnittlich geringere Werte, für die Lymphocyten aber entsprechend höhere Prozentzahlen. Lymphocytenwerte von 30—40 % und mehr sind daher bei normaler Gesamtleukocytenzahl vorläufig nicht mehr als sicher pathologischer Natur anzusehen. Die Ursache dieser sogenannten Lymphocytoseumstellung der Leukozytenformel ist noch nicht mit Sicherheit aufgeklärt, vielleicht spielt die veränderte Zusammensetzung der Nahrung, die eiweißärmer und kohlehydratreicher ist, dabei die wesentliche Rolle.

Taf. I.

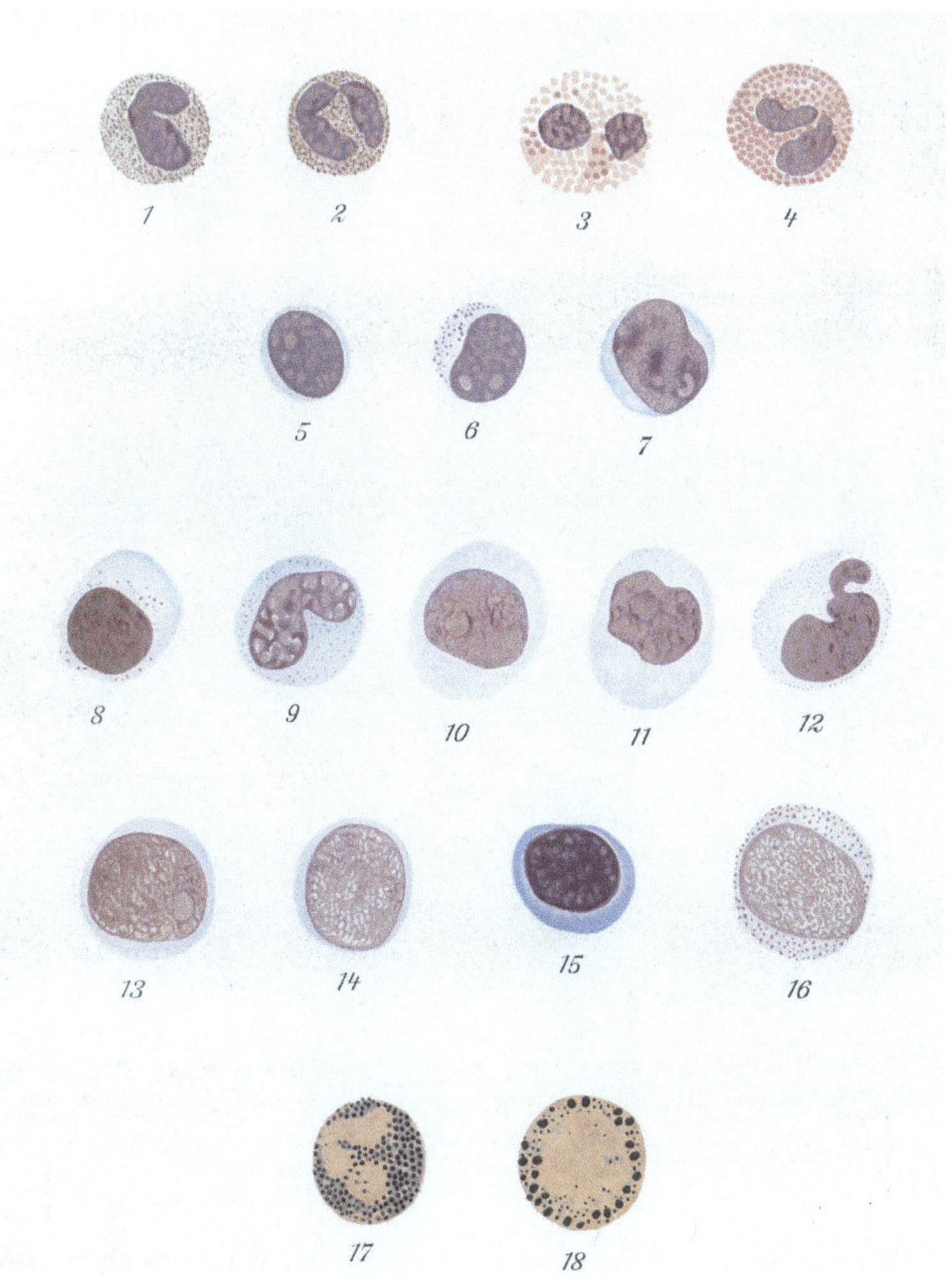

M. Landsberg gez.

H. Laue, Lith. Inst. Berlin

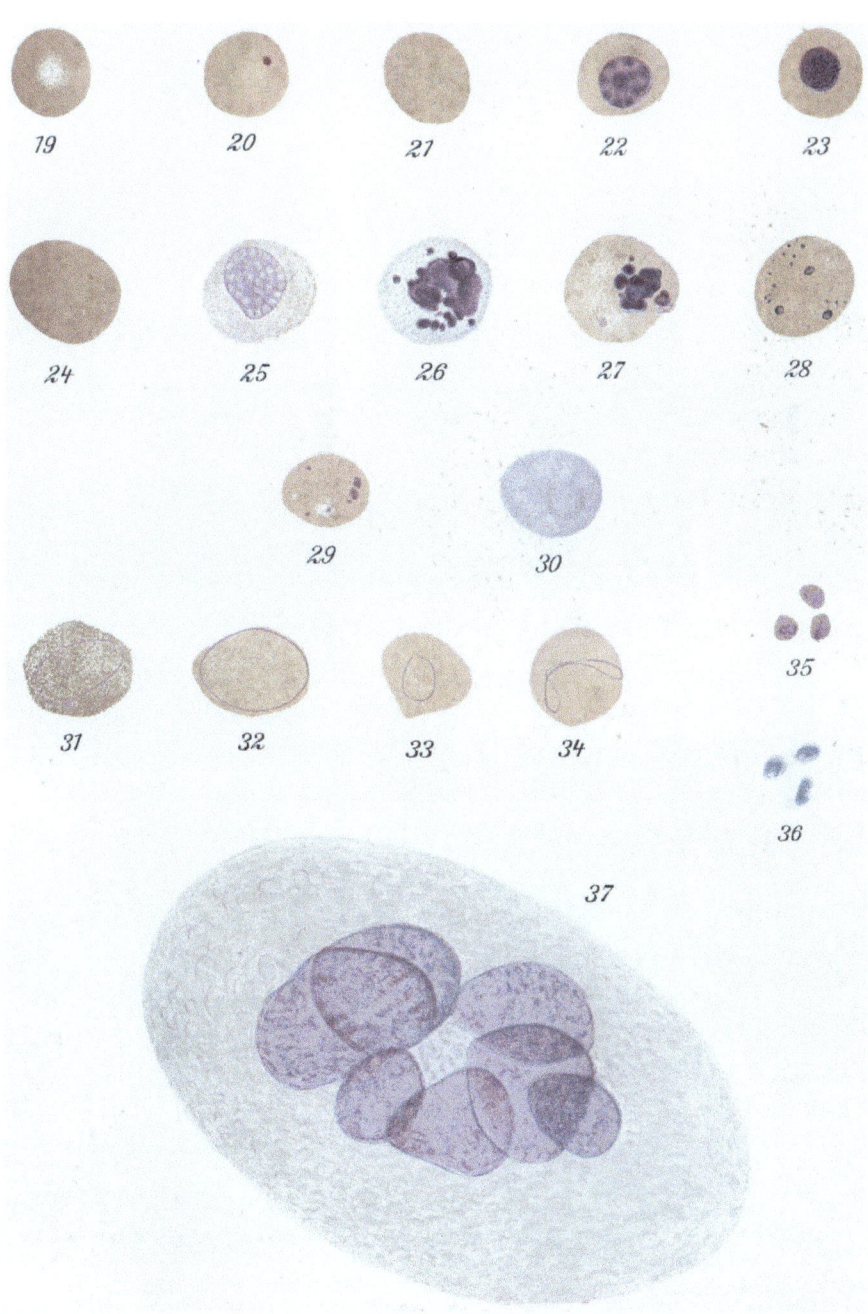

Taf. II.

M. Landsberg gez. H. Laue, Lith. Inst. Berlin

Taf. III.

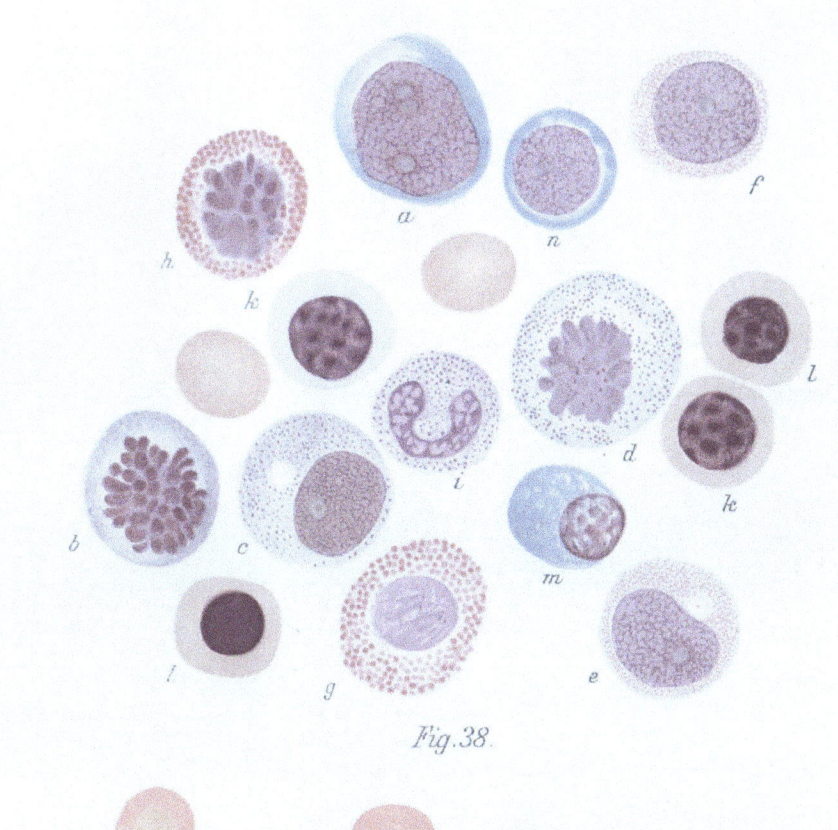

Fig. 38.

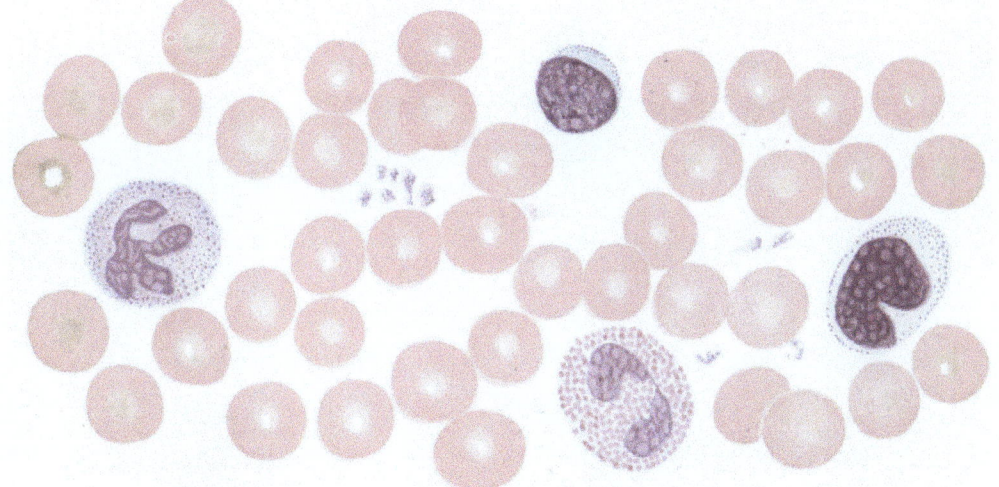

Fig. 39.

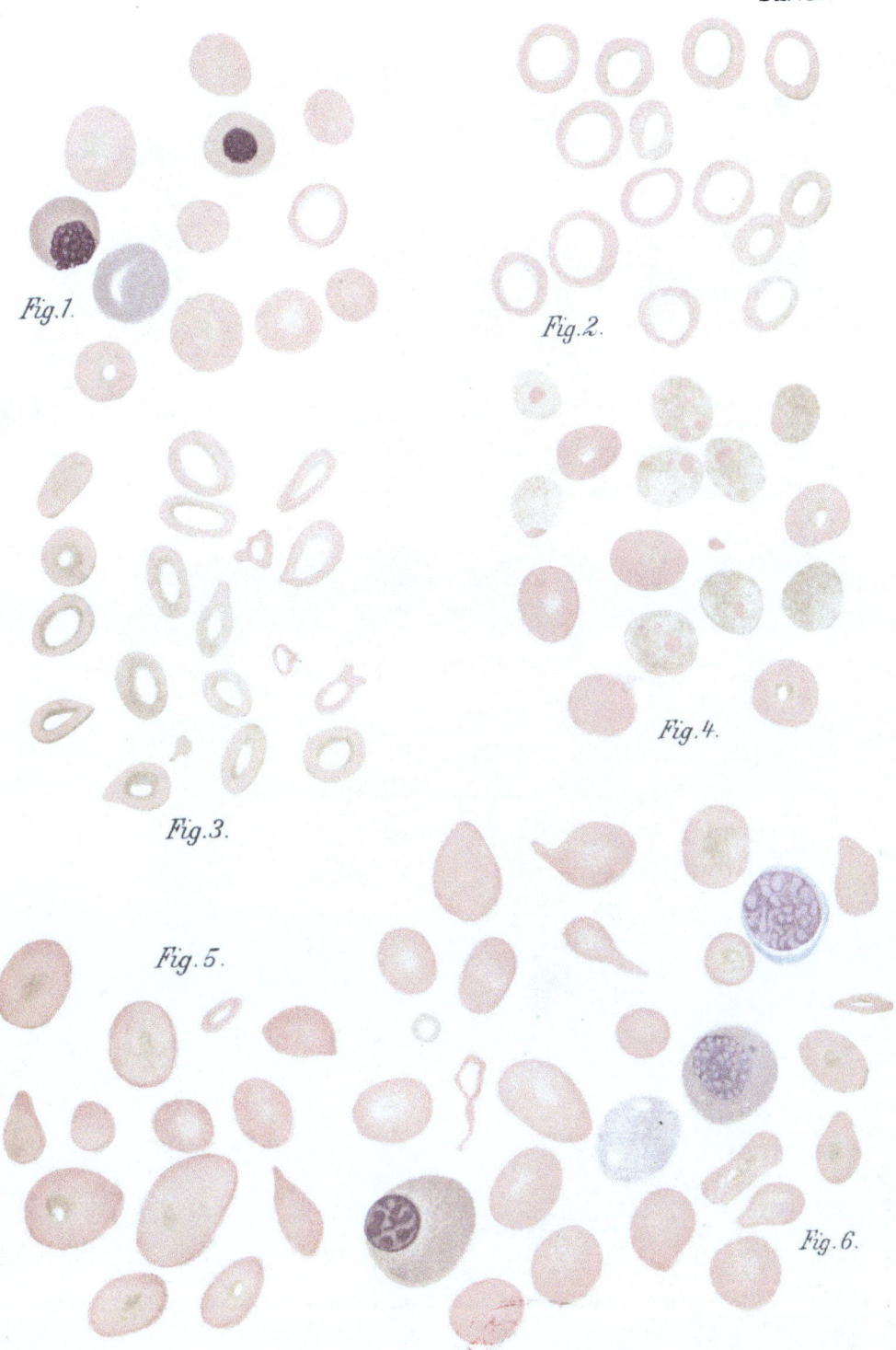

Taf. IV.

Fig. 1. Fig. 2. Fig. 3. Fig. 4. Fig. 5. Fig. 6.

M. Landsberg gez. H. Laue, Lith. Inst. Berlin

Taf. V.

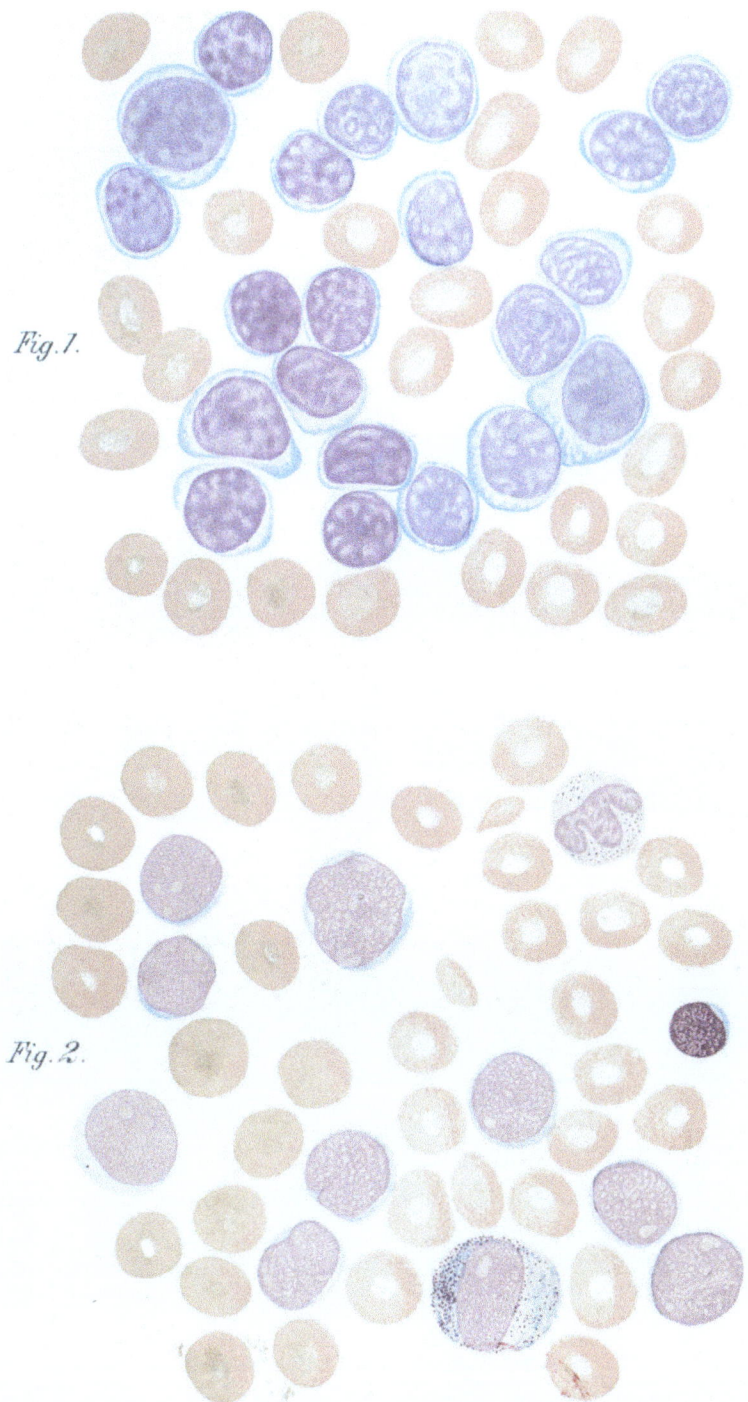

Fig. 1.

Fig. 2.

M. Landsberg gez. H Laue, Lith Inst Berlin

Taf. VI.

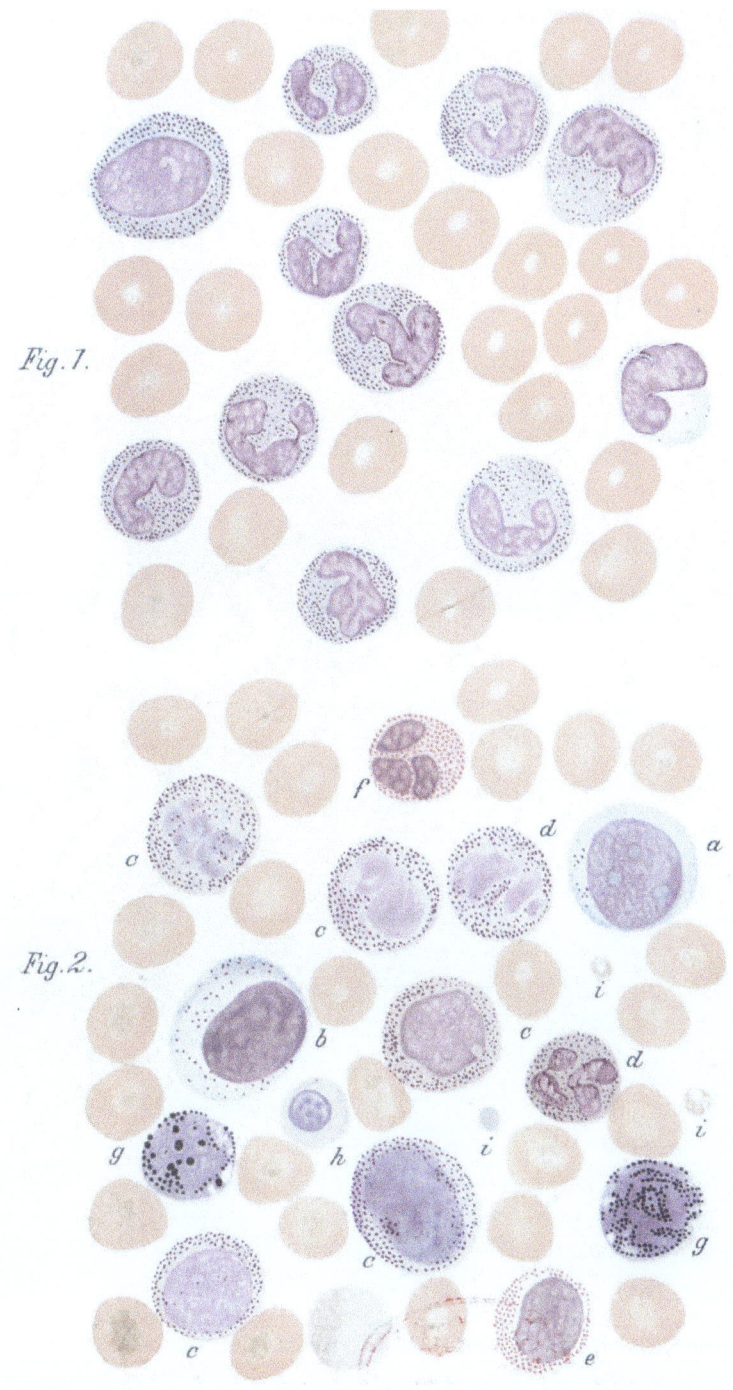

Fig. 1.

Fig. 2.

M Landsberg gez. H. Laue, Lith. Inst. Berlin

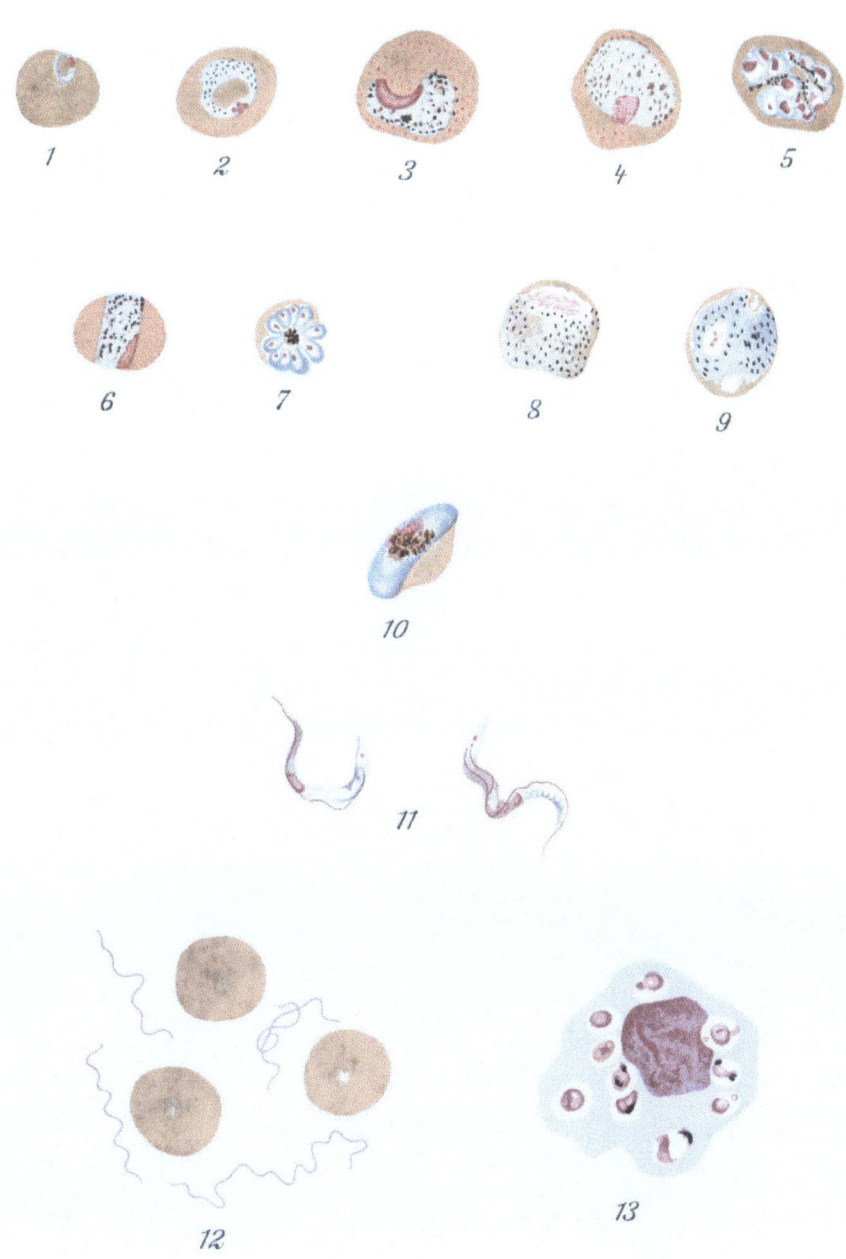

Taf. VII.

M. Landsberg gez.   H. Laue, Lith. Inst. Berlin

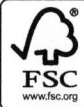

MIX
Papier aus verantwortungsvollen Quellen
Paper from responsible sources
FSC® C105338

If you have any concerns about our products,
you can contact us on
ProductSafety@springernature.com

In case Publisher is established outside the EU,
the EU authorized representative is:
**Springer Nature Customer Service Center GmbH
Europaplatz 3, 69115 Heidelberg, Germany**

Printed by Libri Plureos GmbH
in Hamburg, Germany